U0200193

赵洪钧医书十一种

医学思想者
世界医学之父

希波克拉底文集

修订版

[古希腊] 希波克拉底 著
赵洪钧 武 鹏 译
徐维廉 马堪温 校

學苑出版社

图书在版编目（CIP）数据

希波克拉底文集/（古希腊）希波克拉底著；赵洪钧，武鹏译；徐维廉，马堪温校．—修订本．—北京：学苑出版社，2019.10
（赵洪钧医书十一种）
ISBN 978－7－5077－5818－4

Ⅰ.①希… Ⅱ.①希… ②赵… ③武… ④徐… ⑤马… Ⅲ.①医学－古希腊－文集 Ⅳ.①R－53

中国版本图书馆CIP数据核字（2019）第209051号

责任编辑：黄小龙
出版发行：学苑出版社
社　　址：北京市丰台区南方庄2号院1号楼
邮政编码：100079
网　　址：www.book001.com
电子邮箱：xueyuanpress@163.com
销售电话：010－67601101（销售部）、010－67603091（总编室）
印 刷 厂：北京通州皇家印刷厂
开本尺寸：710mm×1000mm　1/16
印　　张：17.25
字　　数：281千字
版　　次：2019年10月第1版
印　　次：2019年10月第1次印刷
定　　价：69.00元

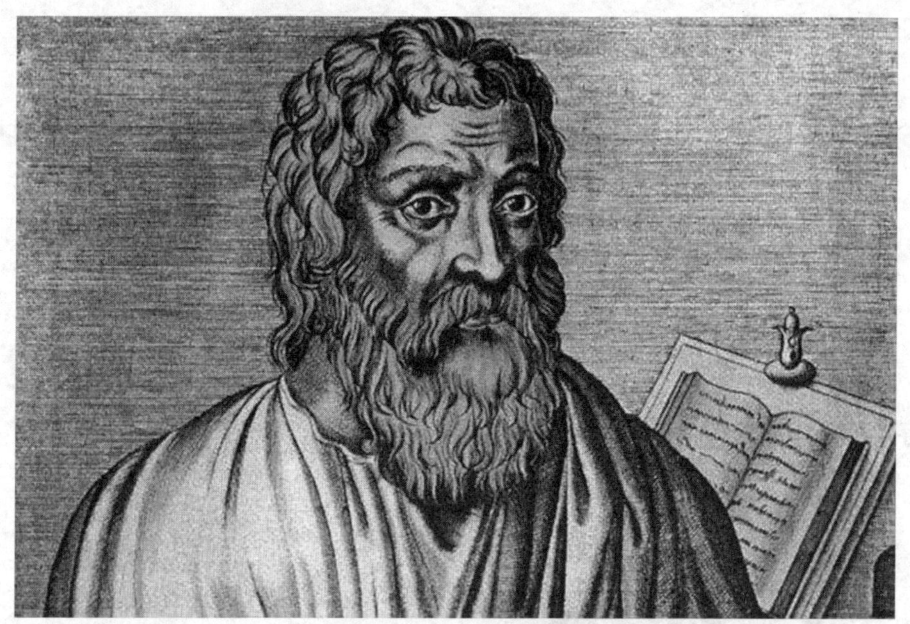

■希波克拉底画像1

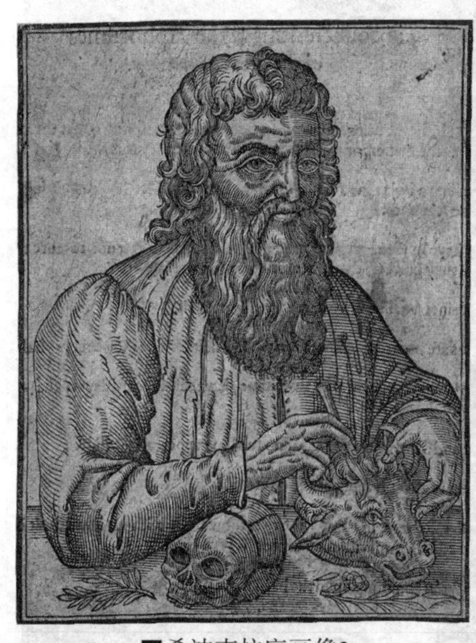

■希波克拉底画像2

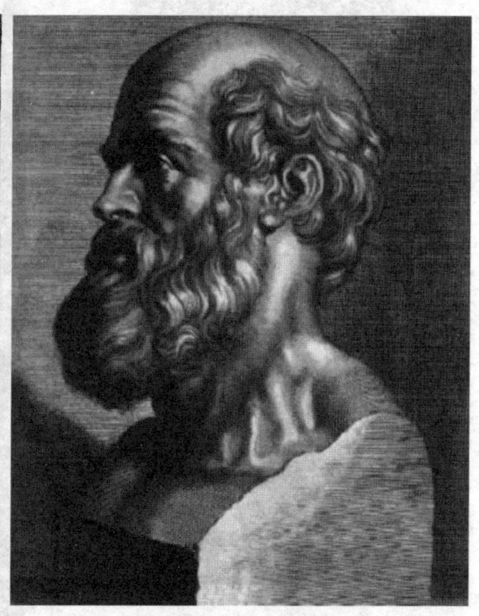

■希波克拉底雕像1

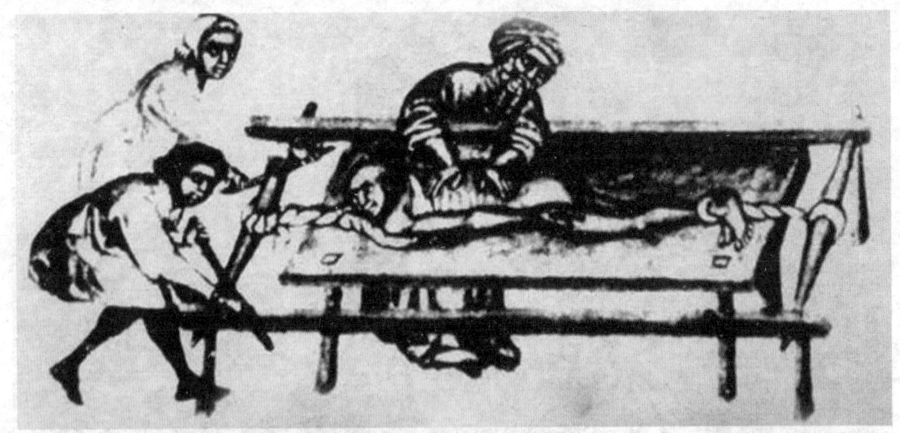

■希波克拉底治病场景

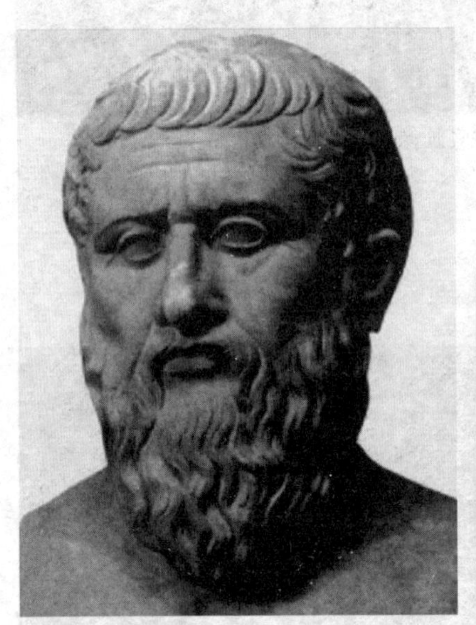

■希波克拉底雕像2

■希波克拉底雕像3

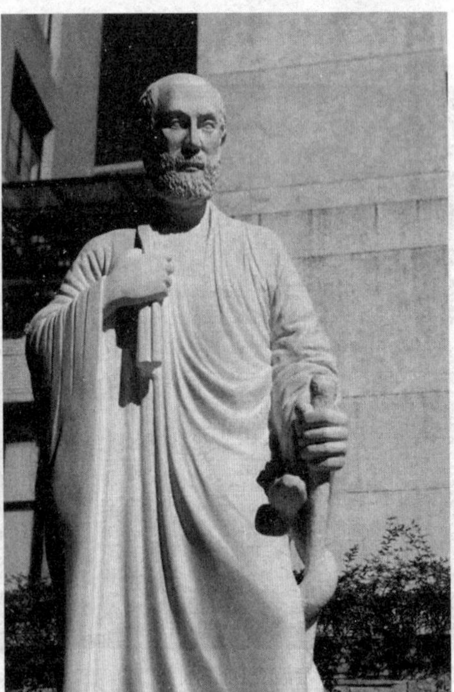

出版说明

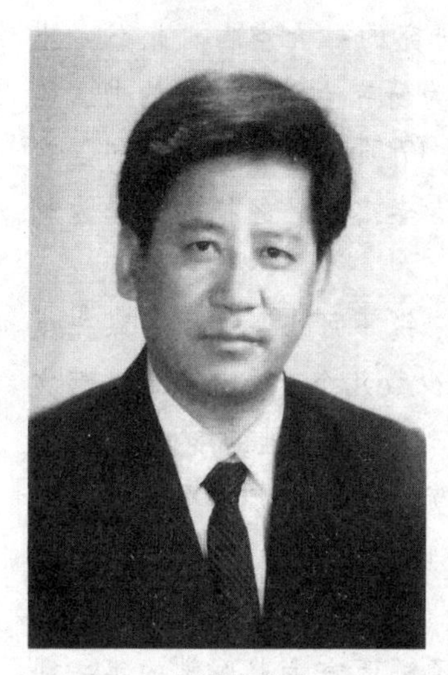
赵洪钧先生

“宁可架上药生尘，但愿世间人无恙。”“不为良相，愿为良医。”自古以来，中国的医生都有一种普济苍生的大胸怀。每一个用心做医生的人，都值得人们尊敬。事实上，做好一个医生，很不容易，那是对一个人品德、悟性和毅力的极大考验。赵洪钧先生就是一位难得的好医生。

赵先生出生于1945年，1968年毕业于原第七军医大学，后长期在原籍做临床工作，直至1978年考取中国中医研究院首届中西医结合研究生。1981年研究生毕业后，在河北中医学院任教15年。1996年辞去教职，1998到2000年在英国行医一年半。后主要在故乡河北省威县白伏村应诊，诊务之余从事中医和中西医结合临床与基础理论研究。可以说半个世纪以来，赵先生不是在做临床，就是在做临床研究。传统中医讲究“半日临证，半日读书”，赵先生可谓此中典范。和赵先生面谈出版事宜的时候，也可以感觉到他是一个快意恩仇的真君子。

近些年来，网上流传着一些关于赵先生的争议。比如先生当年因为论文《近代中西医论争史》引起争议，没有在中国中医研究院拿到硕士学位证。赵先生对于读经典的看法，对于某些中医人和中医书的看法，也引起了很多人的争议。在今天来看，这些事情都已成为过眼云烟，对于某些人和事来说，是非对错已经不重要，不过，学术上的论争，却可以继续，并且大家可以有理有据地一直辩论下去，这样才有利于学术的提升。

我们大家都知道，作为中医，著书立说是很不容易的。很多书稿，要么校释古文，要么汇集临床医案，而就某些学术问题，举例子，讲逻辑，然后总结出自己观点的著作极为少见。赵先生的大多数著作观点鲜明，论据充分，发人深思，是中医书里的佳品。从赵先生的临床疗效和他的著作来看，赵先生可谓是“博古通今，医贯中西，学验俱丰”。这就是本社不计盈亏，出版《赵洪钧医书十一种》丛书的原因。好的著作，应当分享给读者，流传于后世。

以下简单介绍一下本套丛书11个分册：

《近代中西医论争史》是赵先生的处女作，也是他的成名作，更是近代中西医关系史的开山之作，填补了医学史研究的一大空白。此书一出版，好评如潮。在国内，该书被有关学界指定为研究生必须精读的书。美国著名汉学家席文教授（N sivin）为此书做了17页的英文摘要，刊登在《CHINESE SCIENS》1991年10月号。韩国学者李忠烈已经把此书译为韩文，正在出版中。

《内经时代》不但“笔酣墨畅，才气横溢，锐不可当”（周一谋先生语），而且被认为是“20世纪中医史上出现的少数几个奇迹之一”（郭文友先生语）。此书确有“一览众山小”的气概，给人以理性的震撼和启迪。台湾“中央”研究院语言历史研究所李建民研究员称此书“小景之中，形神具备”，“值得反复咀嚼”，确实有益于“一切和《内经》打交道的人，更快、更好地把握《内经》”。

《希波克拉底文集》是赵先生的译著，是了解西方古典医学的第一手资料。希波克拉底是西方医学的始祖，西方第一部医学专著以他的名字命名为《希波克拉底文集》。

《中西医比较热病学史》也是开创性的工作，既有历史意义，也有重要的现实意义。作者通过对中西医热病的概念、诊治等方面的比较，探讨怎样使更多的临床医生能看病。

《伤寒论新解》展现了赵先生及其导师马堪温先生在逻辑学、科学学、伤寒学以及中西医结合方面的深厚功底。该书以全新的视角，提出了不少仲景学说的新观点。

《中西医结合二十讲》分析了涉及中西医结合的20个重大理论问题，理清了中医经典及其与旧学的关系，深化了中西医结合理论，并运用现代科学阐述了一些中西医结合的独到见解。该书内容或可对中西医结合的科研方法、政策制定等提供一些参考。

《医学中西结合录》是赵先生的临床佳作，其中验案近900例，涉及中西医内、外、妇、儿、五官、皮肤各科，是先生40年临床心血的浓缩。从中不难看出，作者在中西医理论和临床方面的深厚造诣，值得中西医临床工作者认真参考。

《赵洪钧临床带教答问》是赵先生40年中西医临床经验的总结，由临证真传和医理心典两篇组成，详述了先生临床诊疗感悟和在诊疗过程中遇到的医案的评述与分析，立论精辟，有重要的临证参考价值，是中医临床医师不可缺少的指导书。

《赵洪钧医学真传》浓缩了赵先生的医学思想。此书由博返约、授人以纲、示人以巧，殊为难得。内容分为理法传心和临床示范两部分，理法传心部分是作者多年来读书、临证、治学的感悟和真确心得；临床示范以内、外、妇各科分门别类收录病例，每种疾病虽用药不同而治病相同，以体现同病异治的特点。凡论深入浅出，言简意赅。

《赵洪钧医学真传续：方药指迷》是赵先生在中药和方剂方面的经验之作。正如先生所说："虽然不敢说，有关方药的拙见对后人很有帮助，但毕竟是我殚精竭虑，读书、临证五十年所得。把它们带进坟墓我心有不甘。"此中拳拳之心，很是感人。该书重点阐述作者临床最常用的中药60多种。介绍每一种方药，都是先略述其功效，接着列举较多的古今名医验案，进一步说明。这样就像跟着古今名医诊治疾病，临床经验少的人能够印象深刻，专家也能从中有所收获。

《赵洪钧医论医话选》为赵先生数十年来的各种医论医话的合集，有的讲解经典，有的论医学教育，有的谈医德医风，有的研讨医学史，内容丰富，观点独到新颖，可读性强。孟庆云老师称赞赵洪钧老师有史家的眼光和思维，令人境界超升；阐释的中西医学要蕴及其闪光点对读者有思路的启迪和激扬；勇于批判现实中的浊流和妄论，催人锐意进取。

这次《赵洪钧医书十一种》丛书的面世，得到了河北中医学院和各界朋友的大力支持，谨致谢忱。也欢迎读者诸君多提宝贵意见。

黄小龙

2019年7月

修订说明

由于时间、精力和参考资料不足等原因，本版对译文正文只做了个别文字修改，未能对正文译文做较大的修订。只好期待日后有其他文本供参考时再做修订。据洪钧所知，早已有了日文和俄文版的《希波克拉底全集》，但洪钧没有机会参考。故本版只是增加了一篇新的序言以纪念当初安徽科技出版社原总编辑任弘毅先生。中医古籍出版社曾经有意组织翻译《希波克拉底全集》，只能期待着日后有同好完成这一工作。

赵洪钧

2019 年 5 月 15 日于石家庄寓所

怀念任弘毅先生

（代序）

拙译《希波克拉底文集》得以问世，取决于一位长者的远见卓识和雷厉风行的魄力。这位长者就是安徽科学技术出版社原总编任弘毅先生。最近得知任先生已经于2004年仙逝，不禁凄然，谨以此文表示纪念。

那是1986年春末，拙作《近代中西医论争史》苦于无处出版，只好把内部版投送给国内十几家出版社。开始得到反馈的是重庆某出版社，但是该社只按一般书籍投稿处理——整理好书稿寄给它以后再等半年才会决定是否出版。虽然如此，我还是仔细修订了拙作准备投给它。后来我想，还有可能有的出版社会更识货。于是一切修订完成之后，没有寄出，而是又等了一个星期看看是否有奇迹发生。果然，出现了意外之喜——安徽科技出版社来电（那时只有电报或长途电话）说他们愿意出版拙作。为了确认其诚意，我提出预付一半稿酬。这样的条件当时十分罕见，但安徽科技出版社毫不犹豫地立即回电答应。于是第二天我带着稿子亲赴合肥交稿，首先接待我的就是任先生。那是我们第一次见面，也是最后一次见面。然而，他的音容笑貌我还是至今难忘。就是这位此前没有任何关系的长者，在我治学的道路上给了我助力和信心。

我在下午3点钟左右到达安徽社，交稿只花了不足一小时。交完后，任总问我有无出版其他著作的打算，让我和卫生编辑室主任胡世杰同志谈谈想法。卫生编辑室和总编室是对门。我当时主要从医学史角度考虑问题，就向胡世杰编辑提出最好把《希波克拉底文集》译为中文。理由是：到那时为止，还没有一种西方古代医学典籍译为中文。希氏文集相当于中医的《黄帝内经》（简称《内经》）。《内经》早就有了西文译本，国人有必要把希氏文集译为中文，以便了解西医的古典精神。就这样我阐述了大约20分钟，实际上任总就在对面总编室内听着。谈话结束后，世杰同志向任总汇报。汇报不足20分钟，任总立即拍板定下翻译《希波克拉底文集》的选题。总之，我到安徽科技出版社大约两个小时，不但完成交稿，得到预付稿酬1000元，还确定了翻译此书的选题。任总重视并培养作者卓识由此可见一斑。特别是他的高效率，尤其值得敬佩。当时任总还说了一些鼓励我的话，更使我感动不已。就这样，翻译《希波克拉底文集》的重任，就落在我这个水平不足的译者肩上。

顺便提及《中西医结合二十讲》也是安徽科技出版社胡世杰和李志成两位编辑主动向我约的稿，他们二位显然继承了任总的情怀。

不过，《希波克拉底文集》的翻译也不算很顺利，因为1987年夏初我接到正式选题通知时，适逢我停薪留职不久——我要在没有工资收入的情况下完成这一选题。由于任总此前的做法很使我感动，于是我立即停止临床业务集中全力翻译此书。

我的毛病是，任何工作，不动手则已，动手就要高效率。因为此前没有做任何准备，这时着手翻译必须从速找到底本。然而，河北省没有《希波克拉底文集》原著，于是只好去北京中国医学科学院图书馆复印英文本，因为我在京时知道那里至少有一种版本。

按说翻译这种著名的古典西医名著，最好多找几种版本，并且最好有不止一种语言的文本。比如，最好同时参看俄文本、日文本（后来知道那时日文本还没有问世），而实际情况是，当时医科院图书馆只有英文本，而且只有一个版本是全的，另一种只有半部。问了问熟悉的师友，其他单位也没有更多的版本，于是只好复印了这一种半据以翻译。

还需说明，我对自己的英文水平估计过高，翻译过程中遇到很多困难。尽管如此，还是日夜兼程地抓紧工作。我至今难忘，70多个昼夜每天工作14小时以上，待到基本完成时舌头烂了半截。还好，这时哈尔滨医科大学徐维廉教授来信说，武鹏老师有意合作。于是我完成28篇，剩下的4篇交给了武鹏老师。

另需说明，《希波克拉底文集》的英译也不太好会影响中译本的文字水平。这大概是古典文献翻译中常见的问题。但无论如何，总算有了第一种西方古典医学典籍的中译本。

还需提及的是，刘观涛编辑，把拙译介绍给了中国中医药出版社，在该社罗海鹰编辑精心编辑下，此书得以再版，各方面水平均有提高，而且各界反应不错。

这次学苑出版社对我的支持更大。我本来是把新作《方药指迷》发到网上看看有无出版社有意出版。没想到，学苑出版社医药卫生编辑室主任黄小龙先生和社长陈辉先生立即响应，决意出《赵洪钧医学全集》。他们还决定《全集》中收入《希波克拉底文集》，于是此书有机会第三次出版。我只有感谢出版界多次、多方面对我的理解和支持，自然难忘当年任弘毅先生的卓识和魄力。

任先生很注意培养作者，他为了帮助一位大学教师出书，曾经多次去听课，以便帮助和指导作者如何写作。这就是一位出版家的胸怀和作风。洪钧很幸运地、不止一次地碰到这样的出版家。他们在默默中付出的心血应该为一切作者永志不忘。

任弘毅先生千古！

赵洪钧

2019 年 3 月 24 日于石家庄寓所

译者前言

在西学东渐中，医学是最先传入的学科之一。国人上下重视、积极引进西医也有近百年，至今仍表现出极大的热情。但是，就总体而言，我国的现代医学还是比较落后的，医界至今一直引进、消化最新理论和技术而不暇，即使有些优势，也是在不太重要的枝节方面。

造成这种状况的原因很多，比较重要的原因之一恐怕是对西方医学的传统精神理解不够。要克服这一点就有必要了解一些西方医学古典名著。本书的译者就是出于这种考虑着手工作的。其实，即使没有这种功利主义的目的，单单出于文化交流的兴趣，我们这样一个大国也早该有这本西方古典医学第一名著的译本了。

不少略知近现代中西医交流的人，津津乐道中国医学第一经典《黄帝内经》被译为西文，言下之意颇为自豪。其实，冷静想一下，自己的家珍被别人一览无余，反过来对人家的秘宝却孤陋寡闻，是应该自感危机和惭愧的。译者希望，读者通过本书对古希腊医学了解得更真确一些，从中窥见些西医的真谛。

近现代中外各流派的文化史专家均认为，古希腊文化虽孕育较晚，却是近代欧洲文化——西方文化的始基。医学方面也是这样，我们若把现代医学称作西医，则追其本源应回溯到古希腊医学去。欲知西医的传统精神，必先从古希腊医学开始。因此，选择《希波克拉底文集》向国内读者介绍只是在这方面开个头。

一、希波克拉底及其著作

希波克拉底（Hippocrates）是古希腊最负盛名的医学家，约公元前460年生于科斯岛，家世业医，据称系阿斯克雷庇亚（Aseclepiad，古希腊奉为医神）医族的后代，享寿九十余，逝于色撒利。

希氏生活于古希腊科学文化最兴盛的时期，早于另外两个文化伟人柏拉图和亚里士多德，被这两个伟人尊为古希腊最有名望的人之一，称之为

"伟大的希波克拉底"。古罗马最有名的医生盖仑称之为"医圣",中世纪的西方尊奉他为"医学之父"。西方医学是因希氏及其学派的努力第一次与神学脱离而成为一门科学技术的。

希波克拉底出生于科斯岛,后世称其学派为科斯学派。约公元前3世纪,托勒密王朝下令整理希氏著作——实则科斯学派著作,并以希波克拉底为书名。后来,辗转抄写,流传不断,遂出现了古代文献中普遍出现的问题——真伪混杂、愈传愈多又有局部错讹、脱漏。希氏文稿原为爱奥尼亚文,后有拉丁、希腊、俄、法、意大利、德、英等译本。自公元前3世纪直至晚近,西方学者对文集的研究一直未辍,现存最早的抄本出于公元10世纪,最早的全集本是1545年罗马出版的拉丁文本。

西方学者对希氏著作的分卷、分篇看法不一。本书所译为多数西方医史文献专家认为是希氏真作的部分。欲知所谓《希波克拉底全集》概况,篇目较多者大致列出如下:

1. 誓词
2. 法则论
3. 艺术论
4. 箴言论
5. 礼仪论
6. 古代医学论
7. 医师论
8. 外科论
9. 解剖论
10. 心脏论
11. 筋肉论
12. 腺体论
13. 骨骼论
14. 自然人性论
15. 精液论
16. 胎儿论
17. 疾病论(一)
18. 疾病论(二)

19. 疾病论（三）
20. 疾病论（四）
21. 饮食论
22. 摄生论（一）、（二）、（三）
23. 梦论
24. 养生论
25. 气候水土论
26. 体液论
27. 分利论
28. 分利日数论
29. 七日奥论
30. 风论
31. 预后论
32. 预言论（一）
33. 预言论（二）
34. 科斯学派预后论
35. 流行病论（一）至（七）
36. 症候论
37. 内科论
38. 神圣病论
39. 人体部位论
40. 急性病摄生论
41. 液体疗法论
42. 诊所论
43. 溃疡论
44. 痔论
45. 瘘论
46. 头部外伤论
47. 骨折论
48. 关节论
49. 整复论

50. 视觉论
51. 处女病论
52. 妇女病概论
53. 妇女病论（一）
54. 妇女病论（二）
55. 妇女不育论
56. 妇女多育论
57. 七月胎儿论
58. 八月胎儿论
59. 碎胎术论
60. 生齿期论

几乎世界所有的医学生、医学从业人员，都要以《希波克拉底誓言》作为入行准则。比较熟悉现代医学的人不难由这一目录发现，该书应系早期西医书。比较熟悉中医的人则不会误以为这是中医古典书籍，它与中医第一经典《黄帝内经》的篇目含义出入尤其大。

本书所译占所谓《全集》内容过半。尽管许多西方学者进行了大量研究、考证，认为本书所译篇章是希氏真作，然而，译者粗读之后还是觉得它们不像出自一时一人之手，也不全是一个学派的著作。进一步讨论这些问题，非译者的能力和眼下客观条件所允许，也不是翻译本书的初衷。前已述及，译者主要是希望读者由这个译本提供的感性知识来认识西医的祖先——古希腊医学大约是怎么回事，进而体会西医的传统精神。

二、古希腊医学概况

有文字记载的古希腊医学，最初是充满神秘和浪漫色彩的。《荷马史诗》中便有太阳神阿波罗盛怒之下散播瘟疫的神话，其中提到占梦、托神治病的地方更多。后来，医疗活动长期以供奉医神阿斯克雷庇亚的寺庙为中心进行，疗法中采用经验方渐多，寺庙外的职业医生也渐多。

公元前7世纪后，古希腊自然哲学脱离神学而崛起。许多学者同时也是医生。其中在文化史上影响最大的有毕达哥拉斯（Pithagoras，约公元前575—前500）和恩培多克勒（Empodocles，约公元前495—前435）。前者提出万物源于火的火一元论，又认为万物变化受数支配；后者是火、水、土、空气四元素及暖、湿、干、寒四元质说的倡导者。他们的学说对希波克拉底学派的影响都很明显。古希腊原子论的创始人德谟克利特（Demokritos，约公元前460—前370）与希氏同时，据说两人关系密切。不过，其学说在本书所译各篇中影响甚小。其实，近代之前，原子论对西医理论影响都不大，那时占支配地位的学说仍然是四元素说。本书中有明确反对四元素说的地方，但是，更多的地方是自觉或不自觉地运用这种学说。

古希腊医界并非希波克拉底学派的一统天下。和该学派大体同时的还有尼多斯（Knidos）学派和西西里学派。前者立论主要受毕达哥拉斯影响，将人体类比天象和动植物生命现象，临床上注重实地细致观察；后者在理论上受恩培多克勒的思想指导，认为心是血管的中心又是血液的发源地和灵魂所在。他们还主张“灵气”说，以灵气为生命的基础，认为口鼻及全身毛孔均可呼吸灵气。他们重视动物解剖，临床上则强调摄生以纠正四元质的偏差。

希波克拉底学派实际上吸收了其他学派的成就，在本书中已几乎可找到全部尼多斯和西西里学派的学说。所以，今日看到的希氏文集或全集实则公元前2世纪前古希腊医学集大成的整理性著作。

古希腊人对疾病的观察和处理水平令人惊叹处很多。比如处理骨折使用夹板、肛瘘治疗用挂线、某些颅外伤环钻开颅等，几乎与我们今天的做法相同。不过，当时药物疗法仍相当贫乏并一直影响到中世纪后，这与中医学术形成突出的对照。

三、古希腊医学与古代中医学比较浅说

西方医学自希波克拉底后，直至公元后2世纪古罗马名医盖仑问世后才有第二次重大进步，并且主要是在解剖生理方面。在此之前，中医学经典《黄帝内经》和《伤寒杂病论》都问世了。我们不妨拿它们同古希腊医学对比。译者认为，当时中西医学共同之处，从科学方法看，主要是古代医家对疾病的观察和描述详细而忠实。然而差异也很明显，主要有三点。

1. 医史观不同，理论体系完善程度不同

《内经》作者是崇古尊圣的，认为远古人更健康，古圣人发明的医理已尽善尽美，而且确实推演了一个以阴阳、五行、天人相应等思想为框架的封闭体系，其体系的建立主要靠思辨的演绎推理。《伤寒杂病论》使用归纳方法相当成功，故张仲景掌握的临床事实虽不比希波克拉底多，却创造了远为完善的热病辨证论治体系。

希波克拉底学派有向诸神起誓的仪式，但具体医学论述中不谈神圣创造医学的作用。希氏远未完成《内经》和《伤寒杂病论》那样的体系，而且，他也不想建立一个完美无缺的体系。他认为古代医学不如当时进步，他的医术不理想之处仍很多，医学应继续发展。他虽借用了当时的哲学理论，甚至也有类似中医的天人相应思想，但多次明确反对在不可靠的假设基础上进行推理，而反复强调经验和实验的重要性。

造成这种明显差异的原因应是整个不同的文化背景，细节有待探讨。

2. 中医长于内科，西医长于外科

本书中载有古希腊30多个内科急性热病病案，患者大多病死了。读者若略通中医临床，便会相信张仲景治疗热病的效果远比希波克拉底好。但是，外科方面，至今所见同时期中医文献均未达到古希腊的水平。此外，中医针刺原由放血或切开疗法来，后来性质发生变化，不再以放血为主，更少用切开而基本上成为一种内科治疗手段。古希腊的放血疗法则一直延续到近代之前未发生质变。

3. 发挥自然疗能的手段各有侧重

古希腊对摄生的研究达到烦琐的程度，目的是为发挥自然疗能，可是很少使用生药复方。中医则不然，药方的精义也是利用自然疗能，即所谓“以偏救偏”，结果发展成中医的主要防治手段，生药复方煎剂口服成为中医最具特色的部分。到张仲景时代，中医使用生药的种类和组方的复杂程度已使古希腊望尘莫及。西医一直未出现接近中医的方剂理论。

古代中西医学异同之处尚多，如反对鬼神迷信、尊师重道、崇尚医德、不轻传医术等方面两家颇相近；也还有差别很大之处，如中医诊病时不重尿液而重脉象，西医则在古希腊时几乎不查脉象而特重视尿液。这种差别显然与其理论体系的基础不同有关。其余异同读者能互相参看，均不难理解。

最后应说明一下本书的篇目排列和译文中的主要问题。西方学者对希氏全集或真作的篇目次序并无一致看法。本书除将“誓词”提前及参考它本收入“溃疡论”“痔论”“瘘论”之外，其余篇目顺序一律遵照1923－1931年伦敦和纽约出版的、英人W. H. S. Jones所译英文版希文对照四卷本的顺序。每篇译文的段落编号是英、希原译本已有的。早在上一世纪之前，西方医史文献专家为研究方便，对希氏原文段落的编号即取得了大体一致的看法。这种情况类似中医将《伤寒杂病论》原文分段编号的做法。可见东西方在文献研究的某些具体做法方面很接近。然而，这样容易给人一种各段之间文意衔接不紧的印象，翻译时尤易忽略上下文之间的连续性。译者在这方面因水平所限亦未能做到编号完全不影响文气。此外，还有不少地方原文文义不通或不太通、或过烦琐、或过简略等，很难译好，又不便删除。这些地方很可能使读者乏味。

总之，因各种条件限制，特别是译者水平所限，本书的缺点很多。相信读者会慷慨赐教。

译者

1988 年10月

誓　词

我谨向阿波罗神、医神、健康女神、药神及在天诸神起誓，将竭尽才智履行以下誓约。

视业师如同父母，终生与之合作。如有必要，我的钱财将与业师共享。视其子弟如我兄弟。彼等欲学医，即无条件授予。口授箴言给我子及业师之子，诫其恪守医家誓词，不传他人。尽我所能诊治以济世，决不有意误治而伤人。病家有所求亦不用毒药，尤不示人以服毒或用坐药堕胎。为维护我的生命和技艺圣洁，我决不操刀手术，即使寻常之膀胱结石，亦责令操此业之匠人。凡入病家，均一心为患者，切忌存心误治或害人，无论患者是自由人还是奴隶，尤不可虐待其身心。我行医处世中之耳闻目睹，凡不宜公开者，永不泄漏，视他人之秘密若神圣。此誓约若能信守不渝，我将负盛名，孚众望。倘违此誓或此时言不由衷，诸神明鉴，敬祈严惩。

CONTENTS

目　录

希波克拉底文集

古代医学论

1. 试图论述医学的人们，都把冷、热、干、湿或其他可能想象到的东西假设为自己讨论的基础。他们简化了人类疾病和死亡的因果原理，并将假设的一两点论据用于所有病例。这些显而易见的错误，在许多论点、甚至在他们的书面报告中随处可见。当然他们最容易招致抨击，因为他们误解了什么是艺术。人们将艺术用于最重要的场合，给从事艺术的开业名医和名匠以崇高的荣誉。有些开业者无人问津，有些则门庭若市。这并非因医学方面无所谓艺术，也并非是说医学艺术不是研究和发现的主题，不过是说没有经验和没有学识并无不同，对疾病的处理从各方面看都可能是偶然的。但也不尽然，正如其他艺术一样，工匠的技巧和知识都很丰富，医学中也有这种情况。因此，我认为遇到难解之谜时，比如关于天上或地下的奥秘（对它们所做的任何说明都必然应用假设），空洞假设是没有必要的。一个人若要研究或论断此类问题——无论是发言者还是听众，必须弄清其叙述是真还是假。因其应用未经验证，故须查清其确实性。

2. 然而，医学早就有各种含义有待把握，而且已经揭示了其原理和方法。长期以来，由此取得的发现琳琅满目。假如问津者能够把已知的东西作为起点指导其研究，则会有更多的发现。因此，无论是谁，想抛弃或拒绝这些方法，企图用任何其他方式或风格指导其研究，并断言他发现了什么，则其从来都是误入歧途者。他的论断是不可能成立的。我将尽力通过揭示什么是艺术来说明其不成立的原因。由此人们会明白通过其他任何方法都不可能有新发现。不过，以我之见，让普通人熟悉这种艺术涉及的东西是特别需要的。为使这种探究和讨论的题目简化，需要把普通人感到困惑的病痛单一化。现在对普通人来说，认识他们自身怎样罹患和摆脱某种病痛、病情怎样恶化或减轻的道理，并不是一件易事。然而，当这些奥秘被他人发现并公布之后，就变得简单了。一个人听取他人的经验之谈时，只需要记忆力。不过，你若因外行而听不懂，或此时你充耳不闻，你将得不到真知。尽管如此，医学仍然不需要任何假设。

3. 假如病人在不变的生活方式和营养条件下便能受益，假如从来没有别的什么东西比旧的饮食、生活方式有益于病体，那么，医学艺术根本就不会被发现，就从不会有医学研究——医学不需要研究。然而，事实是人们必须寻找和发现医学，因为患者过去不会，将来也不会在与健康时无异的营养条件下受益。为追寻隐藏更深的真相，我认为平时不仅生活方式和营养条件对人体健康起作用，还有未知因素一直有待发现。人可以一直满足于同一种饮食，正如牛、马等人以外的各种动物满足于大地的产物——水果、树木、青草。依靠这些东西，他们便滋养、生长，生活，没有病痛，根本不需要别的生活条件。不过我还是持这样的看法：即人类最初也是这样获取营养的。我们现在的生活方式，我想是在很长的时期内发展完善的。当人类吃下粗糙的、未经调和的、含有巨大能量的食物时，不知道忍受过多少次可怕的，如同野兽生活一样的痛苦。实际上人们今天仍然会遭此磨难——死亡会随着剧烈的病痛来临。因为习惯的缘故，从前人们可能对这些病痛感觉轻一些。尽管，他们那时受难更重。大多数人因为体质太差自然死亡了，强者则生存的时间较长。正如现代人一样，有些人很容易消化坚硬的食物，其他人则因此经受许多严重的病痛。所以依我看来，古代人也是这样，寻找与体质相协调的食物，并且找到了我们今天使用的东西。于是小麦经过耕种、收打、碾磨、罗筛、揉和、烧烤，人们制成了面包；大麦被制成烤饼。人们在煮、烤食物的经验中又发现了可以掺入其他许多东西。想到有些东西太坚硬，人体摄入后不能吸收它们，因而会发生疼痛、疾病和死亡，于是把坚硬而未经调和的东西与柔软成分相结合，以适应于各种体质和体力的人。这样，它们便能够被吸收，人们于是滋养、生长、健康。这种发现和研究着眼于人体的健康，从痛苦、疾病和死亡的生活方式中挽救人、养育人。我们难道可以给它一个比医学更贴切、恰当的名称吗？

4. 在一行手艺当中，人们由于非学习不可都拥有知识，其中没有外行。把其中的某一个人称作艺术家是不恰当的，因而认为艺术合乎人的天性的看法是不常见的。正因为如此，包含大量的调查研究和艺术的发现、发明是件伟大的事。所以，甚至在今天，那些研究体操和田径的人还在不断地通过这种方法做出新发现，看什么样的食物和饮料最便于吸收并使人体强壮。

5. 我们来考察一下公认的医学艺术，它在治疗疾病中被发现，被称作医学和艺术。它与其他艺术一样，具有同样的对象。它的来源是什么呢？依我看，正如我开头所说，假如同一种生活方式对病人和健康人都合适，便没有人去寻求医学。直至今天，外国人和某些希腊人就不求助于医学，他们健康地生活与劳作，听天由命，尽情享乐。反之，那些寻求并发现了医学的人们，正如上面讨论过的那些人一样，紧张地生活着。我想这首先是由于减少了食量，并且没有改变他们的性格，于是大大地削弱了他们的体质。他们发现这种疗法对某些病人显然有益，却不适用于所有的人，仅在个别场合有效，因为有些人甚至少量食物也不能吸收。对这些病人应该想到他们需要减少营养。于是发明了流质食物，人们将大量的水同少量的坚硬食物相混合，又通过调和和煮沸除去了它的力量。对那些连这种流质饮食也不能吸收的人，则让他们减少液体摄入，辅以对液体成分和数量进行恰当调节，即能做到没有任何东西被吸收，恰到好处。

6. 必须明确，有些人患病时不宜进流食，一旦他们摄入流食，发热和疼痛就会明显加剧。显然，摄入的东西改善了营养却加重了疾病，反而削弱了身体。这种状态的人，如果食用面包、大麦饼等干食物，即便食量很少，其所受的损害也比单纯食用流质食物明显大十倍以上，因为食物对他们来说过于坚硬了。宜食流食不宜食干食的病人，吃干食越多，身体受害愈重，病情愈重，即便少量进食也会导致疼痛。所有痛的原因可以归结为一个，即食物过硬。它对人体的损害最为明显。

7. 在下述两种人的目的之间有什么区别呢？医生作为被承认的手艺人，发现的生活方式和营养要适合于病态，另一种人则发现适合于所有人的生活方式——我们现在的生活方式，代替旧的原始的生活方式。我的看法是，他们的推理论证是统一的，发现的东西彼此相同。一个是企图除去健康人无法消化吸收的食物的粗糙部分，另一个是设法消除某一个体暂时不能消化吸收的东西。后者的任务更为复杂，要求更大的耐心。前者是作为起点早出现一步，除了着眼点不同，二者追求的对象又有何区别呢？

8. 比较一下健康人和病人的食物会发现，动物（野兽和牲畜）性食物并不是更有害。一个人患了一种不很轻也不很重的病，很可能得不到恰当的治疗。他可能想吃在健康情况下常吃的、有益人体的面包、肉或其他食物，但是食量远比健康时为少。这种食物的性质既不太软也不太硬，而且可能仅食用其中的一种，比如豌豆、大麦或其他类似也可强壮牛、马的食物。他吃得可能远比他能吃下的少。若是健康人这样做，他一点也不会感到痛苦，而病人误吃了面包、大麦烤饼则比较危险。所有这些都是在检验医学艺术，如果深入研究下去，则可明了真相。

9. 如果事情如上述举例那样简单，无论病人还是健康人都会被坚硬的食物伤害而受稀软的食物所补益，如此，则不再有何困难。不过实际上，求助于稀软食物必须确保安全。一个人进食不足与过饱同样错误，会导致同样的害处。禁欲对人类体质的破坏力极大，可使人衰弱，甚至死亡。放血会引起其他害处，与饱食不同，但二者同样对人体有严重损害。因而，这些病变化多端，极其复杂，需要更准确、更有针对性的治疗方法。然而，除了人体感觉之外，现在的知识又无法用数字、重量等将治疗方法讲得很准确。因此，有关知识达到仅有某些小的差错已是很不容易了。对每一位只犯小错误的医生，我由衷地赞赏。完全准确实际上有，但极少见。因此，大多数医生依我看就像一个蹩脚的舵手，在风平浪静中掌舵时，他们的错误很长时间不会被注意，但是一旦暴风雨猛烈地扑向他们，所有的人就会发现，造成沉船完全是由于舵手的无知和蛮干。故而，尽管庸医在医生中占大多数，但由于很多人的病也不那么严重，庸医的绝大部分错误对病人的损害一般不很明显。外行人或许看不出庸医的原形，但是当庸医遇到严重、剧烈而危险的疾病时，他们的错误和技术的缺陷就会暴露无遗。无论水手还是医生，一旦要骗人，将迅即遭到报应。

10. 一个人不适时宜地禁食后受到的痛苦并不比进食过多时轻，人们在健康时很容易明白这一点。有些健康人每日一餐便很好，于是他们养成了每日一餐的习惯。另外一些人还要吃午餐——每日两餐才好。此外，出于不同的理由，有的人吃一餐，有的人吃两餐。对大多数人来说，每日一餐和每日两餐可能无何区别。但是，如果他们必须在室外劳动，他们就会觉得不舒服。假如他们将自己的生活方式改变一天，哪怕是半天，也会觉得格外难受。有些人的身体和精神变得笨拙、迟钝，就是由于多吃了午餐，而他们是不宜吃午餐的。他们只能在呵欠连天、睡眼惺忪和口干舌燥中消磨时光。假如他们再吃晚餐就会腹胀、肠绞痛、剧烈腹泻。很多人已经发现重病人进食过多的不良后果，哪怕这时进食量不及平时习惯的一半。另一方面，如果一个人形成了吃午餐的习惯，而且有益，那么他一旦忘记吃午餐，时间一过就会觉得虚弱无力、心慌颤抖，接着是眼睛凹陷、尿色清白、发热、口苦、大便失禁、头昏眼花、淡漠无欲、双耳失聪。此外，当他欲进食时还会有麻烦，饭不再那么有味道，而且也不能吃下先前那样多。这有限的食物对肠子还会有刺激，会引起绞痛和肠鸣，并引起睡眠不好，噩梦不断。在病患初期也可见到许多类似的不良症候。

11. 探讨为什么这些人会出现这些症状是必要的。我想，那些每天只吃一餐的人多吃一顿就难受，其原因在于：他的消化器官还没有把前一天吃下的食物消化掉，肚子里不空虚、不平静，他们进食时消化器官还处在发酵状态。这样的器官消化食物比平时慢得多，并需要更长时间的休息和安静。习惯吃午餐的人，不吃午饭就难受是因为一旦身体需要营养时，没有新的营养补充。前一顿饭已经消化净尽，没有东西支持他，自然的消耗和愿望与人的愿望脱节了，于是就出现了我前面说过的各种症状。

12. 我认为，这种对偏差反应快而重者的体质比他人虚弱。虚弱人与病人仅一步之差，病人只是更虚弱，更易于因未能及时进食遭受痛苦罢了。达到完全准确是困难的，而医学艺术便能臻于如此美妙的精确程度。不过许多医学部门已达到如此准确程度，我将在下面提到。然而我宣称，我们不应当抛弃古代艺术，认为它已不存在，或者它的方法都有缺点。正是因为它远未在各细节方面达到准确，我们更应明智地使它从深深的无知中崛起，以便向完美精确靠近。我想我们应当赞美古人的发现，它们不是偶然想起，而是正确指导下的结果。

13. 那么，我想再回头谈谈一些人的理论问题。这些人在艺术研究中赶时髦，完全从假设出发。比如有这样四种损害人的东西，即冷、热、干、湿，继之推论科学的医生应该用热中和冷、冷中和热、干中和湿、湿中和干的治疗方法。现在我们设想有一个人体质欠佳，比较虚弱。让他吃刚从麦场上打下的生麦粒、吃生肉、喝生水。这种饮食肯定会使他严重受害，他将遭受痛苦，身体更加虚弱，其消化力将大为削弱，不会活得很久。那么，应该给这个人什么药呢？热的还是冷的，干的还是湿的？按着新学派的理论，答案是现成的，那就是寒则热之，热则寒之，以偏救偏的反治法。然而，大多数旧时的医生和现时的医生都会使用病人的旧食谱，用面包替换麦粒，用煮熟的肉代替生肉，另外再给他一点葡萄酒。除非他因饮食不当过久而不可救药，这种办法肯定能使他恢复健康。我们对此应如何解释呢？难道说他的病是因冷而成，他吃了热东西就好了吗？还是反过来说呢？我想，我的对手会陷入困惑。是因为面包师把小麦中的冷、热、干、湿都除去了吗？一种由多种东西做成的食物，每一种东西原来各有自己的性质，这种食物经火烤或水渍后会失去一些分量，并且各种成分互相乱杂结合。

14. 当然，我知道不同的面包对人体作用不同。有的面包用筛过的面粉做成，有的没筛过；有的小麦磨粉前吹扬过，有的没有，有的和面时加水多，有的加水少；有的面包是多面烤的，有的只从上面烤，等等。还有数不清的区别。大麦烤饼也是多种多样，每一种的性质和力量都有变化，没有一种与另一种完全相同。但是，在没有考虑到上述变化或虽然考虑过但一无所知时，人们怎么会了解疼痛呢？因为每一种差异都会作用于人体，产生不同的变化，这些变化都基于人类饮食的不同。它可以使人得病、使人健康或使人保持健康。因此应该相信没什么别的东西比这一点更为有用、更需要明白的了。那就是最早的发明者怎样靠恰当的推理出色地从事探究，并运用于人。他们怎样做出发明并想到这种艺术值得归功于神灵。实际上这就是信仰。因为他们没有想到冷热干湿或其他什么东西会伤害人，或者他们需要别的什么与此类似的东西，但是他们想到过，每一种东西都是一种力量，对人类体质来说力量太强的东西不能被人同化。

这些东西会给人体造成损害，应发现并除去它们。甜味品中最烈的部分即最甜的部分，苦味品、酸味品中最烈的部分，以此类推。他们看到人体组成部分各有其极端，这些极端成分对人体是有害的。人体内有咸的和苦的、甜的和酸的、涩的和淡的，以及许许多多别的东西，各有各的性质，数目、力量各不相同。当这些东西混在一起互相化合时，它们不再表现各自的性质，对人体无害。但是当某一种成分被分出，单独存在时，它便表现出自身的性质，而且对人体有害。此外，那些不适于人体会导致损害的食物，都是要么苦，要么咸，要么酸的，或是别的未曾化合的强烈的东西。因此，我们被它们破坏，就像我们被分泌物分解一样。然而，人的各种饮食显然都除去了这些未经化合而强烈的东西，如面包、饼等等。人们长期以来惯于食用它们。反之，味道太浓、太柔嫩的东西则会损害人的食欲。人们大量进食上述食物后，根本不会受损害，而是从中获得力量以及大量营养。这正是由于它们化合良好，形成了单一、简化了的整体，而没有什么未被淡化的，强烈的东西。

15. 我不明白那些持其他观点而放弃旧方法，把艺术建立在假设基础之上的人怎样遵循其假设治疗病人。我认为他们没有新发现。孤立的冷或热、干或湿，不能表现为其他形态。不过，我想他们也许受他们的理论左右，认为同样的食物和饮料既可食用，又可在一种东西上加上热，另一种东西上加上冷，别的再加上干、湿等属性。由于轻率地命令病人吃下什么"热"，病人马上会问："什么东西热?"于是他要么胡说一通，要么求助于已知的东西。假如一种热东西恰好是涩（收敛）的，另一种热东西是淡（无味）的，第三种热东西引起了腹胀（因为很多种热东西，会有大量相反的力量），不论他吃热而涩的东西（因为有这种东西），还是冷而无味的东西，都肯定会引起紊乱。因为我有把握，这些成分的每一种不仅在人体中，而且在皮制或木制的器皿中，都会产生同另一种成分相反的作用，只是这些器皿不如人体敏感。因此具有巨大力量的东西不是热，而是涩味或淡味，以及我上面提到的人体内外的其他性质。不管是吃的还是喝的，不管是外用的油膏还是膏药，冷热干湿不能离开它们孤立存在。

16. 我相信人体内没有什么性质比冷和热难以把握了。我的推理是这样的。冷和热在体内混合时，不产生疼痛。因为冷和热之间发生冲淡与中和。但是，一旦一方与另一方完全分离，就会引起疼痛。在某一季节，当冷影响人体并引起某种疼痛时，正是在这个季节，人体内部的热首先迅速相应地出现，而不需要外界帮助和准备。不管人有病与否，结果都是一样。例如，健康人在冬天会觉得身上冷，若洗个冷水浴或通过别的什么方式，他觉得更冷（假设他没有冻僵）。此时，他若进入居处穿上衣服就觉得热。另外，如他既洗热水浴又烤火，再穿上同样的衣服，待在同样的地方就会觉得冷多了，甚至会发抖。或者一个人因闷热挥扇取凉，一旦他停止摇扇，就会比不摇扇的人觉得十倍的闷热。

这里还有更强有力的证据。所有徒步在雪地或大冷天出门的人都会觉得脚、手、头冷得很。当他们进入温暖处再装束严实，夜间则会因烧灼样和针刺样疼痛而难以忍受，有时出现烧伤样水泡。不过，在他们自感温暖之前，不会出现这些症状。所以寒极生热，热极生寒。我还能举出许多别的例证。在有的病人身上，不也是先寒战，而后发生最剧烈、急骤的发热吗？而且，此时病人不仅衰弱无力，热亦持续一段不退。这种发热一般不造成损害。这如何解释呢？热感传遍全身，大多数病例最后在脚上结束，颤抖和寒战在脚上最重，持续时间最长。而后，发热伴随着出汗而消退。这时病人感到如此凉爽，甚至比他根本没病时还凉许多。然而，由此我们能够得出什么重要而郑重的结论来呢？在这一过程中迅速伴随出现的东西恰恰相反，后者自发地消除了前者的影响。这种精心设计的“治疗”需要什么呢？

17. 一个论敌可以反驳说。“不过，患疟性热、肺炎或其他恶性疾病的人，不会迅速摆脱发热，在这些病例中热和冷不是交替的。”现在，我认为最强有力的证据就在于此，即：人不发热仅仅因为有热量。热不能单独存在，损害人体。实际情况与同一个东西既热又苦或既酸又热、既咸又热等是同样的。热与那么多东西结合，冷也同样与其他力量结合。引起损害的正是这些东西。热也存在，但仅仅像一种伴随物。它具有主导因素的力量，又须有其他因素存在才能增强，对其力量不应夸大。

18. 假如我们考虑到下面这些证据，一切便是这样平淡无奇。首先我们都有很多自己体验过今后还会继续体验的明显的症候。第一，我们当中那些头上感冒过的人都会流鼻涕。一般说来，这时的鼻涕较平时更辛辣，它使得鼻子肿胀并发炎而觉得火热。你若用手捂住它则会觉察到。尽管鼻子没有肉也不硬，如果病的时间很长，鼻孔附近也会出现溃烂。但是，在有些情况下鼻子的发热不是在鼻涕和炎症出现时，而是当鼻涕变得黏稠且不再辛辣时，鼻涕变得更成熟、调和，接着发热停止了。在这些病例中，灾祸单纯来自感冒，不伴有别的东西。病变总是相同的，热后面跟着冷，冷后面跟着热，它们形影不离，不需要体内成熟过程。其他所有病例中都有辛辣的不调和的体液在起作用，我确信，原因都是一样的，恢复是由于体内体液的成熟和调和。

19. 还有，眼里出现的排出物可以致病。这些形形色色的辛辣的体液使眼睑糜烂。有些病例糜烂波及眼下部及颊部，这些地方会发生破溃，而且眼睑全部溃烂。烧灼疼和肿胀疼持续到排出物调和并变得稠厚，直至变成黏液时。这种成熟是混合、化合、消化的结果。其次，咽喉部出现的排出物会引起疼痛、咽峡炎、丹毒和肺炎。这些病一开始都排出味咸的、水样的、辛辣的体液，病情并因此加剧。然而当排出物变得成熟、稠厚，而且完全不再辛辣时，发热便和其他使病人痛苦的症状一道缓解了。我们必须坚信，每一种病症都由一种特殊的东西引起，当这种东西转化为其他结合物时，病症便消失了。于是一切单纯因冷或热引起的病症都会随着热变冷、冷变热而消失。这种变化发生的方式我上面已经提到。还有，其他一切人们易患的病症都因不同的性质引起。因而，当人体的苦味要素——我们称之为黄疸汁溢出时，就会伴有严重恶心、烧心和虚弱。病人清除了胆汁就解除了疼痛和发热。清除胆汁的过程可以是自发的，也可因治疗而奏效，一般都有腹泻。清除适宜便会治愈。然而，当这些苦味的颗粒不能被吸收、消化、化合时，疼痛与发热则不可能消失。那些受辛辣、酸味刺激的人，由于癫狂，大便刺疼、下坠，胸部刺疼，不能休息，痛苦更大。除非这些辛辣性的东西被消除，或稳下来与其他体液混合，这种顽固的病症便不可能缓解。但是，体内成熟、转化、冲淡或浓缩其他各式各样的体液的过程（这些过程在发生分利决定疾病的病程方面起重要作用）（分利：古希腊医学术语，特指病理体液经体内腐熟后排出而使急性热性病好转的现象。但发生分利时可表现为暂时病情加剧，且重病多非一次分利即能痊愈，故有完全分利，不完全分利之说。中医术语中有“解利”一词，金元医家论热病时较常用，但意思是由发汗或通便使病解。故分利亦不便译为“解利”。分利与中医热病学说的“传经”意思也不一致。本书仍参考日本人的译法，将“crisis”译为“分利”，个别地方译做“危象”，但二者适用场合不同。——中文译者注）一点也不靠冷和热的作用。因为冷热都不会同时引起发酵和浓缩。那么，我们应称其为什么呢？各种性质的体液结合之后，还会随着不同的因素发生变化。热只有与冷混合时才能放出热量，而冷只能被热抵消。不过人体的一切成分互相混合的部分愈多，就会变得愈调和而有益。一旦人体内完成成熟过程，不再有异常力量表现出来，这时的人便处于最佳状态。对此，我想我已经作了充分的解释。

20. 有些医生和哲学家断言，不了解人便不可能了解医学。他们说，能恰当治疗病人的人也必须明白这一点。但是，他们提出的这个问题是个哲学问题。它属于恩培多克尔（Empedo cles）等人的领域。他们的书讲自然科学，他们讨论人最初是什么，一开始怎样变成人，人的原始构造中有什么元素这类问题。但是，我的观点认为，首先，那些哲学家和医生就自然科学所说的、写的东西和医学的关系并不比绘画和文学大。我还认为，自然科学确切的知识可通过医学获得，而且没有其他来源。当医学本身能够被完全地、恰当地理解时，人们便获得了自然科学知识。然而，即使那时，有些问题也是不能解决的。我的意思是指掌握了这种知识：人是什么？什么原因促成了人？以及随之而来的类似问题。因此，至少我自己认为一个医生必须了解，而且迫切地需要自然科学知识，如果他想为尽自己的职责做点什么。“人是什么”这个问题是与食物、饮料以及生活习惯有关系的，因为每一种普通的生活习惯都会对每一个个体发生作用。单单知道奶酪是一种坏食物，谁吃得过多就会疼痛是不够的。我们必须知道，疼痛是什么，为什么会疼痛，以及人体的何种构成受到损伤。还有许多别的坏食物、坏饮料，以不同的方式损害人体。因此，我提出这样的论点："未经稀释的葡萄酒，喝得量大，对人体产生一定影响。"谁都知道，这是由于葡萄酒的力量（性质）引起的，应归罪于葡萄酒本身，而且我们知道酒主要在人的哪些部位发挥这种力量。我希望，这种精确的真相在一切举例中显示出来。如前例所说，奶酪对人的损害并不相同。有的人可以吃饱，一点也不难受，这些人甚至一致认为，奶酪使人力气大增。别的人这么做，则结果很糟糕。可见，这些人的体质是不同的。这种不同基于人体内与奶酪为敌的成分，在该成分的影响下，发生了不同的反应。这种体液量多的人，全身受其控制更严，自然受罪更重。然而，假如奶酪对人类全体的体质有害而无利外，奶酪就会伤害所有的人，了解上述真相的人就不会犯下面的错误。

21. 在疾病的康复期及迁延期，会发生许多紊乱。有些是自发的，亦有来自偶然服用的东西。据我所知，大多数医生像外行一样，若患者生病前不久做点什么事，比如洗澡、散步、吃新鲜食物等等，这些本来对身体有好处，然而医生一定要说其中之一是病因。他们让病人停止做一向受益的事，结果忽视了真正的病因。与此相反，我认为医生应该知道不适时宜的洗澡或过劳会有什么害处。每种原因引起的疾病各有相应特点，凡事不可过度，饮食过量也是这样。因而，不管是谁，若不知道怎么抓住各种病症的特点，他就不能完全了解其推论，也不能恰当地运用它们。

22. 我认为，了解什么病是因功能而生，什么病是因结构而生，也是必要的。我所说的"功能"大致是指体液的强度和力度，而"结构"是指人体内待发现的形态，其中有空的、凹的、渐宽的、渐窄的，有的是膨隆的，有的是圆而硬的，有的是宽而悬吊的，有的是平展的，有的是长的，有质地紧密的，有质地松散而多肉的，有的似海绵多孔。那么，哪一种结构最有利于从人体其他部位吸取体液并吸住它们呢？是中空而膨大的、圆而硬的，还是渐渐凹陷的？我主张最适宜的构造是宽广、中空而且渐细的。人们应该知道这一完全不封闭的东西能够看到。例如，如果你张大口就没法吸进液体，但是如果你撮紧口，再插一根管子，就能随意吸入液体。再如，罐状器皿是宽而渐细的，于是其构造适于从肉中吸血。还有许多类似器皿。人体器官中的膀胱、头颅、子宫属于此种构造。这些器官的吸引力总是趋于从外面向人体内的。中空而膨大的器官特别适于容纳流入其中的液体，但不很适于吸引。圆而实心的东西，既不能吸引液体也不能盛取它们，因为无处可以停留，液体将绕它流过去。海绵状多孔的器官如脾脏、肺和乳房，随时准备吸干紧挨它们的东西，但是，这些器官吸入液体之后特别硬而且胀大，它们不会每天排空。这正如肠子的情况，其中含有液体，但液体却来自肠外。但是，这些器官吸干液体进入自身之后，海绵样空腔——即使小空腔，也被液体充满。柔软的器官变得硬而封闭，既不能消化，也不能排出。这种结果恰恰由于构造特点本身造成。当体内发生胀气时，在中空、宽敞的部位——如肠部和胸腔内，自然会出现咕咕响声。因为当气未充满器官致使停止运动时，器官还能运动并变换位置，便发生了可觉察到的运动和声响。柔软多肉的器官出现麻木和梗死便是中风。胀气遇见宽大的物体阻挡即流过它。在这种情况下，质地不很硬的物体能经得起气体冲击而无损害，它也不很软像海绵一样多孔，给气体让路并吸收它。这种物体柔嫩、多肉、多血、紧密，像肝脏。肝脏紧密而宽大，当肠胀气增加，受阻而变得较硬时，就会持续猛烈地对抗气机。但肝脏抵抗而不退让。然而，由于肝脏性柔软，含血多，它不能完全不痛，这就是为什么肝区常有极尖锐的疼痛，脓肿也很常见。剧疼（远不如上述严重）也可出现在横膈下。因为横膈是广延的、宽大的抵抗物，是更硬、更坚韧的组织，故较少疼痛。不过，此处也会出现疼痛和脓肿。

23. 人体内外还有许多别种构造，它们因病人或健康人的经历不同而区别很大。诸如头有大有小，脖子或粗或细，或长或短，肚子或长或圆，胸腔或宽或窄，等等。还有许多人所共知的情形，故应该了解导致每一种不同的原因，以便采取恰当的预防措施。

24. 如我前面所说，我们必须考察各种体液的力量，以及它们对人体的作用和它们之间的关系。例如，如果一种甜味的液体将呈现另一种味道，这种变化不是因为混合，而是因为自身原因所致。那么，它首先可能变成什么味道呢？苦的、咸的、涩的，还是酸的？我认为是酸的。因为甜味体液最不适于存在。酸味体液稍好于它，较为能被接受。如果一个人能够这样用成功的推理方法研究人体，他便总会选择最佳疗法。而最佳疗法是最大限度地除去不适宜的东西。

气候水土论

1. 谁想严格地研究医学科学，都必须从以下几点着手。首先，他应该考虑到一年中各个季节产生什么影响。季节之间根本不同，同一年份的不同季节和不同年份的同一季节均有很大区别。其次是要认识冷热风的影响，特别是那种普遍的，当然也包括各局部的影响。他还必须熟悉水质，因为水的味道和轻重不同，它们的性质可以相去很远。因此走到一个陌生的城市时，医生应该考察其方位。由于风向和太阳升落的影响，东西南北不同方位的城市都有各自的特性。医生必须以极大的耐心研究上述特性和当地居民的用水情况。了解他们使用的是沼泽里的软水，还是从石壁上流下的硬水，还是咸水、苦涩水。土壤也是一样，无论是干旱的不毛之地，还是树木葱郁或水草丰茂之地，或低而热，或高而寒，都与健康有关。还有，生活方式、生活习惯也不同。人们或者午餐喝得多而少动，或者好动、勤劳，吃得多而喝得少。

2. 医生必须利用这些发现考察好几个随之出现的问题。假如一个医生对这些情况一清二楚，当他到达一个城镇时，无论如何不会忽视当地流行的地方病的特点。他自然不会在处理这些病人时毫无准备，也不会像没想过这些问题那样对这些常见病盲目处理。在一年的不同季节，无论寒冬还是盛夏，他们将会预告什么流行病将袭击该城。同样，他也能知道，随着生活方式变化，哪些人会得什么特殊病。由于知道季节的变化和星辰出没，了解各种现象发生的环境条件，他还会预知下一年的气候和疾病流行特点。通过这些研究和对下一年的预测，他将对每一个具体病例了如指掌，在保护健康中取得最佳成绩，在运用他的艺术方面取得最大的成功。如果从另一方面想到这些东西属于气象学，那么，天文学对医学的贡献就不是很小而是很大了。在不同的季节中，人的疾病也像其消化器官一样随时变化。

3. 现在我将明确提出对上述问题应当怎样进行调查研究以及应采用的实验。一个面朝热风（冬天日出、日落之间的方向）的城市，当热风不断而且能避开北风时，当地的水通常丰富而咸，而且必然水位很浅，这种水冬天冷，夏天热。居民的头部多湿、多黏液，他们的消化器官常被头部下流的黏液扰乱。大多数人身体虚弱，饮食量少。头部虚弱的人饮水很少，随之出现的其他结果更使这些人痛苦。地方病便是这些原因的结果。首先，妇女身体不佳，惯患月经过多；其次，她们多因病不育或多流产。儿童们易患痉挛和气喘，人们认为有什么神灵使儿童得病。男人则患痢疾、腹泻，冬天有急性或慢性发热，许多人患湿疹和痔疮出血。这里少见胸膜炎、肺炎、疟性热和急性病，因为人们大便多稀。眼肿流脓时有发生，但不重。除非因天气剧变，发生一种大流行病，这些病会持续一段时间。这里的人们过了五十岁，一旦太阳直射头部或突然受凉，就会因脑部意外卡他性炎症而瘫痪。以上是地方病，此外，他们还易于罹患各种季节性流行病。

4. 有些城市与此相反，这些城市在夏季的白天面向冷风，又能避开热风与南风。这些地方的水通常硬而凉。当地人必然肌肉发达而消瘦。一般情况下，他们的消化器官的下段容易发生便秘、硬结，上段则多宽松。这里的人们更多胆液质性，而不是黏液质性。他们的头硬而健康，但大多有内伤的倾向。常见的地方病有：胸膜炎及其他被认为是急性的疾病。一定是由于他们的消化器官质硬，极轻的损伤也难免产生脓肿。他们的体质受干燥影响又加上水冷，故形成内脏破裂的倾向。这种体质的人必然吃得多，喝得少；因为一个人不可能既能吃又能喝。眼炎迟早会发生，这种炎症硬而剧烈，迅速发生眼破裂。三十岁之前，人们在夏天易患严重鼻衄。被称作神圣病的病例少但危重。这里的人常较其他地方的人长寿。他们的疮疡既不化脓也不恶化。他们性情剽悍而不温和。以上是地方病，此外还有随季节出现的流行病。至于妇女，由于水质硬、冷而难吸收，多患不育。她们月经紊乱，量少而异常。少见流产，但生产时多困难。产后奶少，婴儿不易抚养。奶少乃因水质引起。同时，常见产后痨病。此病剧烈，可导致内脏破裂或肿胀。儿童小时易患睾丸水肿，后水肿渐消退。在这样的城市里，人的青春期来得迟。

5. 冷风和热风对城市的影响已如上述。其他性质的风对城市也有影响。城市朝向日出方向（原意指冬至日出点与夏至日出点之间。——中文译者注）时，其居民常较坐北朝南或坐南朝北的城市居民健康，有时两种城市之间只有半里之隔。首先，这种方位的城市天气冷热适度，其次，那里的水清洁、味甜、质软、令人喜爱。因为太阳升起时照耀着水，使之净化。若无疾病损害，这里的居民较他处更精神焕发，生机盎然。他们较城市朝北的人声音悦耳、脾气好而聪明。这里生长的一切东西均较他处为好。这种方位的城市对人就像春天一样，冷热适度，患病者少，病情也轻。这里的妇女们很容易怀孕，并能顺利分娩。

6. 朝向日落方向（指冬至日落点与夏至日落点之间。——中文译者注）的城市易受东风袭击，同时热风和寒冷的北风刮过这里，这些城市处于最有害健康的方位。首先，水不清洁，其原因是晨雾笼罩城市，雾气入水，使水不清，同时太阳出现在地平线上很高时才能晒着水源。夏天的清晨也冷风习习而多露水，白天的其他时间，太阳西行，午后才能直射居民，以致人们呈苍白病态，易患前述各种疾病而无例外。由于雾气之故，人们声音低哑。这里的雾常不纯而不利于健康，北风并不能使空气清净多少，雾气在这里是不可避免的。季风吹得久则多雨，这是西风的特点，这种方位的城市，天气在一日中的变化恰似秋天，早晚之间差异很大。

7. 健康与风关系如此之大。现在我想研究一下水，由于水对健康的影响很大，水可以给人以健康，也可使人患病。比如，温软的、停滞的水，夏季一定性热，稠厚而发臭。因为不能外流，夏天的雨水不断流入，太阳一晒，这些水必然变色，呈胆汁样不宜食用。到了冬天，这些水因下雪、严寒而结冰，但仍然污浊，因而易促发黏液病和嗓子痛。喝了这种水的人总是出现脾大而硬，消瘦，腹中发热，双肩、锁骨和两颊瘦削。这是由于他们的皮肉化作黏液被脾脏消耗了，故变瘦。有这种症状的病人贪食多欲。他们的上、下消化道都很干、很热，故需要强力有效的药物。这种病无论冬、夏都在当地流行。此外，水肿患者极多而且非常危险。到了夏天，这里流行痢疾、腹泻、三日热，这些病迁延不愈时都可能出现上述症状。若发展为水肿，结果便是死亡。这是人们夏天患的疾病。到了冬天，年轻人患肺炎常有谵妄，老人因为消化器官僵硬而患疟性热。女人中常见肿胀和白色发炎，她们很难受孕且生产不顺利。婴儿个儿大而体肿，喂养中日见憔悴。产后恶露异常。儿童多见疝气，大人易患血管怒张和小腿溃疡。这种体质的人不能长寿，但能活到成年早期。此外，有些妇女腹大颇似怀孕，临近生产时，肚子却小了，这种情况是子宫水肿所致。我认为此类水质肯定不佳。稍好些的水应该是岩石上的山泉水，水质较硬，还有地下的温泉水，其中可能发现金、银、铜、铁、硫磺、明矾、沥青或苏打。这些东西都是极热时形成的，所以在这些地方找不到好水，找到的水质硬且性热。这种水引起排便困难和便秘。最好的水是从高处的土山包上流下来的，这种水本身就甜而清亮，稍有点像葡萄酒。它冬暖夏凉，来自很深的泉源，自然而然地益于健康。我特别偏爱夏季初升的太阳，朝太阳升起的方向流出的泉水必定更清亮、味甜、质轻；相反，那些咸水、涩水、硬水都不宜饮用。这些水喝下后，其中的成分就会作怪，促发某些疾病。我现在就要讲到方位对泉水的影响。

泉源面向太阳升起方向是最好的。其次是面向夏天日出和夏天日落之间的，以日出方向的更好。再次是面向夏天日落和冬天日落之间的。最差的是面向南方以及面向冬天日出和日落之间的。当风向偏南的时候，这些水确实很坏，偏北时稍好。饮用泉水应该注意：健壮的人可以饮用任何近便的水而不加限制，但是，一旦有病想喝最适宜的水时，按以下原则饮用将达到最佳效果。消化器官强健易热的人最好去喝最甜、最轻、最清亮的水。肚子软、多湿、多黏液的人喝最硬、最涩而咸的水有好处。这种水最有利于肚子变燥。最适于煮饭、溶化力最佳的水自然最能软化和松弛消化器官。涩水、硬水等很不适于煮饭的水则最能收敛、干燥这些器官。实际上公众因无经验对含盐水的认识是错误的，他们一般认为这种水有缓泻作用。事实恰好相反，含盐水味涩，不宜煮饭，消化器官也会被这种水僵化而不是软化。

8. 这就是关于泉水的实情。现在我接着讲雨水和雪水。雨水是最轻、最甜、最细腻、最清亮的。太阳一升起就开始吸取水中最细、最轻的部分，这点可以从晒盐过程中得到证实。海水由于粗糙、沉重被留下来变成盐，其中最细的部分，由于轻，被太阳攫走。太阳不仅从水池里这样做，也从大海及一切潮湿的地方这样做，然而几乎一切东西都有湿的成分，即便对人，太阳也从他的体液中汲取最细腻、最轻盈的部分。最明显的证据是当一个人披着斗篷在阳光下步行或坐着时，他身上被太阳照射到的部位没有汗水，这是由于每一层汗水一出现就被太阳吸干了。但是那些被斗篷或别的什么东西覆盖着的部分却有汗水，这是由于覆盖物隔断了阳光，水分不能被吸走。然而，一旦人走到阴凉地方，他全身的汗差不多一样多，这是由于他完全避开了太阳光。因此缘故，雨水腐败的速度比别的水都快，而且有臭味，因为它混集了很多种水源的成分，腐败加快。此外，当水被带到高空，并且兜了一圈与大气相结合时，其中混浊、黑暗的部分便分离出来变成雾。同时最清亮、最轻盈的部分留下来，因太阳的热煮沸而变甜，这正如所有东西在煮沸时总会变甜一样。当水呈分散而不凝结状态时，它在高空遨游。但是一旦它在什么地方聚集，被突然迎面而来的风压缩到一个地方，它便在这个偶然发生压缩的地方倾泻下来。这种情况更容易发生在有云时。当云片不停地随风飘移又突然被别的云片和对面的风冲击时，前部受到压缩，后部继续前进，于是云浓缩、变黑、受压，并集中到一起，结果云的重量压垮了空气，形成降雨。这样的水自然是最好的。但是，即使它没有坏味道，并且不会给饮用者带来嗓子疼、咳嗽和声音嘶哑，也需要煮沸，净化。以免腐败。

冰和雪化成的水都是不好的。这是因为水一旦冻结就不能再恢复其天然性质，其中清亮、轻盈、味甜的部分分离出去消失了，同时最泥泞、最沉重的部分留了下来。下述实验将证实它。冬天，把水量一量，倒进一个容器里并放在露天地方，使它冻成冰。然后于次日将它移至室内，其中的冰将完全融化。待融化后再量一下容器里的水，你会发现减少了很多。这表明，冰冻使水干燥，并导致最轻最细的部分消失，而留下沉重和粗糙的部分。这种水不再有营养。因此我认为，冰和雪化成的水以及类似的水用于任何方面都是最差的。

9. 这就是雨水以及冰和雪化成的水的性质。结石、肾病、痛性尿淋沥、腰腿疼和疝这些常见病多与饮水关系极大。当人们饮用很多不同种类的水时，或饮用大河中的水（来自许多小河）时，或饮用湖水（不同河流汇聚而成）时，或饮用来自极远的、外地或外国的水时，便会发生上述疾病。水与水不可能一样。有的味甜，另一些则浸入了盐和明矾，还有的来自温泉。这些水若混合得不均匀，就可引起最剧烈的疾病流行。但是，病种不一，有时是这一种，有时是另一种。视风向而定。有的病见南风则剧烈，有的见北风即剧烈，诸如此类。致病的水必然在容器内产生泥沙沉淀。也有例外情况，我将在以后进一步说明。

肠子软的健康人其膀胱性不热，其膀胱口不过于狭窄，故排尿通畅，无固态物质从膀胱排出。然而，肠道性热一定伴有膀胱性热。由于热性异常，排出口即可发炎。这时，尿不能排出，而在膀胱内加热调和。最细腻的部分被分离出来，极清亮部分，即尿被排出，而极稠厚污浊的部分形成固态物，起初固态物块小，后来渐增大。随着在尿中旋转、滚动，它又结合了其他固态物，越来越大，越来越硬。病人排尿时，它被卡在膀胱口上，使尿排不出，引起剧烈疼痛。患结石病的男孩，若用力揉搓生殖器就表明要排尿。事实表明我的解释是正确的。尿石患者排射的尿很清亮，因为浓稠，混浊的部分还留在膀胱内，变成固体，大多数情况下就形成尿石。儿童还因奶水太热或含胆汁太多患尿石。这种奶水会使肠子和膀胱性热，于是尿被加热，其结果已如上述。我的看法是，我们应该只拿稀释的葡萄酒喂小孩，这样对血管加热和烘烤作用会小些。女性少患尿石病，因为她们的尿道短而宽敞，排尿容易。它们不会像男性那样揉搓生殖器，也不会抓着尿道。女性的尿道直接在外阴部开口，与男性情况不同，男性的尿道不宽敞。女孩较男孩喝水多。

10. 有些事情与此极为相像，提到这些事情是必要的。就一年四季而言，考虑一下下述观点就能断定某年中人们是否健康。星辰运行准时，预示风调雨顺，该年秋天有雨，冬季温和，不过冷也不过热，春夏两季适时降雨，必然人寿年丰。假如相反，冬季北风干燥，春天南风多雨，夏天酷热不减，则导致眼炎和痢疾。无论何时，当大地被南风带来的春雨潮湿时，高温突然出现则容易持续不衰。这是因为热气还会不断地从湿热的大地和烤人的太阳中放出来。这时人们的大便不成形，他们的脑也不干。这样的春天使人体的皮肉处于松弛状态。热病均呈特急性，黏液质的人发病尤重。痢疾也会侵袭妇女，特别是多湿体质的人易病。若大犬座升起时出现暴雨，而且西风吹来，就有希望使这种混乱状态停止，该年的秋天少有病人。否则，妇女、儿童中会发生虽不致死但很危险的疾病，此类病在老人中最少见。转化为三日热再转为水肿的病人也少见。然而，假如冬天多南风而温暖，春天多北风干燥而寒冷，那些怀孕应该在春天生产的妇女就会流产。即使孩子能生下来抚养，也脆弱多病。孩子不论出生后便夭折，还是侥幸存活，总是虚弱多病。这是此类妇女的命运。别的人则患痢疾和干眼病。有些病例出现脑部体液下流入肺。黏液质的男子易患痢疾，妇女亦然，由于他们是湿性体质，黏液自脑部下流，便发生痢疾。胆液质的人易患干眼病，因为这种人的皮肉温暖干燥。老人多流唾液鼻涕（卡他尔）是因为他们身体松弛，静脉需要冲洗，故有的人突然死亡，而别的人则右侧或左侧麻痹瘫痪。无论何年，若冬天多南风，人体温暖，脑和静脉均不僵硬；若春天多北风，干冷异常，这时的脑本应松弛，却因头部受凉而净化，于是出现嘶哑，凝结和僵硬。一旦夏天突然到来，脑也随之松弛，便出现卡他性疾病。在那些方位向阳、风向好、水质好的城市，居民受上述天气变化损害较小，反之受害严重。如果夏天干旱，病人好转就快。若多雨则绵延不愈。脓疱可因轻微的原因变成大疮疡。滑泄和水肿可在此病后期意外出现，这是由于肠道未能及时干燥之故。若夏、秋两季多雨刮南风，冬天必然多见疾病。黏液质和四十岁以上的人易患疟性热，胆液质的人易患胸膜炎和肺炎。若夏天干燥多北风，秋天多雨多南风，到冬天则易患头疼和脑坏死，此外还有声音嘶哑、头内发冷、咳嗽以及某些消耗性疾病。然而，若在大犬座和大角座所主的季节都多北风，天因而干燥无雨，它对黏液质和多湿体质的人都有好处，对妇女也是这样，但对胆液质的人则害处很大。由于过度干燥，胆液质的人常患干眼病、急性迁延性热病，还有的患忧郁症。因为人体最湿润多水的胆囊干枯了，消耗了，留下的是最浓稠、辛辣的部分。血液中的情况也类似。此类病遂常常侵袭他们。但是，这一切对黏液质的人都有好处，这是由于他们的身体在夏秋两季不断干燥，冬天则干透而不再松弛。

11. 对这种模式研究观察之后，医生便能预知一般规律。人们应该特别注意防范四季中最剧烈之天气变化。除非不得已，至少在发生剧变十日内不得使用泻药、烧灼和开刀。以下是四个变化最大因而危险的日子：冬至，夏至，特别是夏至；春分，秋分，特别是秋分。医生还应该警惕星辰升落的日子，特别是大犬座升起时，其次是大角座升起时，还有昴宿降落时。这些时候疾病最易出现分利。这时有人出现病危，有人临终，其余则显示病情转化成另一种形式、另一种性质。

12. 四季变化讲到此处为止。以下我想比较一下亚细亚人和欧罗巴人，看不同民族的体格有什么根本区别。把这些都说清需要很长时间，故我将只就重要的、最大的不同谈我的看法。我认为全部亚细亚人与所有欧罗巴人之间在生活习性、身体素质方面有巨大的差异。亚细亚的各种生物都长得美丽得多，高大得多，一个地区比一个地区开化，居民的性格更温和、文雅。原因是气候温和，因为亚细亚面向东方，位于冬日和夏日太阳升起方向之间，与欧洲相比它远离寒冷方向。当没有什么东西强大到足以支配其他东西，而平等随处可见时，生育和自由便从野性中得到最大的满足。然而，亚细亚也不是到处都一致。位于冷带和热带中间的地区物产富饶、树木茂盛且气候温和。那里水源充足，雨水、泉水都很多。因而那里没有酷热，没有干旱，人们想不到缺水，不用御寒，甚至见不到雨雪过多引起的潮湿。那里的收成总是很好，耕种后丰收，不耕种时土地会自动奉献。人们食用的水果已从野生变为人工栽培，把果树移栽到适宜的土壤中。牛的养育很兴旺，生产最强壮的小牛并把它们喂大成为极好的家畜。人们营养很好，体格健壮。人与人尽管不同，但在体质和身高方面很少差别。可以说这一地区在物产特点和气候温和两方面都酷似春天。勇气、忍耐力、勤奋和热情不可能在这种条件下产生。无论在土著居民中还是移民中都看不到，只有快乐是最主要的。……（英文原文脱漏。——中文译者注）因此，从动物性看，他们是多种多样的。

13. 以上是我对埃及人和利比亚人的看法。至于在夏天太阳升起方向的右侧，在马科提斯湖边（这里是亚细亚和欧罗巴的边界）的居民，他们的情况是这样的。这些民族比我上面提到的民族少一些相似性，因为这一地区的气候和水土特点有所变化。这里的气候影响土地，恰如人类总是受气候影响一样。那里四季气候变化最剧烈最频繁，那里的土地也最原始和不平。在那一带你会看到许多林木茂密的山岭、平原和草原。但是四季交替不明显的地带，土地便非常平坦。如果你注意考察，那里的居民也正如那里的气候和土地。有些人的体格很像树木繁盛、雨水充足的山岭，另一些则轻盈如干旱的土地，还有的像湿软的草地，更有的像光秃秃的平坦焦干的土地。由于季节的差异决定体格构造不同，假如四季区别很大，则人的外形区别也很大。

14. 人种之间的区别很小，我略去不谈。这里要谈的是因习惯和素质影响形成的非常不同的现状。我将从长头人说起。根本没别的种族的人头同长头人一样。最初，习惯在头变长方面起主要作用，但是现在，习惯又因性质而强化。长头人认为他们是最高贵的，他们的习惯是这样的：孩子刚生下来，趁头还软，身子还嫩就用手重塑他的头，用绷带和合适的器具使头变细变长。习惯在开始通过强制造成一种性质，但是，时间一长，这种过程就变得自然而然了，习惯实施时不再强制。人的种子来自人体各个部分，健康的起因在健康部分，疾病的起因在有病部分。既然秃头的父母会生出秃头的孩子，灰眼父母会生出灰眼孩子，斜眼父母会生出斜眼孩子，那么为什么长头父母不能生出长头孩子呢？现在，长头人不太多见了，这是由于长头人同其他人性交在习俗上不怎么受禁止了。

15. 以上是我对长头人的观点。现在我来谈谈法西斯（Phasis）的居民。他们的土地湿软、发烫并且多树木，一年四季都下大雨。居民们住在沼泽里。他们的住房用木头和芦苇造成、建筑在山上。他们很少在城市里和港口上步行，而是靠独木舟划来划去，因为河道很多。他们喝的是热的、停滞的、经阳光腐败、被雨水泛起的水。Phasis 本身就是一条最停滞、最缓慢的河流。这个国家的所有果树都因雨水过多而矮小、软弱、不齐整，因此它们都不成熟。很多雾从水上漂向地面。这些原因使法西斯人的体格与别处的人不同。他们个子很高，身体粗壮多毛，但是看不到关节和血管。他们的面色发黄，似乎患了黄疸病。由于他们呼吸的空气潮湿、混浊而不干净，他们的声音都低沉。他们天性不愿意干体力活。这里风最潮湿，只有一种特别的微风，它为这个国家所特有。这种被称作 Cenchron 的风有时刮得很猛、很热。这里很少刮北风，刮时也很微弱。

16. 以上是亚细亚居民和欧罗巴居民之间在体质和外形上的区别。关于亚细亚人缺乏干劲和勇气，主要归因于亚细亚人与欧罗巴人相较更文雅且不好战，这种推论与季节特点相符合，即在亚细亚不冷、不热，没有剧烈变化，一切都稳定。那里没有精神打击，没有剧烈的肉体变化，这种打击和变化本来能使人性格坚强，引起激情。一成不变的环境没有这种作用。精神和肉体的打击能改变一切，激发火气，防止死板停滞。鉴于这些理由，我想，亚细亚人是虚弱的。他们的风俗习惯也是重要原因。亚细亚的大部分被国王们统治着。那里的人自己不做主、不独立，听命于君主，他们对军事实力不感兴趣，而且不好战。他们经历的风险与欧罗巴人不同，主观上倾向于被迫服役、劳累和死亡，为了对主人有利，必须与妻子、儿女和朋友分开。他们所有的杰出人物的勇敢行为只能为了扩张而增加负担，相反他们得到的是危险和死亡。更有甚者，如此下去他们的土地必然因他们的敌人和自身的懒惰而荒芜。于是，即使天生勇敢、振奋的人，他的脾气也会因其地位而变化。关于这点我可以清楚地证明。所有亚细亚居民，无论是希腊人还是非希腊人，只要他们不受君主统治，而是独立的自由民，就会辛勤地为自己的发展工作。他们会非常好战，是由于他们为自己考虑，冒自己的风险，在自己人当中获得他们英勇的价值，同样也惩罚他们的怯懦。你会发现亚细亚人之间也不一样，有的优秀，有的低劣。其中的道理也正如我上面所说，是由于季节变化而致。

17. 以上是亚细亚人的状况。欧罗巴有个塞齐安（Seythina）种人，住在马科提斯湖周围，他们与其他种族不同。他们的名字叫索洛马太（Sauromatae）。他们的妇女在未嫁时一直学骑马、射箭、投标枪、打猎，并同敌人战斗，在杀死三个敌人之前一直要做处女，在完成她们的传统神圣礼仪前不结婚。一个找到丈夫的妇女不再骑马，只有在大探险中才被迫这样做。她们没有右乳房，因为她们还是婴儿时，母亲就拿烧红的专用铜制器械烧烤右乳房使它脱落。于是右乳房不再生长，而她的全部力量和血肉都集中在右肩和右手。

18. 其他塞齐安斯（Seythians）人的体格则大同小异，对埃及人的评价也适用于他们，只不过埃及人多性热而抑郁，他们则多性凉。“塞齐安斯”的意思原指平坦、水草丰茂但没有树的荒原。那里有一条大河带走了荒原上的水。荒原上还住着被叫作诺曼人的塞齐安斯人，他们没有家园，住在马车里。最小的车有四个轮子，其他的都是六轮。车用毛毡覆盖，样子就像房子，车内有时分成两间，有时分成三间，这样的车可以抵御风雨和雪。车由两套或三套无角的牛拉着。这里的牛因为天冷没有角。行进时妇女坐在车里面，男子则骑马伴行，后面跟着他们的羊群和牛、马。他们在一处停留的期限为直到那里的水草被牲口吃光为止。一旦吃光，他们便迁徙。他们吃煮过的肉，喝马奶。他们有一种甜肉叫“hippace”，是一种马奶酪。

19. 以上是他们的生活方式和习惯。至于他们的体格和季节变化之间的关系，塞齐安斯人与别处的人很不同，但接近埃及人，人与人很相似。他们繁衍很快，喂养着极小的而且很少见的野生动物。因为他们住在Rhipacan山右侧，朝北。北风从山上吹过来，太阳只是到快落山时才照到他们，夏至前后稍暖和但时间不长。温暖地带的风吹不到这里，而北风不停地吹，带来大雨、冰雪和寒冷。雨雪一直积存在山上，那里无人居住。一到白天，平原上一片浓雾，故冬天很长，夏天简直没有，只延续几天。这块平原很高又光秃秃的，周围没有山包围，只有北面是山坡。在这里找不到大个的野生动物，只有地面下的窝里住着些小动物。它们发育迟缓也是由于严酷的气候和在光秃的土地里找不到温暖的窝。时令变化不明显，四季气候接近。因而人们的体格也区别不大。他们冬天和夏天的衣着、饮食无区别，总是呼吸湿气，喝冰雪化成的水，不干累活。这里四季变化不大，人们不需要精神和肉体上的耐受力。由于这些原因，他们的体格粗壮、多肉，关节不突出，体质多湿而疏松，肠道下部十分湿润。在这种气候和这种性质的土地上，人的肠子不可能干燥。由于人们肥胖和肌肤光滑，他们的体格很类似，男人与男人、女人与女人都区别不大。因为四季接近，除非某些疾病或强有力的动因起作用时，不会发生腐败退化而凝聚进入人体的种子。

20. 我将对他们的湿性提出明确的证据。你会发现大多数塞齐安斯人——都是诺曼（Nomad）人都有肩部烧痕，他们的胳膊、腕、胸、臀和腰部都一样。导致这种结果的原因很简单，即由于他们体质上的湿润、柔软。他们由于柔软、松弛，无力拉弓和投掷标枪。但是当他们一再烧灼掉过多的湿气，吸干他们的关节，他们的身体就会变得更坚实，更富于营养，发音也会比较好。他们的身体长得松散，首先是由于他们与埃及人不同，他们不穿紧束的衣服，他们不习惯如此。至于骑马，他们可以骑得很好。其次是由于他们惯于久坐的生活。一个男孩在会骑马之前大部分时间是坐在篷车里，由于迁徙和漫游难得步行。同样，姑娘们更是极胖发呆。塞齐安斯人是红种人，这是冷的缘故，不受阳光的影响。是寒冷把他们的皮肤冻红了。

21. 这种体质的人不会多生育。男人由于体质多湿、腹部肥软发凉而性欲不旺盛，再加上老骑着马也不便性交，这是男人不育的原因。在妇女一方，她们的肉肥而多湿，这样不利于子宫接受男性的“种子”。她们的月经常少而过期，同时子宫因肥胖变得狭小，不利于“种子”进入。每个人都胖而懒，他们的肚子凉而软。这就是塞齐安斯人生育不旺的原因。他们中做奴隶的姑娘便是很好的例证，这些人由于活动多身体较瘦，她们一接触男人就会怀孕。

22. 还有，在塞齐安斯人中，大多数重要人物像妇女一样生活，干女人的活，一切都反过来。这种男人被称作阿那利科斯（Anarics）。这个民族把过失归于天，但把动物视作神圣，尊敬并崇拜它们，也都害怕它们。我也想过这些病是神圣的，或者别的病是神圣的。其实，没有更神圣也没有更世俗的。大家都一样，都是神圣的。病各有自己的自然性质。没有自然原因不会得腐。骑马的习惯引起关节肿胀，因为人们老跨在马背上；还可能出现臀部疼和跛行。他们这样治自己的病：他们先切开两侧耳后的静脉，出血停止后人感到虚弱，于是睡去，醒来后，病有的就好了，有的未好。依我看这种疗法破坏了人的种子。因为耳朵边上是静脉，切断它们有重要影响。我相信，他们切断的就是这些静脉。如此治疗之后，当塞齐安斯男人不能与女人同床时，一开始他们不大注意，不怎么考虑它。然而当两次、三次，甚至更多次行房不成功时，他们就会想到对天犯了罪，他们归咎于房事，并穿上妇女的衣服，认为这样便会得到失去的男人功能。于是他们扮作妇女，干妇女的活。

这一风俗损害了富裕的塞齐安斯人，因为他们常骑马。下层的人则很有力气，他们穷，不骑马，得病少。如果我们设想这种病比别的病更神圣，那么它就该不仅侵袭最高层的富人，而是大家平等，或者穷人得病更多。果真如此，更能证明上帝希望人们尊敬他、崇拜他，并施予人们以恩惠。很显然，富人有财物，给上帝许多贡品，还了很多愿，很体面。这一切，穷人们由于贫困永远不能做到。此外，他们还责备上帝不给他们财富。于是，为了这些罪过，受惩罚的应该是穷人而不是富人。然而如上所述，真情是这些病并不比其他病神圣，一切都是自然的。一种病有一种原因，人在它面前都是平等的。不管在哪儿，只要人们骑马过多、过久，大都会患关节肿胀、臀部及腿疼和痛风，并且性功能减弱。这种病症在塞齐安斯的富人中发生，除我已讲述的原因外，还由于他们总是穿着裤子，在马背上消耗了大部分时光，以至于他们不能控制生殖器。再加上寒冷和劳累，他们忘了性欲，在冲动来临之前失去了男子的阳刚之性。

23. 以上是塞齐安斯人的情况。欧洲人也互相不同。这种不同同时表现在面孔和体型上。这里有热浪滚滚的夏天，酷寒的冬季，有大雨滂沱，也有长期干旱。变化不定的风引起了这变化不定的气候。人与人不同的原因也在这里。因此，应认识到生长发育的变化的原因也凝结在人的种子里。人与人不同，同一人的种子冬天与夏天不同，雨天与旱天不同。我想，欧罗巴人之间体格差异较大，亚细亚人较小，其原因就在这里。各城市居民之间个头儿变化很大，也是由于这一点。当四季气候变化频繁时，凝聚的种子内所发生的腐化作用要比四季如一时更大。同样的理由也可用来解释性格特点。多变气候条件会导致性格野蛮、不合群以及精神振奋。天气对精神的频繁打击激发了野性，破坏了驯服和文雅的素质。根据这个道理，我想欧罗巴人比亚细亚人更勇敢。平静和统一产生懒散、呆滞。相反，波折多变则使肉体及精神坚强。呆滞和懒散是懦弱的土壤，坚韧和振奋是勇敢的源泉。因此，欧罗巴人比较好战也是由于他们的制度——他们不像亚细亚人那样受国王的统治。正如我说过的，哪里有国王哪里就有懦弱。因为人的精神被奴役，不愿意去冒险，人们只关心加强一个人的权势。然而，自由民冒险是为了自身的利益，不是为了别人的利益，因而乐意而且渴望冒险，以便实现自己的价值，品尝胜利的滋味。这种制度对勇敢气概的形成贡献极大。

24. 以上是对欧罗巴人和亚细亚人性格特点的概述。欧洲人各部落之间在体型、面孔和勇气方面也互不相同。这种区别也是基于上面我提到的同一原因，现在我将谈得更清楚些。山地的居民，粗壮、高大、水灵，这是由于山地气候变化大，四季形成鲜明对照，这对形成体型高大、性格坚韧勇敢作用很大，但不会导致野蛮、残暴。居住在凹地的居民，个子不高，也不壮，但多数宽肩膀、多肉、黑头发、黑皮肤，易呈黏液质，而非胆液质。这是由于凹地多草场，空气沉闷，热风多，冷风少，饮水多热。勇敢与耐力类似，这不是人们天生性格特点的一部分，人为的法律责任可以培养这种性格。凹地上应该有些河流，把死水和雨水带走，这些河水是卫生、清亮的。若凹地上没有河流，人们饮用那些苦涩，停滞、沼泽里的水，他们必然出现肚子大、脾肿大。住在高原平坦多风多水地带的人身材高大，彼此相似，但性格多懦弱、羞涩、驯服如女子。若土地贫瘠、干旱、荒凉，其气候又变化剧烈，四季分明，则居民体格坚实、挺拔，头发深黑，性格顽强，自立。因此，什么地方气候多变、四季分明，那儿的人必然在体魄、性格、素质方面变异最大。

造成人们不同素质的最重要的因素有这样几个。除去人们求食的土地，就是水比较重要。一般说来，人们会看到居民的体格和性格与土地特点相类似的倾向。肥沃、柔软、灌溉良好的土地，其地下水接近地表，这种水应该夏天热、冬天凉。而且如果其方位特别适宜于某一季节，那么这里的居民多胖、不喜说话、多湿、懒惰，性格一般懦弱。人们可能发现他们懒散、多睡，但目前的医学艺术认为他们友好、机智，既不狡猾也不尖刻。缺水，粗糙的不毛之地，冬天受暴风雪袭击，夏天受烈日曝晒，其居民体格多瘦而结实，身板挺拔，头发浓密，善于辞令，多精神饱满、机智、狡猾而喜自立，粗犷而不驯取。在艺术方面较一般人敏锐、聪明，在战争中较一般人勇敢。看来人的体格、气质与养育他的土地有类似之处。以上是最典型的、对比鲜明的性格和体质。记住这些观察结果并作为判断标准，当你下其他结论时便不会犯错误。

流行病论一

第一种流行方式

1. 昴宿初昏见于地平线时，Thasos岛正值秋天。这里多南风阴雨。其冬天南风强、北风弱，干旱若春天。春天多南风而凉爽，有小阵雨。夏日多阴天无雨，地中海季风极少，且微弱而无规律。

此种气候，总体多南风而干旱，唯早春可反常而多北风。此时多见发热，但病情很缓和，少数病例可见出血而无死亡。两侧或一侧腮部肿胀的病人很多，其中大多数患者不见发热，不必限制卧床。有些患者伴低热，一般在肿胀消退后不遗留损伤，不像其他原因引起的肿胀会化脓。这些病人的症状特点是：耳部弥漫性松软肿胀，既无炎症，亦无疼痛，肿胀多顺利消退，而不出现分利。患者多为青少年（男子多处于青春发动期），他们通常在格斗学校和大学预科。女子少见此病。患者多伴有干咳和声音嘶哑。病后不久（有颇需时日者），可出现一侧或两侧睾丸疼痛发炎，有时伴有发热。患者常常很痛苦，亦有无痛苦而不就医者。

2. 自初夏始，整个夏天以及冬天，许多人因痨病长期卧床。有些以前可疑痨病者这时显出典型症状。有些人是首次出现症状，这些人的素质倾向于患痨病。实际上这些人大部分死去了，我没见过这些卧床的患者有一个活下来，哪怕活得不长。死亡降临较通常患痨病者为快。此时还有其他一些疾病，尽管病程长，并且伴有发热，却容易治疗，不会致命。由于痨病是诸病中最剧烈的一种，因它而死亡者占大多数。

大多数病例的症状是这样的：发热伴有寒战，热度持续不衰，起病急，没有完全间歇期。一日缓解，次日则恶化，病情愈急。持续出汗但不彻身。四肢厥冷，难以复温。大便次数多而量少，带有胆汁样物，溏薄而有刺激性，致使患者不时下床。尿或稀薄或浓稠，颜色均不佳，量少且不调和，沉淀物量少而粗糙，预后不良。患者常咳出少量混合状痰液，咳出费力。上述表现进一步加剧，咳出物即不再均匀，而是不断咳出浓浊的痰块。大多数患者开始即有咽喉红肿、鼻流清涕而刺疼，患者迅速消耗衰竭，全无食欲，但一般不渴，死前多有谵妄。此即痨病的症状。

3. 然而，一旦夏天来到直至秋末，会出现许多迁延日久但不剧烈的热病，这种病侵袭那些长期病弱但没有什么特殊病的人。由于大多数患者的大便相当通畅，故看不到明显的受损。尿在多数病例颜色好而清亮，只是稀薄些，但接近分利时，尿即变得调和。咳嗽轻且无痛苦。无食欲减退，进食尚好。一般说来，病人无呕吐，这与痨病不同。而且此病不像痨病那样发热伴寒战，而是只有小汗，发病多样而不那样突然。最早的分利出现在约第二十日，大多数病例约在第四十日分利，有不少在第八十日分利。有些病例不以分利痊愈，而是通过其他不规则形式痊愈。大多数情况下，这些患者的发热经过一段间歇而复发，再经过同样一段间歇便出现分利。该病有很多呈迁延性，甚至可迁延整个冬天。

综上所述，在这第一种流行方式中，只有痨病出现高死亡率。因此所有其他病人预后良好。其他热病不导致死亡。

第二种流行方式

4. Thasos 岛之初秋，有非时之暴风雨。昴宿归位，其所主季节乃至，暴风雨方止。其冬日，多北风及暴雨大雪，天气严寒，虽有短期间断，并非格外不合时宜。冬至一过，西风劲吹，天气益冷，北风时起，雪雨交加，多阴天雷暴。春分之前，寒湿流行。其春日寒冷阴湿，多北风。其夏日无酷暑，西风时吹。大角座现，复多北风秋雨。

5. 逢此年份，多湿冷。冬季公众健康少病。早春多疾病。开始多见眼炎，其特点为流泪、疼痛、有稠厚的分泌物。手足小溃疡一旦流行，也使许多人痛苦，绝大部分会复发，直至秋季将临方愈。春秋季节，多觅痢疾，里急后重，滑泻，泻泄胆汁，量大溏薄，并有刺疼，有时亦呈水泻。许多病例小便疼痛，尿如胆液，充满细颗粒，此即脓液，引起尿频尿急。此非肾病，只是各种症状按不同顺序出现。呕吐痰液、胆液及未消化之食物。出汗，所有病例遍体潮湿。这些病常不伴发热，痛苦亦不至卧床，但另有不少伴有发热者，另行叙述。表现为上述所有症状的病例，有疼痛者系痨病。秋日来临，直至冬季，出现各种迁延性热病——不少病例病情极重——白日热，夜间热，半间日或全间日热，三日热，规则热。上述各种热病，造成众多死亡。

6. 疟性热是侵袭人数最少的病，此病较其他病痛苦小。没有鼻衄（个别病例有少量鼻内排出物），没有谵妄。其他症状均轻。分利很规则，一般发生于第十七日。计算日数要包括间歇日。我未见过疟性热此时使人丧命，也没见过出现谵妄者。间日热较疟性热更多见，也更痛苦。但此类病自发病始均有四期，均在七日内完全分利而不复发。三日热患者大多数一开始即呈三日热型，也有不少是从其他热病化脓或非热病演变而成的。这些病迁延的时间通常与三日热相当或更长。思每日热、夜间热或不规则热的人很多，有的需卧床，有的能走动，但病程都较长。大多数患者发热持续整个昴宿所主季节（秋季），甚至迁延至冬天。不少病人，尤其是儿童，开始即有热象和痉挛，有时痉挛与发热同时发生。这些病最容易迁延，但若非因其他有死症的病种演变而成，一般没有生命危险。

7. 然而有些病例发热持续不退，从不间歇，即或有不完全间歇，过后会更重。一旦稍缓解，次日必恶化。这是该季节病情最重、痛苦最大、迁延时间最长的病。起病时很温和，而后总是加重，病情不断恶化。病情稍缓解，继之则是急剧恶化。恶化常发生在应该分利的日期。病人随时都可有寒战，无任何规律。不全间日热中很少发生寒战，一旦发生则异常剧烈，大汗淋漓（不全间日热少见大汗）不能使病情缓解，反而会损害患者。这些患者出现四肢冷，且常常难以变暖。常有不眠，特别常见于不全间日热，随不眠而来的是昏迷。全部患者都有大便紊乱，唯不全间日热者更严重。大多数病例的尿可分为三种表现：（a）稀薄、淋漓、无色。这种尿不久会变得调和而预示出现分利；（b）足够浓稠，但混浊，不能形成沉淀；（c）有少量粗糙的不佳沉淀，这是最坏的一种情况。病中会出现咳嗽，但我说不准这种情况对病情有利还是有害。

8. 上述症状，绝大多数会持续迁延下去，它们乱成一团，毫无规律，毫无关键特征，在濒死病人和一般病人中都可出现。甚或病人正庆幸病情稍有减轻，旋即加剧。有些人出现分利，最早可在第八十日发生。这些人中还有的疾病复发，故其中多数人一直病到冬天。痊愈之前，大多不发生分利。患者或愈或死，上述症状均可出现。此病明显的特征是常无分利，且症状多变。大多数病例出现的最严重的症状是丧失食欲和症状多变，尤常见于一般状况表明生命垂危时。然而，此病患者常无反常的口渴。经受许多痛苦和致命的消耗，在长期间歇之后，伴随出现的脓肿既不重得不能忍受，也不至轻得使患者受益。这时最初的症状和严重损害又迅速出现。

9. 这些病人常见的症状还有下痢、里急后重、滑泻以及泻泄。有些人还有水肿。这些症状一旦加剧便能致命，即或不重，也不容乐观。轻度的发疹不见于全部病程，多迅即消失。耳部的轻微肿胀亦无何意义。有的病例肿胀出现于关节——尤其是髋关节附近，这有时是分利的征象，患者迅速复原。

10. 人们可死于上述各种疾病，但导致死亡最多的是不完全间日热。刚断奶的幼儿、八至十岁的儿童以及接近青春期的少年病死最多。这些死者在未出现上述第一种症状时，从不出现后来的症状。但常可有第一种症状而无后者。遭此病袭击后唯一的佳兆是，随着尿频尿急发生化脓，这样会挽救许多极危重的病人。尿频尿急常见于上述年龄的病人，其他年龄的人中无论有病卧床，还是没有病，均不多见。化脓快而多是圆满的转机。腹泻即使极重也能迅速恢复，食欲转佳，热势消退。但是尿频尿急即便在这些病例中也是持久而痛苦的。他们的尿量多、浓稠、不均匀，发红，混有脓液，排出时疼痛。然而他们都得以生存，我未见过一例死亡。

11. 对每一个危重病例，你都应该仔细观察全身各部排出物中经过良好的体内煮沸过程的体液，或者说真正重要的脓液。体内煮沸意味着已接近分利，且有把握恢复健康。反之，不成熟、未煮沸的排泄物（在体内）会变成褐水，将推迟分利，产生疼痛，延长病程，导致死亡，或使过去的症状复发。但是，也应该考虑到其他征象，以便确定最容易出现那种结果。弄清过去，诊断现在，预告未来，医生应该这样做。至于对疾病本身，医生的习惯做法是帮助患者或至少无害于患者。这种艺术有三个因素——疾病、病人、医生。医生是这种艺术的仆人。病人在同疾病斗争中必须与医生合作。

12. 发热或不发热时，均可出现头颈部的疼痛或伴有疼痛的沉重感。患脑炎时常有惊厥，而且会喷射样呕出铜绿色物，有些人死亡很快。但是，在疟性热和其他热病中，患者有的颈疼，太阳穴沉重、视物不清、季肋部胀疼、鼻衄，有的全头沉重、心里难受、恶心，但常先呕出胆液和痰液。儿童病例则大多痊挛。妇女则同时有上述症状及生殖器官疼痛。老人或那些缺乏先天热的人则常瘫痪或躁狂，或失明。

第三种流行方式

13. 在大角座季节及稍前，Thasos 岛上多北风、暴雨。秋分前后至昴宿归位有南风、小雨。冬日多北风，干燥寒冷，狂风大作，有时下雪。春分前后，多大雷雨。春日多北风，干燥少雨，其时寒冷。夏至前后有小阵雨，其时特凉，直至大犬座接近。自大犬座出至大角座现，是炎热的夏季。酷暑不止，炎热无雨，西风时起。大角座现，南风时雨，直至秋分。

14. 此种年份，冬季多见麻痹流行，每有暴死。此外，公众健康状况良好。早春来临，多见疟性热，其病可迁延至春分甚或夏季。春季或初夏发病者多迅速痊愈，亦有死亡。一旦秋雨来临，病情即危险而多死亡。

至于疟性热的特点，最值一提的是，存活者多有适时且量多的鼻衄，我未见过因此种鼻衄而丧命的病人。说到菲力斯库斯、埃帕米农和塞勒努斯的死，那是他们只在第四和第五天有小量鼻衄。大多数患者特别是那些没有鼻衄的人，分利前有寒战。出汗和寒战意义相同。

15. 有些患者在第六日出现黄疸，这对患者有利，黄疸既可从膀胱清除，也可因大便紊乱，或者因大量出血而消退，使病情缓解。比如，赫拉科里德的病就是这样，他病倒在亚里士多德的家里。这位病人在第二十天发生分利，不仅有鼻衄，还有腹泻以及大量小便。相反，代那格拉斯的仆人没有上述症状，便死去。不过最多见的是出现鼻衄，特别是在青少年中，不出现鼻衄者，大多数死亡。同时出现黄疸和腹泻的老年人，如伯恩，他病在西里努斯地方的家中。痢疾也常见于夏季。有些患者也先有出血，后来发展为痢疾。比如，伊拉托的奴隶和米路斯就是在出血后转为痢疾。他们都痊愈了。

再者，血液的量是很大的，因为即使在分利前没有出血，只有过耳部肿胀的人——肿胀消退后，左侧胁部至髋骨上缘遗留有沉重感，在分利后会出现疼痛，并排出稀薄的尿，而后在第二十四天左右开始化脓出血。住在科里托的布鲁斯的儿子安提佛，完全分利而病愈即发生在约第四十日。

16. 也有不少妇女患病，但不如男子多，而且死亡的更少。妇女患病大多在难产或顺产后，这些人特别容易死亡。泰利布鲁斯的女儿就是产后第六天死亡的。月经可见于多数热病过程中，许多少女患病时发生月经初潮。有些人无月经而有鼻衄。有些人月经和鼻衄同时出现，如戴散席斯的小女发热时就既有月经，又有大量鼻出血。如果这些症状出现适宜，我未见有妇女死亡者。但据我所知，若妇女适值怀孕时患病，便可发生流产。

17. 小便通常颜色很好，只是稀薄且有少量沉淀，大便则多溏，有胆液样排出物。不少别的疾病在一次分利后即转为痢疾，如科森诺范斯和科里舍斯的病即如此。我将提到这样的一些病例，甚至在一次顺利的分利，尿里有良性沉淀之后，患者仍排出大量的水样、淡薄、清亮的尿。伯恩在西里努斯地方的家中得病，科莱提斯寄宿在埃科塞诺范斯得病，阿里托的奴隶，以及姆尼西斯特拉图斯的妻子就是这样。他们的病后来都转变成痢疾。

大角座季节，患者多在第十一日分利而且不易复发。这个季节还有昏迷性热病，常见于儿童。这时，各种病的死亡率都是最低的。

18. 秋分前后至昴宿复位，主要是冬季，虽然疟性热常可迁延至此时，但此时常见脑炎，这种病人大都丧命。夏季也偶尔出现此种病例。疟性热患者有时会有致命症状出现，则此种病例发病时便有特征。比如一开始就有急性热、寒战、不眠、口干、恶心、头颈微汗，不过一般绝没有严重谵妄、恐惧、抑郁，但四肢厥冷，肢端尤重。病情恶化常发生于偶数日，不过大多数病例的痛苦在第四日最重，有全身冷汗，同时四肢厥冷、青紫不退。这些病人口反而不渴。其尿量少，色深、稀薄，伴有便秘。上述症状出现时每见鼻衄，然而量少。此类病例无复发者，不过他们多在第六日大汗后死亡。脑炎患者有上述全部症状，只是其分利一般发生在第十一日。有些脑炎患者第十二日发生分利，即是说发病第一天未发生脑炎，脑炎发生在第三天或第四天。但是即便病初精神尚可，第七日左右还是会出现危急情况。

19. 得病的人数很多。但死者主要是年轻人，他们生机正旺。其中多见皮肤白皙者，头发无卷曲者，黑发者，黑眼睛者，生活懒散、不重摄生者，声尖细者，声嘶哑者，口齿不清者，易激动者。皮肤白皙的女人亦死亡很多。这种年份中，下述四种症状特别预示着康复：适当的鼻内出血；膀胱排尿量大，其中有许多良性沉淀；适时的腹泻，排出胆汁样便；有特点的下痢。分利时一般不因上述单一症状出汗，一般多有上述四种症状，患者十分痛苦，但他们均将痊愈。妇人和少女除以上四种症状外，只要恰好出现月经或月经量太，均可随之发生分利而痊愈，我实际上未见过症状如上而死亡的女人。菲洛的女儿死亡了，只因为鼻衄过于剧烈，第七日进餐也不合时宜。

在急性热病特别是疟性热中，当不自主的哭泣发生时，假如患者没有其他致命症状，应有鼻衄。如果此种人病情不顺，这种哭泣不预示鼻衄，而预示死亡。

20. 当发热在一次分利后停止时，耳部的疼痛性肿胀有时既不消退也不化脓。这些病例因胆液样腹泻，或下痢，或浓尿中的沉淀而得救。科拉佐米奈的赫米普斯的病程正是如此。我还形成了我关于分利时有关环境的看法，它们类似又有差别。比如，有两兄弟同时患病于埃及杰尼斯的平房附近。哥哥在第六日分利，弟弟在第七日。五日后两人同时复发，复发后又同时于第十七日完全分利痊愈。不过大多数患者在第六日有一次分利，而后间歇六日，在复发后的第五日再次分利。在第七日发生分利后，会有七日的间歇期，在复发后的第三日再次分利。其他在第七日分利者，会有三天的间歇，而后在复发后的第七日分利。有些在第六日分利者，有六日的间歇，并在三日后复发，又间歇一日，复发一日，随之出现分利。比如，戴撒西斯的儿子伊乌阿贡便如此。另一些人分利在第六日，间歇七日，复发后则在第四日分利。阿格莱达斯的女儿即如此。在这种年份，大多数患者的病情表现为这种形式，而且据我所知痊愈者均未按正常日期复发，而是按上述规律复发。进而言之，我未见过病程如上而再次复发者。

21. 这些病死亡多发生在第六日，比如埃伯米农达斯、塞利努斯和安坦格拉斯的儿子菲力斯库斯。耳部肿胀的患者有些在第二十日发生一次分利，但是所有肿胀消退而不化脓的是由于病变转移到了膀胱。有两个化脓的病例，都死了。他们是科拉提斯托那科斯（住在海拉科尔庙附近）和漂洗工塞姆努斯的侍女。第七日发生分利后，间歇九日复发，复发后第四日第二次分利。此种例子见于潘太列斯，他住在狭奥尼苏斯神庙附近。第七日发生分利后，间歇六日即复发，第二次分利在复发后的第七日。比如代诺科里图斯一例即是，他病在漂洗工格纳宗家里。

22. 冬至前后直至春分，疟性热和脑炎仍导致许多人死亡，但这两种病的分利特点转化了。多数病例在起病后第五日有一次分利，间歇四日复发，而后第五日即在总第十三天分利。儿童的分利大都这样，成人也同样。有的在第十一日分利，第十四日复发，完全分利出现在第二十日。但是，若第二十日左右出现寒战，则完全分利发生在第四十日。多数人第一次分利将发生时有寒战。这样的人，在复发和分利时还会出现寒战。春天发生寒战者最少，夏季渐多，秋季较多，冬季最多。冬至前后至春分，出血较少见。

23. 以下讲与疾病有关的环境条件，从中我形成了自己的见解。要研究世界的普遍性质以及患者个体的特殊性质，要研究疾病、病人、摄生处方和开处方的人，因为这样才能得出较为利于患者的诊断。要研究总的和各地区的气候特点，研究病人的生活方式和习惯、职业和年龄，通过言谈、举止、沉默、思想、睡眠、做梦特点和时间、胆量、瘙痕、涂画、哭泣，通过病情恶化、大便、小便、吐痰、呕吐，通过履历以及由此造成的每个成员的疾病的连续性，通过受伤组织的脓肿、分利、出汗、寒战、畏寒、咳嗽、喷嚏、打呃、呼吸、腹胀、安静或喧闹、出血及痔疮。通过这些方面，我们必然会想到会出现什么结果。

24. 有些发热是持续性的。有些在白天发作一次，夜间则间歇；有的夜间发作，白天间歇。热病中有不全间歇热、间日热、三日热、五日热、七日热、九日热。最危急难治的是持续热。最缓和易治但病程最长的是三日热，它不仅本身如此，而且还能使其他的重病终结。不完全间日热较其他任何热病更易使人丧生。还有其他急性病出现，痨病最为常见，其余是病程长的疾病。夜间热病程长，但不致命。每日热病程更长，而且对某些人有消耗性倾向。七日热迁延但不致命。九日热迁延更久也不致命。真正的间日热迅速分利，同样不致命。而五日热最酷烈，一旦它在痨病之前或其间发作，患者总是死亡。

25. 每一种热病都有它的表现形式和特点，都会恶化。比如，某些持续热病例一开始热度很高，处于极坏状况，发展至最严重的阶段，但是在分利时及其前后热度却降低了。另一些病例发病缓和，热度处于被遏止状态，但是逐日升高、恶化，接近分利时便剧烈发作。有时起病温和但热度渐升高，病情恶化，不久达到高峰，然后热度又趋于下降，直至分利或接近分利时。这些特点可见于任何热病或其他疾病。了解患者的生活方式并且在开处方时予以考虑是必要的。还有不少别的重要症状与此类似，有些我已描述过，其余将于稍后叙述。以下情况需随时权衡：考虑并确定哪一位患者患了急性的致命的病，他是否能恢复，哪一位患的是慢性致命疾病，他怎样才能恢复，应该为谁开处方，处方开些什么；给予的药量以及给药时间。

26. 病情恶化出现于偶数日时，分利亦出现于偶数日。恶化在单数日，分利亦在单数日。病的前一阶段，在偶数日分利的，常在第四日，随之是第六、八、十、十四、二十、二十四、三十、四十、六十、八十、一百、一百二十日。在奇数日分利的，初期是第三日，随之是第七、九、十一、十七、二十一、二十七、三十一日。进一步说，人们必须知道，若分利发生于上述日期之外，则将复发，或者是致命的信号。故人们必须专心了解什么时候分利最终会恢复，哪些日子分利会死亡，哪些日子分利较好，哪些日子分利不佳。还必须考虑到三日热、五日热、七日热和九日热，这些规则性热病在什么阶段发生分利。

附：十四个病例

病例 1

菲力斯库斯住城墙附近，他因急性发热出汗，第一天便卧床，夜间不适。

第二天：一般情形加重，小量灌肠后，夜间平稳。

第三天：清晨至中午热消退，近黄昏时急性发热伴出汗。口渴，舌干，尿黑。昨夜不适，未眠，神志极不正常。

第五日：中午时分，轻度鼻衄，尿中悬浮有分散的圆形颗粒。使用肛门栓剂后，曾出虚恭并排出少量粪便。夜间痛苦，睡眠不安，时有谵语，四肢厥冷不好转，尿色深，一夜烦躁，断续睡至黎明，淡漠无语，出冷汗，肢端青紫。

第六日：约中午患者病死。死前呼吸道通畅，但患者用力喘气，呼吸慢而深。脾肿大隆起，冷汗不止，病情恶化甚于它日。

病例 2

塞列努斯住在欧奥塞达附近的布罗德路。于过劳、饮酒之后，因不适时的运动患了热病。开始有腰疼、头重、颈强。第一天，排出胆液样大便，起泡沫，颜色甚深。尿色深，带有黑色沉淀物。口渴，舌燥，夜间未眠。

第二日：急性发热，大便尤呈胆液样，稀薄、有泡沫。尿色深。夜间不适，轻度神志异常。

第三日：一般情况恶化。肋下有椭圆形肿胀。肿胀下部柔软，由两侧扩展至脐。大便稀而黑，尿混、发黑，夜间未眠，神志错乱，时而笑，时而唱，丧失自我约束力。

第四日：症状同前。

第五日：便溏、有胆液、滑润、多油脂，尿清长，间有清醒。

第六日：头部小汗，肢端厥逆青紫，辗转反侧，烦躁不安，无大便，尿闭，急性发热。

第七日：无语，肢厥不还，无尿。

第八日：全身冷汗，伴有圆形红斑，小如刺，红斑持续不退。小量灌肠刺激后排出大量成形但较稀的粪便，伴有疼痛，尿疼并有刺激感，肢端略温，间歇睡眠，昏迷，无语，尿淋沥而清。

第九日：症状同前。

第十日：未饮水。昏迷，睡眠不规则，大便同前。尿浓量大，静置后有白色沉淀。四肢再度厥冷。

第十一日：死亡。

病初患者呼吸即深而慢，肋下持续颤动。患者年龄约二十岁。

病例 3

海洛风，先有急性发热。开始大便时里急后重，后便稀如胆液，次数明显增多。不眠，尿色深而清。

第五日：晨间耳聋，一般情况恶化，脾肿大，肋下有张力，大便黑而少，谵语。

第六日：谵语，夜间畏寒，出汗，持续谵妄。

第七日：全身发凉，口干，昏迷，夜间清醒，能入睡。

第八日：发热，脾肿大缓解，相当清醒。疼痛先出现在脾脏一侧腹股沟，后扩展至两腿。夜间舒适。尿色佳，有少量沉淀。

第九日：出汗，分利，间歇。病人在分利后第五天复发，脾脏立即肿大，发热急，再现耳聋。复发后的第三天脾肿大缓解，耳聋消失，只有腿疼，当夜有汗。第二次分利约在第七日。复发后无谵语。

病例 4

Thasos 岛上的菲力努斯的妻子生了一个女儿。产后十四天，恶露正常，母亲情况良好，不幸这时患了热病，并出现寒战。开始她的胃和右肋下难受。疼痛发生在生殖器官。恶露消失。用坐药后，生殖器疼痛缓解，但头疼、颈痛、腰疼持续不解。失眠，端冷肢厥，口干，肛门烧灼感，大便少。起初尿清长无色。

第六日：夜间谵语重，随之清醒。

第七日：口干，大便少，如胆液，色深。

第八日：寒战，急性热，频发疼痛性痉挛，谵妄加重。使用坐药后大便保持通畅，大量的粪便与胆液一起排出。不眠。

第九日：惊厥。

第十日：间断清醒。

第十一日：入睡，记忆力完全恢复，随之再现谵妄。大量排尿伴有惊厥（痉挛）——她的侍者很少叫醒她——尿色白而稠，如同尿中先有沉淀而后又泛起。尿的这种情况持续很久，但不形成沉淀，颜色和稠度如同牛奶。这是我亲眼观察到的尿的特点。

大约第十四天，患者全身抽搐，严重的谵妄和清醒交替出现，大约第十七日她不再说话。

第二十日：死亡。

病例5

埃及科拉泰斯的妻子，在临产前患病。一开始即有寒战，她一直畏寒，不觉热。这种症状在发病后数日内一直出现。第三天，生下一女婴，生产过程无异常。产后次日急性发热，疼痛出现在胃部和生殖器官。阴道栓剂缓解了上述疼痛，但仍有头疼、颈疼和腰疼。失眠。排便少，有胆液且便溏。尿清并呈深色。第六天夜间出现谵妄，从这天开始发热。

第七天：诸症加剧，失眠，谵妄，口干。大便色甚浓，呈胆液样。

第八天：寒战，嗜睡。

第九天：症状同前。

第十日：双腿严重疼痛，再次腹疼，头重，无谵妄，嗜睡，便秘。

第十一日：尿色转佳，其中仍有稠厚的沉淀，小便较利。

第十四日：寒战，急性发热。

第十五日：频繁呕吐黄色胆液，无热而出汗，夜间急性发热。尿稠，有白色沉淀。

第十六日：病情恶化，终夜不适，不眠，谵妄。

第十八日：口干，舌燥，不眠，谵语重，双腿疼。

约第二十日：清晨有轻度寒战，昏迷，深睡，偶尔呕吐黑胆液，夜间耳聋。

约第二十一日：左半身沉重伴有疼痛、无发热。嗓子疼。尿浓、混浊、发红，静置后无沉淀。右半身症状较轻。无发热。病初患者即有嗓子疼、发红，悬雍垂贴后壁，此处一直有刺疼、辛辣、盐渍感。

约第二十七日：无发热，尿中有沉淀，左半身略疼。

约第三十一日：发热。大便不适，呈胆液样。

第四十日：呕吐少量胆液。

第八十日：热解，完全分利。病例6 科利那科提德，卧病于拉克尔庙，呈不规则热。他开始先有类似疲劳所致的那种头疼、左半身疼及其他部位疼。发热加剧后，变化而不规则。汗时有时无。全身状况恶化明显地在分利日出现。

约第二十四日：双手疼，频繁呕吐黄色胆液，稍后呕吐物呈铜绿色。一般情况缓解。

约第三十日：双侧鼻衄，轻、不规则，持续至分利。其间患者不渴，能食能睡。尿稀薄。

约第四十日：尿色红，带有大量红色沉淀。患者舒适，此后疼变化不定，沉淀时有时无。

第六十日：尿中有大量白而细密的沉淀。一般情况改善，间歇发热，尿色再转佳且稀薄。

第七十日：发热，但已间歇十天。

第八十日：寒战，急性发热，汗多，尿中有红色沉淀。完全分利。

病例 7

麦顿，患发热及腰部重疼。

第二日：大量饮水后，大便通畅。

第三日：头沉。大便稀，颇红，且有胆液样物。

第四日：一般情况加剧，右侧轻度鼻衄，一夜不适，大便同第三日。尿色更深，其中有黑色云雾状散在的悬浮物，不沉淀。

第八日：左侧鼻衄严重，出汗，分利。分利后不眠，谵语，尿清而色深。患者未复发，分利后鼻衄数次。

病例 8

依拉奇努斯，住布特的下水道附近。晚饭后开始发热，彻夜不适。

第一日：安静，仅夜间主诉疼痛。

第二日：病情加剧，夜间谵语。

第三日：尿痛，严重谵妄。

第四日：十分痛苦，夜间不眠、多梦、呓语。后来症状特点表明病情益重，出现恐惧和不适。

第五日：清晨安静，完全清醒，但午前很早就出现严重谵妄未再清醒。四肢厥逆，严重发紫。尿闭。约日落时死亡。

该患者发热时始终有汗，肋下肿胀且疼痛。尿色深，带有圆形颗粒状悬浮物，不沉淀。大便不稀。口干始终不太重。死前，随着出汗惊厥多次。

病例 9

科里托，居 Thasos 岛，散步时大足趾剧疼，患病。随即卧床，畏寒、恶心。后畏寒稍好，夜间谵语。

第二日：全足肿胀，踝部深红，不断扩展，出现黑色水泡。急性发热，严重谵妄。便溏，有胆液样物，且很频繁。当天他死予 Commtucement。

病例 10

科拉佐门奈一男子，病倒在 Phrynichides 的水井附近，患热病。开始有头疼、颈疼及腰疼，随之出现耳聋，失眠，急性发热。肋下肿胀不太重，有张力。舌燥。

第四日：夜间谵妄。

第五日：疼痛。

第六日：诸症加剧。

约第十一日：病情略见缓解。第十四日前，大便一直多而稀，有水样胆液，患者尚能支持。后来，出现便秘。尿一直稀薄，但颜色佳。约第十六日，尿稍浓并有少量沉淀。病人略好转，神志更清醒。

第十七日：尿再次稀薄，双耳肿疼，不眠，谵语，双腿疼。

第二十日：分利后患者热退，无汗，神志颇佳。约第二十七日右臀剧痛，后迅速缓解。两耳肿胀迁延不消且持续疼痛。约第三十一日，腹泻，大量的水样便，症如痢疾。

第四十日：右眼疼，视力严重受损，患者康复。

病例 11

德洛米德的妻子，顺利产下一女婴。产后次日发生寒战，急性发热。

第一天她即感到肋下疼痛、恶心、发冷，不能休息，次日即失眠，呼吸慢而深大，吸气时每每中断。

第二日（寒战后）：大便正常。尿浓、色白、混浊，若有沉淀，静置时久可以搅匀，不再沉淀。夜间不能眠。

第三日：中午时分发生寒战，急性发热。尿如前，肋下疼，恶心，夜间失眠不适。全身冷汗，但迅速变暖。

第四日：肋下疼痛略缓解，头疼沉重，微昏迷。轻鼻衄，干燥，口渴。尿少，稀薄如油。睡眠不宁。

第五日：口渴，恶心，尿同前。无大便。约中午谵妄严重，随之迅速呈现断续清醒，昏迷加重。轻度发冷，夜间入睡，有谵妄。

第六日：早晨寒战，迅速变暖，全身出汗，四肢厥逆，谵妄，呼吸慢而深，痉挛开始于头面部，不久死亡。

病例 12

一男子，在热天饮酒过量之后喧闹不休。夜间将食物全部呕出，并急性发热。右肋下疼痛、发炎，肋下部内侧柔软。夜间不适。一开始尿浓且发红，静置后无沉淀。舌燥，口渴不剧。

第四日：急性发热，全身疼痛。

第五日：排出大量油样尿，急性发热。

第六日：午后谵妄剧烈，夜间未眠。

第七日：病情加剧，尿同前，狂言不能自制。刺激肛门后排出混浊水样便，带有蛔虫。夜间不适。汗热，患者似将退热，小睡后有发冷，吐痰。夜间谵妄加剧，呕出少量黑色物之后不久开始呕吐胆液。

第九日：发冷，多谵语，未眠。

第十日：双腿疼，病情加剧，谵语。

第十一日：死亡。

病例 13

海边一妇女，发病三月前曾生产，起病发热，随之感到腰疼。

第三日：头颈疼，右锁骨部位疼。（中风后）迅速失去说话能力。右臂麻痹，伴有痉挛。完全谵妄。夜间不适。大便少而薄，有胆液样物。

第四日：恢复说话能力，但不清楚，痉挛，原疼痛部位仍疼痛。季肋部有疼痛性肿胀。未眠，完全谵妄。大便异常。小便稀薄，色不佳。

第五日：急性发热，季肋部疼痛，完全谵妄，胆液性大便。夜间出汗，无热象。

第六日：清醒，病情缓解，但左锁骨部仍疼。口渴，尿稀薄，未眠。

第七日：震颤，有些昏迷，轻度谵妄，锁骨部疼痛，左上臂仍疼。其他症状缓解，相当清醒。以后三日均有间歇热。

第十一日：复发，寒战，发热。约第十四日患者频繁呕出胆液样黄色物，出汗。分利后热退。

病例 14

麦利底亚，因剧烈头疼、颈疼、胸疼病例在海拉庙附近。随之发生急性热病，并有少量月经。上述疼痛持续。

第六日：昏迷、恶心、寒战、面颊潮红。轻度谵妄。

第九日：出汗，间歇发热，疼痛持续，复发寒热，间断入睡，尿始终稀薄但色佳。大便稀，胆液样，有刺激性，量少，色黑，味恶。尿中沉渣白而细。出汗。

第十一日：完全分利。

流行病论三

病例示范

病例 1

菲齐奥，居地神庙附近，双手先患病颤动。

第一日：急性热，谵语。

第二日：病情恶化。

第三日：症状同前。

第四日：大便少而溏，多胆液样物。

第五日：病情加剧，时醒时眠，便秘。

第六日：吐痰色红，多变。

第七日：口歪斜。

第八日：病情加剧，持续颤动。自第一至第八日尿始终稀薄、无色，中有云状悬浮物。

第十日：出汗，痰液稍成熟，分利，尿略稀薄。分利后第四十日，臀部脓肿，尿淋沥如脓。

病例 2

赫莫科雷特，患热病，卧病于新城墙附近。患者先有头疼、腰疼、季肋部肿胀。开始舌焦燥，随即耳聋。不眠，无大渴。尿浓、色红，静置无沉淀。大便不少。有烧灼感。

第五日：尿稀薄，有颗粒状悬浮物，无沉淀。夜间谵妄。

第六日：出现黄疸，病情加剧，不清醒。

第七日：不适，尿稀薄如前。此后数日大致如此。约第十一日，病情似缓和。出现昏迷。尿浓、发红，静置分层，下层薄，无沉淀。稍清醒。

第十四日：未发热，无汗，入睡。意识恢复，尿如前。

约第十七日，病复发，畏热。此后数日发病急，尿稀薄，时有谵妄。

第二十日：再次分利。无发热，无汗，其间患者全无食欲。完全镇定，但不能说话。舌燥、不渴、睡眠不宁。昏迷。约第二十四日，发热畏寒，腹泻量多。此后数日仍发热急，舌焦。

第二十七日：死亡。

此例始终有耳聋。尿浓、色红，无沉淀或稀薄，无色，有悬浮物。患者无力进食。

病例3

一男子卧病于第莱阿西斯花园，久有头重、头疼，激动之后遂发热卧床。

第二日：左鼻孔少量出血。大便通畅。小便稀薄，中有颗粒聚集、悬浮，如大麦粥或大麦汁。

第三日：急性热，大便黑稀多泡沫，中有紫黑沉淀。轻度昏迷，不能直立。尿中有紫黑色黏滞沉淀。

第四日：呕吐物量少、胆液样黄色，置之不久呈铜绿色。左鼻孔少量出血，大便、小便同前。头颈部出汗，脾大，大腿疼，右季肋部胀而柔软，夜间不眠，轻度谵妄。

第五日：大便量较多，黑色多泡，内有黑色沉淀。夜间不眠，谵妄。

第六日：大便色黑呈油样、黏滞、恶臭。可入眠，愈清醒。

第七日：舌燥，口渴，未眠，谵妄。尿稀薄，色不佳。

第八日：大便色黑，量少而不干。入眠，完全安静，不甚渴。

第九日：寒战，急性热，出汗，畏寒，谵妄，右眼斜视，舌燥，口渴，不眠。

第十日：症状略同前。

第十一日：颇清醒，未发热，入眠，分利时尿稀薄。患者两日未发热，第十四日复发，当夜遂不眠、谵妄。

第十五日：尿浑浊，如搅混之泥水。急性发热，完全谵妄，不寐，双腿及膝疼。使用坐药后排出干粪。

第十六日：尿稀薄，中有云状物悬浮。谵妄。

第十七日：清晨四肢厥冷，裹束蜷缩，急性热后汗彻身，热稍缓解，益清醒，有余热，口渴，呕出少量黄色胆液。大便干，不久又排出少量黑色稀便。尿稀薄，色不佳。

第十八日：昏迷。

第十九日：病情同前。

第二十日：入睡，后完全清醒，有汗，无热，不渴，尿稀薄。

第二十一日：轻谵语，渴甚，季肋部疼且脐部持续跳动。

第二十四日：尿有沉淀，完全清醒。

第二十七日：右臀部疼，它处舒适。尿有沉淀。

约第二十九日：右眼疼痛，尿稀薄。

第五十日：大便如痰液，色白且频繁。全身大汗，完全分利。

病例4

菲利斯特斯，居Thasos岛，久患头疼，终因昏迷卧床。饮酒过多导致持续发热。夜间先有畏热。

第一日：呕出胆液样物，量少，开始色黄，后来呕出量增多，呈铜绿色。大便干，夜间不适。

第二日：耳聋，急性热，右季肋部深部胀满。尿稀薄、透明，有少量精液状物悬浮其中。中午时分出现狂躁。

第三日：不适。

第四日：痉挛，病情恶化。

第五日：清晨死亡。

病例5

查科里奥酒后发热，病倒在德玛尼图斯家。头部沉重，疼痛随即发生。腹泻，大便稀，颇如胆汁。

第三日：急性发热，头部抽动，下唇尤剧，不久寒战、痉挛、完全谵妄，一夜不适。

第四日：安静，时睡时醒，谵语。

第五日：疼痛，病情恶化，语无伦次，夜间不适，未眠。

第六日：症状同前。

第七日：寒战，剧热，遍体大汗，分利。

该患者之大便始终呈胆液样，量少而不均一。尿稀薄、色不佳，中有云状物悬浮。

约第八日，尿色转佳，中有少量白色沉淀，颇清醒，无发热，患者处间歇期。

第九日：复发。

约第十四日：剧热。

第十六日：频繁呕出黄色胆液。

第十七日：寒战、剧热，汗出而热止。

患者于复发及分利后尿色转佳，且有沉淀，复发时无谵妄。

第十八日：微热，渴甚。尿稀薄，有云状物悬浮。轻度谵妄。

第十九日：未发热，颈部疼痛，尿有沉淀。

第二十日：完全分利。

病例 6

欧亚那克斯家的姑娘患热病。患者始终不渴，亦不欲进食。大便量少。尿量少、稀薄、色不佳。发热之初即有臀部疼痛，第六日无汗，未发热。分利。臀部化脓不重，分利时破溃。分利后第七日，寒战、发热、汗出。此后四肢厥冷不还。约出汗后第十日出现谵妄，但迅速清醒。人们认为该病系食葡萄所致。间歇数日之后，第十二日，患者又频繁谵语。大便紊乱，有胆汁样物且不均一，量少、稀薄、有刺激性，排便频繁，不时下床。患者死于第二次谵妄后的第七天。此例病初即有咽喉发红、疼痛，悬雍垂后移。腹泻次数多而量少，有刺激性。咳嗽、无痰。始终无食欲，表情淡漠。不渴，饮食微不足道。患者静卧，从未再度活跃。抑郁，患者自己绝望。还有些遗传倾向，使她易患消耗性疾病。

病例 7

一妇女，患咽峡炎，卧病于阿里斯森的家中。她开始主诉吐字不清，舌红，后变焦黄。

第一日：寒战，发热。

第三日：寒战，剧热。颈部一肿块红而硬，扩展至两乳。四肢厥冷青紫。呼吸声高，不能吞咽，不得已以鼻吸水，大小便闭。

第四日：病情恶化。

第五日：死亡。

病例 8

一少年因奔跑玩耍过累，患热病于利亚斯市场。

第一日：大便有胆液样物，稀薄、量多。尿稀薄、色深。不眠，口渴。

第二日：病情加剧。排大便更多且其性质不利于病。不眠，精神错乱，微汗。

第三日：不适，口渴，恶心，躁动，悲伤，谵妄，肢冷青紫。两肋下胀满。

第四日：不眠，病情日益恶化。

第七日：死亡，年约十二岁。

病例 9

一妇女寄宿于提散米努斯家，因上腹部发炎而卧床。大量呕吐，食欲不佳。季肋部疼痛，亦有腹泻。不渴，发热，然始终四肢厥冷。恶心，不眠。尿少而稀薄，便溏而少。其势已不能缓解，遂死。

病例 10

潘提米德斯家一妇女，流产后即日发热。舌燥，口渴，恶心，不寐。便溏，量多而稀薄。

第二日：寒战，剧热，大便多，不寐。

第三日；痛苦加剧。

第四日：谵妄。

第五日：死亡。

始终腹泻，便溏、量多，尿少而稀薄。

病例 11

又一妇女，黑塞塔斯之妻，流产后发热。病初或昏迷或不寐，腰疼，头沉。

第二日：开始便溏，后便少而稀薄。

第三日：大便量多而示病重，夜间未眠。

第四日：谵妄，恐惧，抑郁。右眼斜视，头部微汗，四肢厥冷。

第五日：病情恶化。多谵语，尔后迅速清醒。不渴，不眠，大便始终量多而示病情不顺，尿稀薄色黑，四肢厥逆，肢端青黑。

第六日：症状同前。

第七日：死亡。

病例 12

里亚斯市场附近一妇女，初产不顺，娩一男孩。产后患热病。起病即有口渴、恶心、轻度腹痛、舌燥、大便量少而稀、不寐。

第二日：轻度寒战，剧热，头部微汗发凉。

第三日：痛苦，便溏量多。

第四日：寒战，病情恶化，不眠。

第五日：痛苦。

第六日：症状同前，大便量多而稀。

第七日。寒战，剧热、口渴，躁动。近黄昏时冷汗遍身，畏寒，肢冷不还。夜间再次寒战，肢冷不还，不眠。轻度谵妄，可迅速清醒。

第八日：中午时分，全身暖，厥还。口渴，昏迷，恶心，呕吐少量黄色胆汁。夜间不适，未眠。排尿量多而失禁。

第九日。诸症稍减，昏迷。傍晚微寒战。呕吐少量胆汁样物。

第十日：寒战、剧热，不眠。清晨尿量大，无沉淀。四肢衰竭。

第十一日：呕吐胆汁及铜绿样物。寒战不久，四肢再现厥冷。晚间有汗，寒战并大量呕吐，彻夜痛苦。

第十二日：呕吐大量黑色恶臭物，频频呃逆，口渴难忍。

第十三日：呕吐大量黑色恶臭物，寒战，中午时分不再言语。

第十四：鼻衄，死亡。

该患者始终腹泻，寒战频发。年约十七岁。

流行特点

2. 此种年份，风向不定，南风时雨。大角座初见及此前短期，干旱流行，此后多南风大雨。其秋阴霾多雨。冬季多南风，潮湿，冬至之后天气温和。如此日久，接近春分，冷风来临，气候太变。及至春分，每多北风雨雪，此期短暂。春天又多南风，但无季风；其间多雨，直至大犬座见。夏季晴朗而温暖，时有热浪。季风弱小，断断续续。然而，物极必反，大角座见，即有北风大雨。

此种年份多南风，湿润、温暖，冬季病少，唯见痨病，下文将述及。

3. 早春，随着一过性寒冷出现许多丹毒病例，有些已知因刺激所致，有些原因不明。许多人死亡，许多人咽部疼痛，发音受害；疟性发热，脑炎，口腔溃疡，阴部肿胀，眼炎，肿痛，大便紊乱，食欲消失，或者口渴，尿多而预后不良，长期昏迷与不眠交替；许多病例不见分利或无典型分利，有水肿，不少病呈消耗性。这些是流行病。上述疾病的任何一种都有许多患者死亡。各种疾病的症状如下述。

4. 许多人受丹毒侵袭，起因于轻微的或很小的损伤。六十岁左右的人多见，头部损伤引起者最多，因一直有小的损伤被忽略。不少人甚至在治疗期间严重发炎，丹毒可以迅速扩散至人体各部。大多数发生化脓，最后形成脓肿。肌肉、肌腱和骨骼大量糜烂。形成的异常液体不像脓液，而是含有各种成分的腐败物。这种病症发生在头上，头发和胡须就会脱光，骨头会裸露，消失，会产生大量的腐败液体。发热时有时无。这些症状更为可怕。因为任何时候化脓或类似体内成熟的结果通常是康复。然而，这种炎症和丹毒消退时，不会产生良性脓肿，它的结果是许多人死亡。这种疾病在人体任何部位的表现都一样。许多人丧失了手和整个前臂。如果这种病发生于两肋，则躯干前后都会烂掉。有的病例，裸露着整个大腿骨或者胫骨和足骨。不过最危险的还是阴部和生殖器官受侵，那里会统统烂掉。这就是一次刺激裂口引起的灾难，某些病例也有可治的情况。比如，形成脓肿或者出现了良性的大便紊乱，或者排出了对病体有利的尿，否则，结果只能是死亡。到目前为止，该病大多发生于春季，但也可在整个夏天和秋天见到。

5. 咽部肿胀、舌炎、牙周脓肿也会给病人带来很多痛苦。有些病人会有发音困难、声音沙哑低沉等症状。这首先见于痨病发病时，也可见于疟性热和谵妄（脑炎）。

6. 疟性热和脑炎在春寒过后出现很早，这时很多人患病。这些人有急性致命症状。疟性热在这时的表现特点如下：发病初有昏迷、恶心、寒战、剧热，不甚渴，无谵妄，有轻度鼻衄。多数病例在偶数日病情恶化，恶化时会有记忆力丧失、衰竭和淡漠无语。患者的手足均比平时凉。他们慢慢地以不同于健康人的方式恢复体温，同时恢复神志和说话能力。他们或在昏迷中沉睡，或在痛苦中醒来。多数人胃肠紊乱，便溏、量多且稀。尿量大、稀薄，不见佳兆。既不出现有益的出血，也不见通常很关键的化脓。他们死亡的方式各种各样，因人而异。有的死于分利时，有的死于长时期无语之后，不少人有出汗，总之是因人而异。这就是疟性热致命时出现的症状。脑炎患者危重时症状与此类似。这些患者完全不渴，没有躁狂谵妄，但是他们由于暗中对抗昏迷而消耗了过多的力量。

7. 还有一种热病，我将以适当篇幅叙述。此病多数有口腔溃疡、疼痛，生殖器官排出物量多，器官内外均有疼痛、肿块，鼠蹊部则肿胀。双眼水肿、发炎、流泪，眼病呈慢性过程且有疼痛。起于眼睑，弥漫至眼内外，许多人视力受损。这种病被称作“figs”。还有出现于其他部位的疮疡，特别多见于生殖器官。许多痈发生于夏季，另外一些病叫疖肿，这是大的脓疱。不少人有大皮疹。

8. 肠紊乱在很多病例中多见且有害。首先，许多人受腹疼及里急后重的折磨——大多数是儿童——他们大多接近青春期，而且大都死亡了。不少人滑泻。痢疾患者疼痛不重，大便呈胆液样，稀薄如水或呈油样。很多病例肠紊乱便构成疾病全部症状，发热则或有或无。肠绞痛或剧烈腹疼是主要症状。有多种排出物，此点容后述。这些排出物不能缓解痛苦。用药治疗很困难。用泻药对多数人肯定有害处。虽然有些人可坚持一段时间，但大都迅速死亡。总之，所有病人，无论死亡发生得快慢，主要都死于肠紊乱，因为肠把什么都排出去了。

9. 食欲丧失达到我从未见过的程度，而且在上述各种病例中都会出现，尤其在最后一型中为严重，这是最致命的打击。口渴或有或无。有发热者和其他病人一样，可以任其饮酒或饮水，至今未见意外损害。

10. 排尿量大，与摄入水量不成比例，而是远远超过。这种排尿也预示着大月份流产。由于这种尿组成不恰当，未经体内煮熟，没有清除力量，它对多数病人意味着消耗、腹泻、疼痛和不能分利。

11. 脑炎和疟性热患者大都有昏迷，但其他伴有发热的严重疾病也会昏迷。多数患者或者处于深昏迷中，或者时醒时睡。

12，还有其他很多热病流行：间日热，三日热，夜间热，持续热，迁延热，不规则热，恶心热，无特点热。这些热各有特点。多数病例有肠紊乱伴反复寒战。出汗并不意味着将有分利，尿的特点则如上所述。因为化脓在这类病中与在别的病中不同，故没有重要价值，且多数病例会迁延不愈。病人的所有症状都可能是分利的模糊标志。每一个病人都可以没有分利，或者病情迁延，特别是上述最后一类病人。也有些病例在第八十日分利，随之大多恢复，但亦不尽然。有些人未卧床便死于水肿。其他疾病的患者也有很多有水肿症状，最多见于痨病。

13. 最严重、最痛苦也最致命的疾病是痨病。很多病例在冬季发病，有的卧床，有的则能到处走动。早春时节，卧床者大都死亡。幸存者仍然咳嗽，但夏天咳嗽减轻。秋天则全都卧床，不少人死亡。大多数病例病程很长。其中大多数病情突然恶化，表现为以下症状。频繁寒战，持续高热，异乎寻常的全身冷汗，严重畏寒而不得温暖，不同程度的便秘，然后迅速缓解，而且所有病例在临终前均突然见好。痰液自肺下降变成大量恶性尿液排出，这是一种恶性消耗。咳嗽可以始终频繁出现，吐出大量体内煮熟了的稀痰，而且不很痛苦。即便有痛苦，病人的肺脏清除痰液也很温和。咽部刺疼不重，完全没有咸味体液出现造成痛苦。不过，这种液体（痰液）是黏的、白色的、含水的、多泡的，其量多，自头部下流入肺。至此，最险恶之症状是如上所述的不欲进食。此种患者对什么有营养的饮料也不感兴趣，一点不渴。他们全身沉重、昏迷，多数人有肿胀，发展成水肿。临终前寒战频作并谵妄。

14. 痨病患者的体格特点是：皮肤白皙如扁豆色，泛红，眼光闪闪；白色黏液体质，两肩胛凸出如翼。妇女患病症状与男子同。至于那些忧郁的或者多胆液气质的人，则易受疟性热、脑炎、痢疾侵袭。里急后重多见于年轻的黏液质者。慢性腹泻和辛辣油样大便多见于胆液质者。

15. 春天是上述所有患者的大敌，这时死亡最多。夏季对患者最有利，死亡者最少。秋天和昴宿所主的季节（冬季）又多死亡，且通常在发病第四日发生。自然，我认为夏季来到对病人是有利的。冬天来到，夏天的病会匿迹，夏天来到，冬天的病则自止。夏天是否有益于健康还值得怀疑。其实，夏季突然变热，刮南风，或无风。不过，气候特点发生变化已证明是有益的。

16. 我认为，进行正确研究并随时记叙下来的才能，也是医学艺术的重要部分。学会并应用这些知识，我想会使医生们少犯错误。准确研究各季节的每一种性质，如同研究疾病一样必要。何种普遍因素这时对疾病有益，何种因素会有害，何种疟疾会迁延并以康复告终，何种急性疼痛是致命的，何种急性病最终将恢复。有了这些知识便能从容地考查关键日期的顺序，并做出相应的预后估计。医生有了这些知识便会知道应该在何时用何方法治疗。

附：十六个病例

病例 1

Thasos 岛上的帕林安，因急性发热病倒在阿特米斯庙下。发热先持续而高。口渴。起初有昏迷，随之不眠、肠紊乱、尿稀薄。

第六日：油状尿，谵妄。

第七日：病情加剧，不眠，尿同前且神志异常，胆液或脂肪样便。

第八日：轻度鼻衄，呕吐少量铜绿色物质，入睡即醒。

第九日：症状同前。

第十日：病情缓解。

第十一日：全身出汗，怕冷，但迅速变暖。

第十四日：急性发热。大便稀薄、量多，呈胆液样。尿中有悬浮物。谵妄。

第十七日：疼痛，不眠，同时发热加重。

第二十日：全身出汗，热退，胆液样便，厌食，昏迷。

第二十四日：未发热，无便秘，全身温暖。

第四十日：无发热，便秘时日不久，厌食，再次轻度发热。发热始终不规则，时有时无。发热若呈间歇型且较温和，则每易复发。患有摄入少量不适宜的食物。睡眠不佳，复发后谵妄。除非病情恶化，尿一直浓稠。便秘但迅速缓解。持续低热，大便稀而量大。

第一百二十日：死亡。

该患者的大便一开始便稀薄而呈胆液样，或者稀而量大，或大便热结，或呈未消化状。尿始终不佳。时时昏迷。患者清醒则疼痛不能入眠。有持续性厌食。

病例2

Thasos岛上的一位妇女，生下一女婴后，第三日因冷水浴发生寒热，无恶露。产前很久患者曾患热病卧床且厌食。寒战后发热呈持续性、急性，并伴有恶寒。

第八日及以后几日：谵语加剧，随之迅速清醒。大便异常，量大、稀薄、水样，有胆液。无口渴。

第十一日：清醒而不昏迷。尿量大，稀薄、色深，不眠。

第二十日：轻度畏寒，迅速变暖，轻度谵语，不眠。大便如前。尿呈水样，量大。

第二十七日：无发热。右臀部长时间剧疼，之后不久出现便秘。再次发热，尿如水。

第四十日：臀部疼痛缓解，持续咳嗽，带有大量稀薄痰液，便秘，厌食，尿如前。发热无完全间歇而明显不规则，时升时降。

第六十日：无任何分利征象而咳嗽停止，无腐熟之痰，无通常的脓肿。右颌部痉挛。昏迷、谵语，但很快清醒，极度厌食，颌部痉挛缓解，排出少量胆汁样便；发热愈剧烈并畏寒。以后数日，患者失去说话能力，但日后可望恢复。

第八十日：死亡。

该患者的尿始终色深，稀薄如水。昏迷、厌食，淡漠无欲，不眠，神经过敏，不得休息，因忧郁而神智受损。

病例 3

Thasos 岛上的皮齐奥恩，因劳累和生活照料不周病倒在海拉科尔神殿上，有剧烈寒战和急性发热。舌燥，口干，易怒，不眠。尿色很深，有悬浮物，无沉淀。

第二日：中午时分，末梢发冷，双手和头尤重。不能说话，无呻吟，呼吸长时期短促。后恢复温暖，口干，夜间安静，头部微汗。

第三日：白天安静，但日落时分畏寒颇重，恶心，腹胀，夜间疼痛未眠，排出少量干粪便。

第四日：清晨平静，中午时分诸症加剧，畏寒，不语，无声。畏寒又加剧，不久变暖。尿色深，其中有悬浮物。夜间平稳，入睡。

第五日：似乎缓解，但大便里急后重，口干，夜间疼痛。

第六日：清晨平静，傍晚疼痛加重，病情加剧，给少量灌肠后大便通畅。夜间入眠。

第七日：恶心，很痛苦，油样小便，夜间大便困难。谵语，未眠。

第八日：清晨入睡片刻，但迅速出现畏寒，失语，呼吸微弱，晚间恢复温暖。谵妄，至清晨好转，大便少而溏，有胆液。

第九日：昏迷，醒来便恶心，口渴加剧。日落时不适，谵语，夜间情况不佳。

第十日：清晨不语，颇畏寒身冷。急性发热，汗多。死亡。

此案中，患者在偶数日疼痛。

病例 4

患者第一日因呕出大量铜绿色液体且高热寒战，谵妄卧床，全身持续大汗，头颈疼痛、沉重。尿稀薄，其中有散碎物质悬浮而不沉淀。一次排便量很大，谵妄，不眠。

第二日：清晨不语，急性发热，出汗无间歇，全身搐动，夜间惊厥。

第三日：病情加剧。

第四日：死亡。

病例5

在拉里撒，一秃顶男子突然感到右大腿疼。用药无效。

第一日：急性发热呈间日型。患者平静，但疼痛不缓解。

第二日：大腿疼缓解，但发热加剧，患者颇痛苦，不能入睡。四肢厥冷，小便量多而预后不佳。

第三日：腿疼停止，但神志错乱，伴有腹部不适，躁动不安。

第四日：中午时分死亡。

病例6

住在阿布德拉的波利科尔，患急性热病，发热持续且疼痛，口渴甚，恶心，饮水即吐。脾略肿大，头部沉重。

第一日：左鼻衄，但发热加剧。尿多，色白混浊，静置无沉淀。

第二日：病情加剧，尿浓稠并有沉渣，恶心好转。患者入睡。

第三日：继续发热，尿量大，混有大量沉淀，夜间安静。

第四日：约中午时分，身热，大汗遍体，热退，未复发。

病例7

在阿布德拉，一姑娘发热病倒在圣母神路。表现为间日热，渴甚，不眠，适值月经初潮。

第六日：恶心重，面赤，寒战，不得休息。

第七日：症状同前，尿稀薄但颜色佳，大便无异常。

第八日：耳聋，急性发热，恶心，寒战，清醒，尿同前。

第九日：症状同前，此后数日无大改变。持续耳聋。

第十四日：神志混乱，热退。

第十七日：鼻衄，量大。耳聋略改善，此后数日恶心且耳聋，同时谵妄。

第二十日：发热随耳聋再现，持续脚疼，谵妄。

第二十七日：大汗，热退，耳聋好转，虽双脚仍疼，但可望完全分利。

病例8

住在阿布德拉的阿那克辛因急性发热病倒在特拉辛门附近。右半身有持续性疼痛，干咳，第一日无痰。口渴，不眠。尿色佳，但量多、稀薄。

第六日：谵妄，给予保暖后未缓解。

第七日：发热加剧，疼痛未缓解，同时咳嗽、难受且呼吸困难。

第八日：我给他在手臂上放血，疼痛缓解，仍持续干咳。

第十一日：热势缓和，头部微汗，干咳转为有痰之湿咳。

第十七日：开始咳出少量混合痰，病情缓解。

第二十日：出汗，热解。分利后口渴。肺部排出物不佳。

第二十七日：复发热，咳嗽带有大量混合痰。尿中有大量白色沉淀。呼吸困难和口干消失。

第三十四日：遍身汗出，热退，完全分利。

病例9

住在阿布德拉的海洛皮萨斯先有头疼，未卧床，不久完全卧床。他的住处紧靠集市。患急性剧热之初呕出大量胆液样物。口渴，极不适。尿稀薄而色深，悬浮物时有时无。夜间疼痛伴发热，热势多变，以不规则热为主。约第十四日，耳聋，发热加剧，尿同前。

第二十日：谵妄严重，并持续数日。

第四十日：鼻出血，量大，稍清醒，耳聋较前明显好转。热势渐减。以后数日常有轻鼻衄。约第六十日鼻出血停止，但右臀部剧痛且发热加剧。不久，下半身均疼。此后或发热剧且耳聋重，或出现其他症状。即使这些症状缓解，臀部及下半身疼痛仍加剧。约第八十日，诸症自行缓解，尿色转佳，其中有较多沉淀物，同时谵语减轻。约第一百日，排出大量混有胆液的粪便，且持续多日。之后，随着痢疾样疼痛出现，其他症状均缓解，主要是发热消退，耳聋消失。

第一百二十日：完全分利。

病例10

住在阿布德拉的尼科德姆斯于性交和饮酒后患热病。开始有恶心和心疼、口渴、舌焦，尿稀薄色深。

第二日：发热加剧，寒战，恶心，不眠。呕吐黄色胆液。尿同前。夜间安静入眠。

第三日：诸症明显减轻，但日落时有些不适，夜间痛苦。

第四日：寒战，热重，全身疼。尿稀薄，中有悬浮物。但夜间安静。

第五日：诸症减轻。

第六日：仍全身疼，尿稀薄有悬浮物。谵妄频发。

第七日：缓解。

第八日：除发热外，诸症缓解。

第十日及以后数日：疼痛缓解，但未消除。此例中病情恶化和疼痛趋于同一天发生。

第二十日：尿色白、浓稠，静置后无沉淀。大汗，热势欲减，但傍晚复发。疼痛如前，寒战，口渴，轻度谵妄。

第二十四日：大量白色尿中有大量沉淀，遍体热汗，一次分利后热退。

病例 11

Thasos 岛上一妇人，家住平原上皮兰德附近，因遭不幸而性情忧郁。未卧床，但寝食俱废，口渴，恶心。

第一日：夜间惊惧，辗转躁动，抑郁，并有微热。清晨每有痉挛，每痉挛止则谵语并多秽言淫词。痛苦重，持续加剧。

第二日：症状同前，不眠，发热益急。

第三日：惊厥停止，但随之出现昏迷和抑郁，尔后清醒。患者不能自制，可突然跳起。又多谵语，发热愈急。该夜大汗彻身，热退，入眠，完全清醒，发生一次分利。约第三日，尿色深而稀薄，中有颗粒悬浮，不沉淀。分利前，月经量多。

病例 12

在拉里撒，一姑娘患急性重度热病。不眠，口渴，舌焦黑如烟熏，尿色佳但稀薄。

第二日：痛苦，不眠。

第三日：排出大量水样黄绿色粪便，以后数日排便类似且无下坠感。

第四日：尿少而稀薄，有不沉淀的悬浮物，夜间谵妄。

第六日：鼻出血严重、量大。寒战后，继之恶热，遍身大汗，是为分利。分利之后，出现月经初潮。患者始终恶心、寒战、面红、眼疼头重。此例一次适时分利后未复发。痛苦多在偶数日。

病例 13

住在阿布德拉的阿波罗纽斯长期患病，但未卧床。腹部肿胀，长期肝区疼痛。更甚者，近期出现黄疸和腹胀，面色苍白。一日晚饭因喝牛奶不适宜首次发热而卧床。喝大量的生奶和熟奶——既有山羊奶也有绵羊奶——是他的很坏的生活方式，因此很痛苦。由于发热加剧，大便实际上未能排出摄入的食物。尿稀薄而少。不眠，有难以忍受的腹胀，口渴，昏迷，右季肋部肿疼，四肢厥冷严重，谵语轻。自称记忆丧尽，自我不辨。约于寒战卧床的第十四日又发热，剧烈谵妄，喊叫，痛苦，躁动，而后安静，此时出现昏迷。后来，排出大量含胆液的未消化好的大便，小便色深、少而稀薄。极不适。排泄物或色黑近于铜绿色，或油腻、粗糙，并有刺激性，多次排泄物酷似奶汁。约第二十四日，自觉舒适，时时清醒。他记不起卧床后的一切，而且又迅速处于谵妄状态，同时诸症迅速恶化。约第三十日，有急性发热，排出大量稀便，谵语，肢厥，不语。

第三十四日：死亡。

我见到此病人之后，他一直肠紊乱，尿稀薄而黑，昏迷，不眠，肢冷，谵妄不断。

病例 14

住在西济库斯的一妇女，难产（产下两女婴）之后，恶露极不正常。

第一日：急性发热伴寒战，头颈部疼痛沉重。一直不眠，但安静，有怒容。尿稀薄而无色，口渴，恶心加剧。大便不规则，腹泻后有便秘。

第六日：夜间频频谵语，不眠。约第十一日，神志不清，不久恢复。尿稀薄、色黑，不久又呈油样。大便量多而稀。

第十四日：频发惊厥，肢冷，未再进一步清醒，尿闭。

第十六日：无语。

第十七日：死亡。

病例 15

Thasos 岛上戴乐西斯的妻子，悲痛后患寒战高热。开始即自己裹束很严，而且始终不说话。又循衣摸床，捏手握发，哭笑无常，但不入睡。灌肠刺激后仍不排便。在侍者劝导下她只少量饮水。尿少且稀薄，手触其身热不甚，四肢厥冷。

第九日：意识恢复后多谵语，后安静。

第十四日：呼吸深大而慢，后变为短促。

第十七日：灌肠刺激后排出异常大便，而后排出未消化的食物，无他物混入。皮肤干燥、皱缩。

第二十日：清醒后胡言，后无语，呼吸急促。

第二十一日：死亡。

该患者的呼吸始终深大而慢，淡漠无欲。患者裹束甚严，自始至终或胡言或安静，唯无正常言语。

病例 16

麦里伯依阿的一青年因酒色无度，发热卧床日久。有寒战、恶心、不眠，但无口渴。

第一日：大量干粪随大量液体排出，此后数日亦排出大量的水样黄绿色便。尿稀薄，少而无色。呼吸深大，间歇时间长。肋下柔软而敏感，波及两侧。上腹部持续悸动。尿呈油样。

第十日：谵妄，但可听话安静一时。皮肤干燥、皱缩。大便或量多而稀，或含胆液如油脂。

第十四日：病情恶化，谵妄，狂言不休。

第二十日：神志严重紊乱；躁动不止，尿闭，曾少量饮水。未呕吐。

第二十四日：死亡。

箴言论

1. 时间之中有机会，而机会之中却没多少时间。痊愈需要时间，但有时它也需要机会。总之，要知道这一点，医生在医学实践中不要注重那些似是而非的空理论，而要把经验与理智结合起来。理论是感性认识理解事物的综合记忆。感性认识先来自经验，再转为理智，事物通过理智形成清楚的印象。理智多次接收这些事物，注意其场合、时间和方式，把这些储存于理智中，于是便成为理性的记忆。我赞成理论，但必须是立足于自己的基础上，根据现象推演得出的结论。如果理论有明确的事实作基础，它便是在理智范围内对存在的发现，理智还通过其他来源接受各种印象。因此，我必须设想我们的天性正在不得已受大量的事物所搅乱和指使。而理智，我已说过，从我们的天性中采取印象，引导我们走向真理。但是，如果开始就不是来自清楚的印象，而是一种似是而非的虚构，理智往往陷于困境。这样做的人皆会迷失方向进入死胡同。拙劣的开业医们接受了一定的报酬，也许不会造成什么坏结果。至多不过是他们对病人不了解，疾病也未严重到足以使医生出丑的程度。现在我转向另一个题目。

2. 仅有口头上的结论，得不到事实证明不会有结果。因为论述和谈话是靠不住和不实在的。所以一般来说，假如一个人想在医学艺术方面永远不犯错误，就必须牢牢抓住事实，而且亲自持续地占有事实。这样做将给予病人和开业者极大的好处。如果治疗结果可能利于改善病人的情况，要不耻于向外行人请教。因为我认为艺术的整体一直体现在许多特定情况下观察的某些部分的最终结局，而后再把它们结合成一个整体。于是，人们对总体变化给予注意。

3. 因为只有服了药才可能对病人有益，故要早定治则。固执己见没有用处。见解虽好但太复杂不便实施，等于无用。由于疾病定型过程中要经过多次转变，故应早治。

4. 因为这一建议关乎整体，我们还要仔细考虑。人们可能先讨论报酬，医生可能向病人暗示，若达不成协议将怠慢病人，或不予开处方做应急处理。故医生切不可斤斤计较报酬并为此担心。此种担心无益于患者，若病情紧急尤其有害。病情速变，不可逆转；治疗失机，医家之憾。宁可图名，不可图利，方为良医。苟能救人，无妨申斥，此虽不德，尤有甚者，人之将死，尚遭勒索。

5. 也有病人的要求过分而医生无把握的情况，这时尽管其要求有害，医生也不必介意，更不能惩罚怪罪。因为病人恰似小船漂泊在暴风雨中的海面上，你必须理智地面对他们。我以上天的名义问医生家庭的每一个忠实成员，谁能一贯如此坚持，对每一个病人做全面检查，并且开处方进行有益的治疗，使病人痊愈而不看重报酬，对人企图获得的欲望只字不提呢？

6. 我劝你不要太不仁慈，而要仔细考虑病人的负担或你的治疗手段。有时你需无偿服务，经常想想过去的善行或现在的名誉。如果一个经济拮据的陌生人需要诊治，要毫不犹豫地帮助他们。爱人之心正是爱艺术之心。有这样的病人：虽然病情危险，恢复健康却很简单，那是因为他们对医生的好心非常满意。观察病人使之康复。注意健康，随时保护。医生也要注意自身，以便观察到应该观察到的东西。

7. 对艺术完全无知的人不能理解以上所说。事实上，这种人终究会暴露出对医学完全无知。信誉的突然提高，则需要好运气。由于富人的病痛自动缓解了，庸医会以双倍的好运气赢得声誉。如果复发，他们仍固守尊严，无视医学艺术的正当方法。一个好医生——医学艺术的兄弟能应邀往诊时，将尽其所能。他只是从容地完成治疗，不犯错误，他不会因为权力欲而违背这些方法，也不为邪恶所动。庸医看到危急情况时，不立即治疗，而且不许请其他医生，因为他们极其憎恨帮助。于是痛苦中的病人像两次失事后漂泊在海面上，至死无可寄托，得不到医学艺术给予的较充分的治疗。疾病的缓解可使病人大大轻松。因此，为了恢复健康，他们便不希望总是接受同样的治疗，结果如何，须视医生的才艺多寡而定。病人需要大量的花费，倘他们力不从心便不知怎样感激医生，只要他力所能及，他们不怕倾家荡产，务求痊愈。他们可以花掉积蓄、卖掉农场，然而他们若择医生不慎仍会人财两空。

8. 如此荐医者不胜其多。病无论轻重，或多或少地需要治疗。医生因无经验，处于困境时，不能违反规矩。他应该建议请别人，以便通过会诊了解真相，给病人提供更多的帮助，其中会有不少同行共同努力。当病情棘手，治而愈重时，一时的糊涂会铸成大错。在这种场合医生必须当机立断。我从来不想放弃这种看法：医学艺术一直在受谴责。医生在会诊时一定不要吵架或互相嘲弄。我将维护誓言，理智的医生永远不应该嫉妒他人。嫉妒是懦弱的表现。动辄嫉妒的人更像是市场上的商人。请人会诊的想法是不错的主意，因为满招损，谦受益。

9. 医生治疗病人时胸有成竹，不为恢复需时焦急，这将成为医学艺术真实性的强有力的证据。医生必须在维护健康方面起主导作用。如果医生有条不紊，病人就不会误入歧途。医生若抛弃他们，病人则陷入更大的痛苦之中，放弃同疾病斗争，于是丧生。但是，掌握病人生命的人，如果他掌握了医学艺术的种种发明，保存其性质，不打算改变它，那么，他将清除眼前的沮丧或暂时的假象。因为，人类的健康是一种本能，它自然而然地达到一种运动状态。达到这种状态需要呼吸、温暖和成熟的体液来形成各种方式完美的构造，各种性质的完美的结合，否则便会有某些先天或早期的缺陷。处在消耗状态中的病人会出现这种情况，应设法使他们回归自然。在大量的消耗状况下，病人即便能长期坚持，也是违背自然的。

10. 为了招揽病人，人们还必须避免头戴奢侈的头饰和使用精心制作的香料。过分的奇装异服会给你带来坏名声，但不妨稍稍有一点，就像疼痛在某一个局部是一点小事，若遍布全身便成为严重的问题。还有，我不反对你试着高兴一点，因为，它对医生的尊严不无价值。

11. 牢牢记住仪器设备的使用，指出有益的症状等等。

12. 假如面对一群听众你很想讲演，你的抱负是不足称道的，至少避免引用诗句，因为引用诗句会促成虚假的勤奋。在医学实践中我禁止勤奋，不是指有关医学艺术方面。医学本身就很有魅力，吸引人们勤奋学习，我是指不要好高骛远。那样你将会劳而无功或不务正业。

13. 还有一种值得考虑的状况是消除后学者的缺点。因为他的叙述没有论及任何急需的事，也没有记忆任何眼前的事，这是不可宽恕的。因此，这种蛮横、刚愎自用的无谓叙述毫不考虑适当的、像神灵那样神圣庄严的定义、专业、情操，也不顾及医生关于病情变化的了解。甚至在疾病发生之前就花言巧语地不断宣谈和训示，以迷惑外行人，使之不知所措。

无论什么时候，当我处理一个病人时，如果没把握，都要找这样的人协助研讨。他们对有关知识的理解是永远不足的。那么，看来他们只能是无知的。我极力主张经验是有用的，学会判断则需长久之功。因为欲真正掌握理解与多样判断的人，岂能忽略稳重而熟练的技巧呢？为此，我建议你听听他们说什么，而不是反对他们。

14. 当摄生法受到严格约束时，你一定不要总是压制一个病人长期坚持的想法。对慢性病者，（着迷、嗜好）如果对他未知的东西能给予足够的重视，爱好也能使一个人病情稳定。应该防止大惊小怪，也应避免过分高兴，同时防止神态突然失常。青春使一切变得美好，而衰老使万物失色。语无伦次可能是由于精神打击，疾病也可能是耳聋之故，或者由于他唠叨的东西在他心目中是陌生的，或者是由于他要表达的是不成熟的想法。这种情况恰恰没有任何“可见的损害”——不妨这样称呼它。它最多见于那些热爱艺术的人们之中。当事业微不足道时，青春的力量有时是至为伟大的。病情变化莫测，意味着它将长期绵延。除非病变发生在生机旺盛的部位，无关痛痒的办法不足以治愈。同理，同情心可使人在悲痛时变得抑郁（苦恼）。有些人的苦恼是因为同情他人而来的。大声讲话是痛苦的。对过度工作者应亲切地劝阻，林木繁盛的地方总是有益的（此句难解——英文译者注）。

营养论

1. 营养一词，指功能则一，指实体则多。实体随干、湿变化而不同。各种食物均有其数和量，各指特定之物和特定数量之物。

2. 它使人增长、强壮，同衣服和皮肉的关系一样又不一样。按每种成分的性质和它们的原始力量，营养可分为好几个方面。

3. 当营养有控制的意思，且由此开始被控制时，它就变成力量的表象。

4. 它因此失去了各种质的区别，我们有时指它的前一个含义，有时指后一种含义，两种场合都要保持统一，并附加些什么。

5. 因营养从外面持续进入，故无论准时还是迟后都是不够的。而且长时期来营养肯定已与所有肢体互相交织。

6. 而且它很快选中自己的恰当形式。它使旧的变化并消失，它在被消化中营养人。有时它变成另一种样子，完全改变了以前的模样。

7. 营养的力量达到骨骼和骨骼的各部分，达到肌腱、静脉、动脉、肌肉、黏膜、肌肤、脂肪、血液、痰液、骨髓、脑、脊髓、肠的各部；它也达到热、呼吸和水汽。

8. 营养指某物在给人以滋养；营养指某物适于滋养人；营养指某物与滋养有关。

9. 万物始于一，终于一，因而始与终同一。

10. 但营养过程中的全部具体细节均可呈现健康或不健康。健康如上所述，不健康相对于健康而言。

11. 果汁的颜色和力量不同，它们可能有害，可能有益，或者既无害也无益。又有量上的不同，过量或不足。还有结合方式的不同，与某些东西结合而不是与别的东西结合。

12. 因而营养可以增温、减温，可以制冷、防冷，可以增力、减力。

13. 力量的性质是不同的。

14. 体液使整体和局部腐坏，可从里到外或从外到里，有自发的和不自发的。自发地怪我们自己，不自发地由于外因。外因中一部分已清楚，一部分尚模糊，一部分可控制，一部分不能控制。

15. 自然供养万物。

16. 从外面描述自然的本性，用油膏，使全体或局部暴露，覆盖全体和局部，变暖或变凉是一样的。收敛、溃烂、刺痛是从内部描述自然的本性，有些上面已提到，此外是一些完全模糊的原因，有时根本不知道原因。

17. 分泌物按其种类分为肠排出物、尿、汗、痰、黏液、月经、痔出血、疣、麻风、疖肿、肿瘤；或出自鼻孔、肺，或出自肠、阴茎。它们性质有的相同也有的不同。逐一区分，具体区别。因时代和方法不同而异。这些东西性质相同又不同，它们是许多种又是一种。

18. 净化体液可吐可泻，亦不可吐、不可泻。

19. 从营养方面看，吐、泻效果可好、可坏，一切视环境条件而定。

20. 溃疡、焦痂、血、脓、淋巴、麻风、头屑、皮屑、白斑、麻风、雀斑等有时有害，有时有利，有时既无害也无利。

21. 营养若无力量便不称其为营养。若某物给人以营养，是指非营养品的营养。名义上的营养不是真的，真正的营养不在名义上。

22. 营养无所不至，从内部到头发、指甲、末梢表面，从末梢表面到最里面的部分。

23. 向一起汇合，共同努力，万物调和。各个局部形成一个整体，但各在自己的部位上，共同起作用。

24. 从伟大的开端漫游到人体的末端，从这些末端再返回伟大的开端。人的本性如此，又不仅如此。

25. 疾病的不同由于营养不同，营养可来自呼吸、温热、血液、黏液、胆液、体液、皮肉、脂肪、血管、动脉、肌腱、肌肉、黏膜、骨头、脑、脊髓、口、食道、肠、横膈、舌、胃、腹膜、肝脏、脾脏、肾脏、膀胱、子宫、皮肤等等。所有这些组成整体又各有特点。它们的伟大处也是不伟大之处。

26. 病症有痒、疼痛、裂伤、情绪不稳、出汗、尿中沉淀、静止、不安、凝视、妄想、黄疸、呃逆、抽风、出血、入睡等等。将以上病症和其他各种情况按照性质分类，以确定利害。疼痛有全身和局部不同，由此区分其严重性。只看一方面很重，另一方面则较轻。因而应从双方判断其轻重。

27. 甜、不甜；甜对于体力如同水，甜对于舌头如同蜜。无论是痛痒、视觉和味觉，都有程度区别。甜味和视觉有关，通常由颜色便知味道甜的程度。

28. 人体多孔，能为那些失去太多的人带来健康；人体致密，给失去太少的人带来疾病。容易排出的人比较虚弱，也比较健康，容易恢复。排出费力的人，病前健壮，一旦得病则难恢复。这一规律既适于整体也适于局部。

29. 肺获取的营养与全身其他部位均不同，其他部位获取的则相同。

30. 营养始于呼吸，依次经鼻孔、口、咽喉、肺以及这个散发系统全部。干和湿的营养同时始于口、食道、胃。更早的（胎儿的）营养通过脐。

31. 静脉和肝脏同一来源，动脉和心脏同一一来源。血和气在它们里面周游金身，温热流动要通过它们。

32. 力量只有一个名称，但它不是一种，一切事物由它区分并安排。生命的全体和局部都靠力量，但全体和局部对力量的体验各不同。

33. 奶对某些人是自然的营养，对其他人则不是。葡萄酒对有些人有营养，对有些人则没有。故肉和其他许多营养物对人的作用因地域和习惯而异。

34. 营养品有时变成发育，有时只是具体的营养品，对老年人便如此。有时它变成体力。运动员的身体状况是不自然的。健康的状况指胜于一切的状况。

35. 成功地适应大量食物而长力气是一件大事。

36. 奶和血是多余的营养物。

37. 孕期胎儿与其营养一般是相宜的。而且反过来营养又上行变成奶水营养婴儿。

38. 无生命者欲有生命，有生命者已有生命，生命的各部分也有生命。

39. 不教而能谓之本性。

40. 他人的血液有用，自己的血液便有用。他人的血液有害，自己的血液便有害。自己的体液有害，他人的体液便有害。他人的体液有利，自己的体液便有利。有害可成无害，无害可成有害。他人的奶水有益，自己的奶水不好；他人的奶水有害，自己的奶水有用。

41. 年轻人进食后部分消化，老年人进食完全消化，成人进食后食物不变化。

42. （胎儿）坐胎三十五天，会动七十天，足月二百一十天；另一说：坐胎四十五天，会动九十天，生产二百七十天；又一说：五十天坐胎，首次胎动一百天，足月三百天。分出四肢四十天，转动八十天，降生二百四十五天。这些说法不一定对，已发现有的天数多，有的天数少，但大致不差。

43. 各部位骨折后需要营养如下：鼻孔十倍于平时；下颌、锁骨和肋骨二十倍于平时；前臂三倍于平时；小腿和上臂四倍于平时，大腿五倍于平时。但可略有出入。

44. 血是液体又是固体。液体的血有好有坏，固体的血也有好有坏，万物的好坏都是相对的。

45. 状态动摇不定。

46. 有营养的力量胜于无营养的质量，有营养的质量胜于无营养的力量。两者都存在于干湿物之中。

47. 取和予看似两回事，然有取必然有予，便是一回事。

48. 血管搏动和肺脏呼吸因年龄而异，二者是否协调是健康或有病的征兆，或偏向有病，或偏向健康。因为呼吸的空气也是营养。

49. 或液体营养物较固体营养物易变化，或固体营养物较液体营养物易变化。难变化的东西难消化，易增添的东西易消化。

50. 需要快速补益时，选用液体药物。若要补益更快，选用气体药物。补益需缓，选用固体药物。

51. 除骨头与肌腱外，结实的肌肉比其他部分难消耗，经受过锻炼的部分抵抗力强，因而不易消耗。

52. 脓由肉化成；脓样的淋巴常由血与湿性化成。脓是疖肿的营养，淋巴是静脉和动脉的营养。

53. 骨髓营养着骨头，骨痂因之形成。

54. 力量使万物增长、营养、生育。

55. 水汽是营养的运输工具。

预后论

1. 我认为，对一位医生来说，预测是一件极好的事。因为，假如你在临床上独立发现并断言病人的现在、过去和未来，因而弥补了病情记录的不足，人们便会相信你比别人更了解病情。于是，人们会毫不犹豫地请你治疗。换言之，如果你能从现有症状预知以后会发生什么，就会取得最佳的治疗效果。现在，让病人都恢复健康是不可能的。确实，能做到这一点比预测未来更重要。然而，现实是人总是要死的，有些是由于病情过重未及请到医生，有些是医生请到后很快——活一天或略久，医生的艺术还未来得及同疾病斗争——便死亡了。因而，了解这些疾病的特点是必要的。这些病比人体的抵抗力强多少？怎样预测它们？这些都要知道。这样做，你必将赢得声誉而成为一个高明的医生。在日后工作中，你会在处理急症病人时施展才能，挽救那些可能恢复健康的人。同时又不会因为死人而受到责备，因为你知道并且预先宣布了哪些人会死，哪些人可能好转。

2. 治疗急性病时，医生必须按照这样的方式进行检查。首先，检查病人的脸色，看是否与健康人一样，特别是和他平时是否一样。如果很像，将是最佳之兆。假如特别异常，就是最危险的兆头。异常的表现可能有：鼻子尖削，眼窝凹陷，两太阳穴塌陷，双耳发凉、皱缩，耳垂乍起，面部皮肤发硬而紧缩、干燥，面色晦黄。假若病人一开始即呈现这种面容，而且假设还不能参考其他症状做出一个完整的预后估计，你必须继续观察，看病人是否一直不眠，是否一直腹泻，以及他是否一直觉得饿。假如上述任何情况都确信无疑地存在，你无妨认为危险不很大，一昼夜后便会出现分利。但是，如果不能做到如此有把握，而且在一昼夜内尚无好转，则应知道这是死亡之兆。当面容如上述，而病情迁延超过三日，则应继续依我上述指示进行检查，检查还要包括全身一般情况、双眼情况以及其他。假如双眼畏光，或不自觉地哭泣，或眼歪斜，或两眼不等大，或眼白处发红、发紫或出现黑色静脉，眼球周围有黏液，眼球不停地转动或凸出，或眼球明显深陷，或者脸色全变，应想到病情恶化——其实是要死了。必须在患者入睡时检查双眼的部分表现。假如闭眼时露出部分白眼球，若原因不是腹泻或用泻药，且病人习惯上不这样入睡，这是预后不良的铁证。如果又出现了眼睑、嘴唇或鼻子歪斜、发紫，你必须知道，死亡就在眼前。双唇松弛、下垂、发凉且很苍白，也是将死的铁证。

3. 医生检查时，病人应该左侧卧或右侧卧，手臂、颈和腿轻度弯曲，并且全身放松。这正是大多数健康人的卧式，而且一般健康人的最佳卧式是非常相似的。不过，仰卧，将上下肢都伸直也较好。如果病人弯腰驼背，仰卧时双脚不能放在床上，这种姿势比上述姿势令人担忧。如果看见病人赤着脚，双脚并不热，并且都裸露着，这也是不佳之兆。因为这意味着痛苦。睡觉时总张着嘴，仰卧但双腿弯曲叠在一起，也是一种死症。若病人平时不习惯伏卧，现在却伏卧，亦非佳兆。因为这意味着谵妄。或者腹内剧痛。还有，在急性病中，当病情发展至高峰时，病人都希望坐起来，此乃不良之兆。肺炎患者若如此则极其不好。如果不是从小形成的习惯，患了热病却咬牙，象征着躁狂和死亡。假如咬牙再伴随谵妄，则为死症无疑。

假若患者病前或病中出现疮疡，应予特别注意。因为，将死的病人，他的疮疡不会出现发紫、发白、发硬等变化。

4. 关于手臂运动，我观察到下述事实。在急性热病，如肺炎、脑炎和头痛时，如双臂在脸前移动、在空中乱摸、循衣摸床、在墙上乱抓，这一切都是死症。

5. 呼吸急促表明膈上器官有疼痛或炎症。呼吸深而慢，表示谵妄。口鼻呼气发凉示距死期不远。呼吸良好，在一切急性病中必然意味着恢复的可能性很大。如果是热病，则四日内将发生分利。

6. 在全部急性病中，若出汗发生在关键日期，则预后极佳，热势将全退。出汗遍身也是佳兆，处此状况的患者，病情必然好转。出汗而无上述特点者则不佳。倘冷汗仅多见于头部和颈部，则预后极差。因为此种冷汗在急性热病表示将死，在温和热病表示病将迁延不愈。

7. 两侧季肋部对称且柔软、无疼痛，为正常。如果发现发炎，疼痛，饱满而有张力，或两侧不对称，都应警惕有病。如果季肋部出现悸动且出现于深部，则表示人体失调或谵妄。应该检查此种病人的眼，倘眼球迅速运动，可以预测患者将发狂。

季肋部肿痛发硬并广泛弥漫发展很危险。若此种情形见于一侧，则左侧危险较小。此种肿胀一开始就预示着死亡的危险。但是，若发热超过二十天而肿胀仍不退，则已发生脓肿。此种患者开始可能有鼻衄，这很有好处。但医生应进一步问患者是否有头痛或视物不清。因为出现上述症状之一时便可断定疾病将向这一方向发展。三十五岁以下的病人较易发生鼻衄。患者季肋部柔软，无疼痛，肿胀，手压无抵抗，则分利出现较迟，而且较上文所述的类似症状危险性小。但是，如果发热持续长达六十天以上，而肿胀仍不消退，则为化脓之兆。而且，腹腔内任何部位出现的肿胀，其病程均相同。疼痛、发硬、范围大、肿胀，表明死亡的危险即将出现，柔软、不痛、手压无抵抗，则病情发展缓慢。

腹部的肿胀较季肋部肿胀更少化脓。脐下的肿胀最少化脓。上腹肿胀者最易出现鼻衄。但是，这些区域的肿胀只要迟迟不消退，必然会化脓，应收集其脓液以便判断。脓液外溢流出彻底，脓肿可缩至很小，则预后良好。当脓肿尚未扩散至外部时，能向肠腔溃破则最好。溃破时无喷射、无疼痛。所有向外溢者，脓液的颜色均一致，色白、细腻、均一。怪味最轻的脓液预后最好。反之，预后恶。

8. 急性病导致的水肿，预后均欠佳。此类患者，热不退，极痛苦，以至丧生。大多数水肿先出于肋部或腰部，亦有发生于肝区者。一旦肋部或腰部水肿，则足部肿起，且慢性腹泻折磨患者，此种腹泻既不能缓解肋部和腰部的疼痛，也不能使腹部变柔软。但是，一旦水肿始于肝区，患者便频频干咳，同时双脚肿起，而且里急后重，排便极少。脓肿绕腹部蔓延，或向右或向左，时起时落。

9. 若腹部及躯干温暖而头部、双手、双足发凉，便非佳兆。反之，若全身一致温暖且柔软，则为佳兆。

患者翻身时应很轻松，若翻身时身体沉重，尤其是手足不便，此乃相当危险的迹象。此外，若还有指（趾）甲及手指发紫，可预测不久将死。但手足发黑而非青紫，则危险较小。不过一定要同时注意其他症状。因为假若患者正坚持与疾病对抗，在上述症状出现前已表现出有恢复的希望，则该病可转为脓肿，结果患者的肢端发黑或青紫消失而康复。

阴囊或舌头回缩是疼痛或死亡的征兆。

10. 至于睡眠，患者白天清醒及夜间入眠时均应习惯自然。若姿势异常便非佳兆。若患者清晨入睡，午前早醒，便小有不利。此后入睡益加不利。倘日夜不眠，害处最大。此时患者必有疼痛或悲伤，且出现谵妄。

11. 健康人大便最好软而成形，定时排便，大便与进食多少成比例，此种大便表明肠下部健康。若腹泻而无肠鸣，病情为顺，此时大便应不频繁，量不少。患者若频频起床大便，必然疲劳而睡眠不足，而且排便量多，有衰竭的危险。所以，因进食多少不同，最好能日间排便二至三次，夜间排便一次。清晨一次排便量最多，这在有些人已成为习惯。当疾病接近分利时，大便应变干，其颜色为橙黄色，且不过分臭。病近分利时若有圆虫随粪便排出，亦多为佳兆。无论患何病，大便最好是软而成形。大便太稀，或色白，或黄绿，或多泡沫，均系恶兆。大便量少而黏滞、色白、发绿且细腻，也不好。但是最不好的大便是色黑或紫或呈油样或呈铜绿色并有臭味的。大便长期变化不定，说明患者无危险，比如大便可量少，或量大，或葱绿色，或黑色，等等。这种变化可以是一过性的，也可以逐渐发生。

腹胀时排便最好是无声的，非爆发性的。尽管排便时有响声，也比时时中断滞留于腹内好。若病人排便中断，表明他正在难受，或神志昏迷，否则腹胀是假装的。但是，新近发现的不伴炎症的季肋部肿痛，可因季肋部发出“咕咕”响声缓解。倘此时伴有大小便，尤其可喜。当然，只排虚恭也有好处。季肋部肿痛降至下腹部时，也有利于患者。

12. 小便内有白色细腻的沉淀，最为正常。即使病后至分利前一直如此，亦无不妥。此种小便是病程不长便能恢复的明证。但是，如果小便有时清亮，有时带白色细腻沉淀，则病情将绵延而不易恢复。若尿色发红，沉淀亦发红而细腻，可保证恢复，唯此种情况病程较上述病例为长。尿中沉淀如生饭则非佳兆，甚至较雪花样沉淀预后更坏。稀薄的白色沉淀预后很坏，甚至较麦麸样沉淀更坏。尿中云状悬浮物以色白为佳，色黑为恶。和尿色淡薄一样，橙黄色尿液表示疾病尚未成熟。如果病情迁延，而尿呈此种特点，则在疾病成熟前患者随时都有危险。尿味愈臭、愈稀，愈黑、愈稠厚，病情愈重。对成年男女来说，黑色尿最危险。水样尿对儿童最危险。无论何时，稀薄而粗糙的尿持续日久，并有其他预示恢复的症状，则会发生膈下脓肿。如脂肪样物像蜘蛛网样布满尿液表面，应予高度警惕，因为这是痨病的征兆。尿中有云状物时，无论在底层还是在表层均应检查。在底层且悬浮云状物的颜色好，这是医生所希望的。而表层的云状物，如我前述，颜色不佳，应想到预后不良。但是，若因膀胱本身的疾病致使尿液有如上特点，则可无虑，因为这并非全身的症状，仅局限于膀胱。

13. 呕吐能极全面地混合痰液与胆液。当呕吐物量不大、不稠时，呕吐对人体颇有好处。混合不全的呕吐最危险。若呕吐物呈黄绿色、青紫色、黑色，无论见于何病，均应视为恶兆。见紫色呕吐物则死亡在即，呕吐物必有恶臭。故凡呕吐物腐烂发臭，则病情危急。

14. 双肺及两肋疼痛时，痰液以迅速而容易咳出为佳，而且痰液应呈均匀一致的黄色。因为疼痛日久，黄色痰液应被咳出。若痰液橘黄，或咳嗽剧烈，或痰色不均一，均颇系不良之兆。因为黄色痰液未曾混合，有危险性，不宜滞留体内，而白色黏液完全无危险。浅绿色以及多泡的痰液也可视作不良症状。假若体液不调和以致痰液外观呈纯黑色，此种迹象尤应警惕。若干咳不止、咽喉部憋胀，且痰多泡沫，应视作病情严重。在所有肺病中，上述症状对感冒和喷嚏是不利的。但是，其他危重病都受益于喷嚏。肺炎初期有少量血与黄色痰混合被咳出，此是患者恢复的良好兆头，若发病后七天再咳出则不太好。如果不能消除疼痛，一切痰液都是不好的。不过其中最不好的是我已提过的那种黑痰。同样，疼痛因吐痰而消除，对每一个病例都是好的。

15. 对使用祛痰、通便、放血、泻下和摄生法之后才能消除的疼痛，应该想到有积脓。这种当痰液尚呈胆液样时便形成的积脓，不管是胆液和脓一起还是依次排出，都是非常致命的。特别是病后第七日，当积脓呈胆液样时，除非恰好出现某些好兆头，患者便抵达死期。好兆头有这样几种：从容地与疾病斗争，呼吸良好，无疼痛，痰易吐出，全身温暖柔软，不渴；尿、大便、睡眠、出汗均如我多次提到的那么好。如果所有这些症状同时具备，则病人不死，如果只具备某些症状而非全部，则病人延长寿命至第十四天后死。恶化的症状与上述症状相反。与疾病对抗困难，呼吸深而快，疼痛不止，咳嗽费力，严重口渴，全身冷热不均，腹部和两肋发烫，前额、两手、两脚发凉，尿、大便、睡眠和出汗情况像我多次提到的那样坏。若上述痰伴有这些症状之一，则患者在十四日前死亡。于是，必然得出这样的结论：由于此种痰液十分致命，病人不可能存活十四日。你一定要记下好的和不好的两方面征兆，由此得出你的预言。照此行事，你将预测无误，许多别的积脓会破溃。有的在第二十日，有的在第三十日，有的在第四十日，而其余拖延至第六十日。

16. 要知道，计算积脓的日期要从患者第一次被袭击的日子算起，那一天他发热、寒战，或有旧病的地方发生沉重感。这些症状发生于开始积脓时，而后，积脓经过一段间歇期，在上面提到的那些日期破溃。积脓可能只在患者身体的一侧，这时让病人翻身进行检查，看该侧是否有疼痛处。如果一侧比另一侧热，应问病人当他朝向健侧卧下时，是否觉得体内有重物垂下的感觉。若有，积脓便是一侧的，且有脓的一侧沉重。

17，积脓可由下述症状判断。首先，发热从不停止，日间轻夜间重；大量出汗，病人总想咳嗽，但咳不出什么东西来，眼凹陷，双颊潮红，指甲隆起，手指尤其是指尖发热，双脚浮肿，脓疮遍身，食欲消失。

日久不愈的积脓新近又出现早期症状时，比如定时发生呼吸困难，该病的存在便确切无疑。积脓破溃的早晚取决于下述征象。若发病即有疼痛，若咳嗽，吐痰持续不愈，破溃可望发生于第二十日或更早。若疼痛较轻，其他症状也相对较轻，则破溃推迟。破溃前一定会出现疼痛、呼吸困难及吐痰。

积脓患者恢复时主要有下述表现。他们多在积脓破溃后的同一天退热，食欲迅速恢复，口渴消失。这时大便量少而干，脓液色白细腻、颜色均匀，停止吐痰，不痛，不咳嗽。这样恢复最快、最好。症状类似但不十分典型者恢复亦较好。死亡者则于破溃后退热迟延，且退热不彻底，时有反复，口渴而无食欲，大便泄泻，脓液色黄而紫，内有大量痰液和泡沫。具有上述全部症状者死，具有部分症状者或死或日久方愈。正如对其他病例一样，对此类病例的判断来自对症状的全面综合。

18. 若肺炎患者耳下方化脓、积脓，并有瘘管，即能恢复。对此类病的判断如下：若疼痛尚未止，痰液不正常，大便不稀、不呈胆液样且不调和，尿不很浓、无大量沉淀，并有其他良性症状，则耳下积脓在发热未退时出现。脓肿形成时，只要季肋部出现痰液，脓肿位置即在上部。如季肋部一直柔软而无疼痛，脓肿的位置便在下部。这时患者会有暂时性气短，原因不明。双腿化脓对严重而适值紧急关头的肺炎有利，但最好出现在痰液已完全变熟时。若肿胀和疼痛同时出现在痰液由黄色变为脓性并正在排出时，患者有相当把握能恢复，而脓肿亦会迅即痊愈而无痛苦。然而，若痰液排出不畅，且尿中无良性沉淀，则有四肢功能受损的危险，并可出现其他麻烦。因此，若脓肿消失而无痰液排出，同时持续发热，则预后不良，患者或谵妄，或死亡。当积脓作为肺炎的结果发生时，老年患者更易于死亡。其他类型的积脓，青年人更易于丧生。

19. 伴随发热出现的腰部及腰下部疼痛，倘转而波及膈肌，则致命。这时要注意其他症状，倘其他症状亦现恶化，则患者无望。但是，若疼痛波及膈肌而其他症状不现恶化，则将出现积脓。

膀胱疼痛而发硬常非佳兆，且一旦发现持续热，便将致患者于死地。此类患者常不排大便，但亦可吃力地排出干大便。该病可因排出大量脓性尿而解除，尿中有白色细腻沉淀。若尿不见好，膀胱不见软，热不见退，患者在发病早期便会死亡。此类病痛常见于七至十五岁的儿童。

20. 发热出现分利每在同一日，患者或死或愈。最轻的发热，其他并发症状亦轻，在第四日或更早热退。最恶性的发热，其他伴随症状亦危重，在第四日或更早病死。热病的第一阶段均于此时（第四日）结束，第二阶段延续至第七日，第三阶段至第十一日，第四阶段至第十四日，第五阶段至第十七日，第六阶段至第二十日。故多数急性热病，自发病至第二十日，保持每四日为一阶段。从中可发现病愈或病死日期。但均不可以整日计算，正如太阳日及太阳年不能以整日数测量一样。

此后，同样有发热、分利和间歇。第一阶段为三十四日，第二阶段为四十日，第三阶段为六十日。经过一段迁延之后，预测分利出现的时间很困难，因为病情变化不像发病初期那样有规律。但是，自第一日起，你必须注意并考虑每四天结束时会出现什么问题。这样，结局便不出你所料。三日热的性质也遵循此种秩序。那些略一间歇便再次发生分利的病例，比较容易诊察出来，他们的情况与起病时非常不同。呼吸平稳轻松、无疼痛、夜间入睡、全身情况良好者即将恢复。垂死的患者呼吸困难，不眠且谵妄，全身情况恶化。预先掌握这些概念，你一定会在疾病接近分利时做出预后判断。产妇患热病，按同样规律发生分利。

21. 剧烈而持久的头痛，假设再有其他危险情况，是极其致命的症状。不过，若无其他危险症状，疼痛持续过二十日，应推断会出现鼻衄或下半身脓肿。若头痛系近日出现，特别是当头痛在太阳穴以及前额时，医生必须在鼻内找出血处或化脓处。三十五岁以下的患者易发生鼻衄，年纪更大的人易发生化脓。

22. 耳部剧痛伴有持续高热是危险症状，病人此时易发生谵妄而死亡。

此型患者变化无常，医生必须高度重视所有从发病第一天便有的症状。较年轻的病人患此病死于第七日或更早，老年人因较少伴有发热和谵妄，化脓亦快，死亡反而晚得多。然而，老年人常复发，大多数终于死亡。相反，较年轻的人常死于耳部化脓前。当耳内流出白色脓液且伴有其他良性症状时，较年轻的患者可望恢复。

23. 咽部溃疡伴有发热是重病。假如其他久已视作不良之兆的症状同时出现，则可预言患者在危险中。咽峡炎是一种很重、很快致命的病。当咽部两侧及颈部均不见损害而疼痛很重，患者端坐呼吸时，发病第一天、第二天、第三天、第四天均可窒息死亡。咽部有红肿的患者，一般情况与上例相似，亦属死症，唯可较上例拖延时日。当咽部及颈部均发红时，病情愈易迁延，若颈部、胸部发红，而丹毒不向深部发展，则大多数可恢复。若患者不能无痛苦地咳出脓液，则丹毒在关键日不会消退也不会在体表形成脓肿，这预示着死亡或丹毒复发。最有希望的征象是发红尽可能地被限制在体表，入肺时会导致谵妄。此种病例通常转为积脓。

切除或用柳叶刀刺破悬雍垂是危险的，因为它发红肿大时，这样处理会同时引起发炎和出血。因此，这时应试用别的方法减轻肿胀。不过，若它完全化脓，形状如葡萄，同时其上部已变薄，这时手术是安全的。如果时间允许，患者又无窒息情况，手术前能顺利地解一次大便则更好。

24. 任何病例，患者在关键日热不退，亦无其他恢复迹象，则极易复发。假若发热迁延，即使患者的情况预示着恢复，疼痛不因发炎或其余上述症状持续，亦可预测有化脓，且伴有下肢关节肿痛。患者不满三十岁时，此种脓肿较常见，而且出现较早。若发热持续二十天以上，你应立即猜测到发生了脓肿。但是，对老年人来说，即使发热的时间再长些，这种可能性也较小。如果发热持续不退，你必须预测这是一种化脓型的。然而，假若它的发作和间歇有规律，这种情况又发生在秋天，则变成三日热。正如脓肿多见于三十岁以下的人那样，三日热发生于三十岁以上的人。你必须明白，冬天更容易发生脓肿，而且痊愈所需时间较长，但复发的危险性较小。

如果热病患者无生命危险，而感到头痛、眼黑，又觉得烧心，则即将发生胆液性呕吐。若同时还伴有寒战、季肋部发冷，呕吐将更快地发生。若患者此前进过饮食，则将很快呕吐。若此种患者发病第一日即有疼痛，则在第四、五日感到很痛苦，第七日恢复。不过，其中大多数人第三天感到疼痛，第五天最重，第七天恢复。若他们第五天才感到疼痛，此后的症状酷似我前面描述过的那样，则第十四日将会出现分利。成年男女大都体验过间日热，年轻人也体验过间日热，但是更常见的是更持久的热病以及真正的间日热。

凡热病患者有头痛，且视物模糊而非眼黑，或眼冒火星、不烧心而两侧季肋部胀满，又无炎症及疼痛，则不必担心呕吐，而可期待鼻衄，发生此种鼻衄者以青年人尤其多见。二十岁以上者鼻衄较少，他们更易于发生呕吐。

若发热急剧而无大便，儿童患者易出现抽风。若他们不能入眠，而且恐惧、呻吟，或脸色变黄、变紫、变红等，也是抽风的预兆。七岁以下的儿童最易出现抽风，更大的儿童及成人发热时除非伴有很重很剧烈的症状，比如在脑炎病例中那样，是不会抽风的。无论大人孩子，也无论将死将活，你都必须结合全部症状进行推断。正如我在上文中多次在不同病例中叙述的那样，我的论述适于急性病及其全部伴随病症。

25. 谁要想准确地预测哪些人会恢复，哪些人会死，病情拖延的日子多于或少于多少天，都必须彻底地了解全部症状并有能力评论它们。要正确地判断两种对抗的力量。如我上面所说，应特别重视尿和痰液异常，及时地发现地方病。不要忽略季节特点。而且医生必须明确地认识特异征象和一般症状。无论何时何地，不良征象暗示某种坏结果，良好征象暗示某种好结果。在上文提到的利比亚、戴洛斯、赛伊齐亚三例中，我已说明这种意义。故人们必须清醒地认识到，如果学得好并能恰当判断评价，在绝大多数病例中，将能得出正确结论。不要因为我的叙述中忽略了病名而遗憾，因为你可以通过它们有同样的症状，在我提到的某些时刻发生分利，而辨认出这些病来。

急性病摄生论

1.《Cnidian 格言》一书的作者们已正确地叙述了各种病人的经验以及他们的争论。其中有那么多甚至外行人通过细心地调查病人体验的特点也能正确地叙述出来。但是，还有许多是医生应该知道，然而患者不告诉医生，医生便会忽略的。各人的有关知识因生活环境不同而异，这在某些病例中对解释症状是重要的。

2. 他们解释症状总是着眼于选择正确的治疗方法。我对此事的见解在很多方面与他们不同。而且不仅因此，还由于他们使用的药物种类太少而批评他们。除急性病外，他们的大部分处方都是使用泻药，即在适宜时机给患者喝乳清和全乳。

3. 正因为这些药物是好的，它们也适用于 Cnidian 推荐的那些疾病。但它们很值得介绍，虽然在那本书里介绍得很不够。情况不是总这样，后来的修改者讨论每一病例所用药物时，提出许多的科学见解。不过，事实上这些古代医生没有提到摄生法的治疗价值，这种疏略是该书最大的缺点。还有，许多短语和每种病的分类令人费解。尽管他们企图清楚地宣布每一种疾病的分类数目，但理由却是错误的。因为假若病人的症状稍有区别便有一个新的诊断，那么病名的数目就数不胜数。相反，有限的病名便足以表示疾病性质的变化。

4. 我推荐的命名方法着眼于医学艺术整体。确实，一切良好或正确的操作应该在各种情况下被顺利而正确地实施。该快做就快做，该灵巧的就灵巧，该无疼的就要设法以最无疼痛的方式去做，而且所有的操作应该用比我们的同行更出色的方式完成。

5. 我很赞赏医生处理招致众人死亡的急性病时所表现出的优点。古代命名的急性病有胸膜炎、肺炎、脑炎、疟性热以及与此类似的全身持续性发热。尽管从来没有笼统的瘟疫流行，疾病只是各自发生，急性病造成的死亡仍是其他疾病致死总和的许多倍。

6. 现在外行人不能准确地辨别谁是高明的医生，却非常赞成或讨厌陌生的药物。因为千真万确，强有力的证据表明普通人对如何恰当地处理急性病十分无知，结果骗人的庸医却得到医生的声望和尊严。学会急性病中常用药物的名称很容易。既然同样开出大麦水、葡萄酒或蜂蜜酒的处方，那么好医生，差医生开的都一样，他们都开同样的药物，谈不上好坏。然而并非如此，在这些方面医生之间的差别是很大的。

7. 这些事项连医生也不甚清楚，因此我有必要写出有关的内容。这些知识是重要的，正确掌握它会造福于患者，否则会贻害于病人。比如，至今不明白为什么有些医生认为急性病患者始终需食用大麦粥，别的人认为病人吃大麦粥时最重要的是不能有颗粒，若有颗粒害处极大，应该给病人吃经布滤过的大麦汁。另有些人主张粥不能稠也不要稀薄如水。有的主张七日内不宜食粥，有的则一直限制到发生分利。

8. 当然现在的医生即使没学到什么也根本不会提这样的问题了。然而医学艺术作为一个整体，在某些俗人看来仍然是门很糟的艺术，以至于人们认为根本就没有什么医学艺术。这是由于在开业医生之间对急性病用药的看法出入很大。一个人经过深思熟虑选择的最佳药物，另一个人可以认为不好。而外行人趋于主观地认为医生们的艺术类似占卜。占卜者同样以鸟占吉凶，有的说鸟在左手为吉，右手为凶，有的则说法相反。内脏检查在不同的诊所得结果也与占卜类似——经常说法不一。

9. 但是我敢肯定这种检查从整体看是有益的，是非常重要的，是被艺术接受的。其实它对病人恢复健康、正常人保持健康、运动员训练影响很大，即实现了每个人的愿望。

10. 现在，我想患急性病时大麦粥确实比其他各类食物更值得推荐。我希望人们优先推荐大麦，是因为它饱满光滑、坚实细腻、温和柔软、止渴除烦、润肠通便。此外还有其他可贵的性质，它既不收敛止泻，也不会坏肚子。在煮沸时，它的最小的颗粒都碎了。

11. 急性病患者吃这种粥一定不要快。一般说来，每天都应如此，而且除非为了用泻药，不能间断。平时一日习惯两餐者，每天只吃两次粥。平时只习惯每日一餐者，只在第一天吃一次粥。渐渐地如果有些人感到还想吃，则可多吃一次。一开始，少量进食已足，粥不宜过稠，掌握适度，实际上就是照顾平时习惯。以免过于饥饿。

12. 关于是否增加服粥的量，如果病情较预想的性质更干，则不要增量，而是在吃粥前给他喝蜂蜜酒或葡萄酒，这两种酒无论哪一种都是适宜的。稍后还将说明每种病情下适宜吃什么。若口中湿润，痰无异常，便按常规增加大麦粥的量。口中湿润出现得早，说明分利亦将来得早。反之，湿润出现得晚且口水少，说明分利来得迟。大体上病情如上所述。

13. 在预后中必须运用的许多重点业已谈及，稍后还将就此讨论。肠愈近于完全净化，大麦粥进食量愈应增加，直至分利。在特殊情形下，分利后两天内仍予增量。在这种情况下，由于引导你设想分利会发生于第五、第七、第九天，于是便相信双数日及单数日均可能出现分利。再后，早晨一定要服大麦粥，但晚上需改吃固体食物。

14. 上述常规对一开始便进食大麦粥的人大体是有用的。因为在胸膜炎病例中，疼痛立即停止，一旦痰能吐出来，便使用吐泻法使体液净化。体液净化彻底后，积脓便不易发生。与采用其他摄生法相比，发生分利比较简单明显，且较少复发。

15. 大麦粥应当用最好的大麦做成，并尽可能多煮些时间，特别是当需要用比纯浆还要细的粥时需要久煮。由于大麦粥的优点之一是它的润湿性，故吞咽时不会造成任何损害，或黏附于什么地方而刺伤或阻碍胸内通道。除了它的润湿性质外，煮得最好的粥最能止渴，最易消化，而最少刺激。所有这些优点正是病人所需要的。

16. 为了达到治疗目的，服用这种大麦粥要求有一定的辅助条件，如果这些条件不具备，将会导致多方面的损害。比如，分娩时服大麦粥不必先将肠内食物排空，假如那样做会加重已有的疼痛，或引起新的疼痛，而且呼吸会更快。这种情况是有害的，除引起季肋部、下腹部和膈部不适外，还会使肺变干。此外，假如一侧持续疼痛且不因热敷缓解，同时痰液不能吐出，变成不成熟的黏液，这时先不要用通便、放血法止疼，而应当服用大麦粥，因通便、放血这时均被证明是可以迅速致命的。

17. 鉴于上述及类似理由，服用未曾滤过的大麦粥的人死于第七天或更早，死亡者或出现谵妄，或端坐呼吸窒息。由于发现死后一侧肋下发紫，古人认为这些患者罹难乃是由于受风。对这种现象的解释是死亡发生在疼痛缓解之前，因为他们突然发生呼吸困难。吃力而快速的呼吸，如我以上所说，使痰变成不成熟的黏液而不能排出，阻塞在支气管通道内，故而出现窒息（或端坐呼吸），死亡通常发生在这一时刻。其实，仅有痰液妨碍吸气时，呼气会迅速将痰排出。所以，一个故障加剧了另一个故障，痰液障碍使呼吸加快，快速呼吸又使痰变成黏液，妨碍痰被清除。这种打击不仅由于不合时宜的大麦粥导致，更由于病人进食了比大麦粥更不适宜的东西而出现。

18. 现在来权衡其必要性。服用纯大麦汁，实际上同食用麦片粥是一回事。只是当什么也不吃只喝水时，二者有所不同。一般来说应遵循以下规则。

19. 患者若近期曾进食且肠胃未排空，若开始发热，无论疼痛与否，给患者进食大麦粥直至他觉得食物已降至肠子下部为止，可以抑制发热。如果喝水，可能会有疼痛。若喝醋蜂蜜汁，则冬天喝热的，夏天喝凉的。若极渴，应喝蜂蜜酒和水。过一段时间，可能出现疼痛或其他危险症状，这时大麦粥喝得不要太多太稠。若体力保持良好，则第七天以后可食大麦粥。如果患者近期吃的食物未能下行到肠子下部，对年轻力壮者，可给予灌肠。若患者体格太弱则给坐药，但排便总不会像平时那样好。

20. 以上是关于服用大麦粥的时机问题。医生必须极细心地观察发病时的症状以及全病程。当双脚发凉时，必须停止服用大麦粥，尤其不要给水喝，双脚温暖后可以再服大麦粥。记住这种时机对处理各种疾病都是很重要的，尤其是处理急性病。对大多数伴有高热的危险疾病也很重要。首先服用纯大麦汁，然后服用大麦粥，对以上提到的指征高度警惕。

21. 若肋部出现疼痛，无论发现早晚，首先用热敷法使之消散。最佳热敷用具是装热水的皮口袋，或者装热水的膀胱，或铜制的、土制的容器。先垫以柔软物，以免不适。还有一样好用的东西，是一块大的、柔软的海绵。海绵先浸入热水，而后再拧一下使用。但是，一定不要把热物敷在肋部上方，这样做会使肋部胀起并持续很长时间。此外，当患者呼吸情况很难改善时，热敷能防止水气随呼吸进入肺。大麦或豌豆都一样：浸入较平时食用者更酸些的醋里煮沸后，缝入一个口袋，便可用于热敷。麦麸也可同样使用。干热敷时炒过的食盐和小米装进毛线袋中最好用。小米质轻，又有安抚作用。

22. 这样轻轻地热敷也可缓解弥漫到锁骨部的疼痛。而且，除非疼痛涉及锁骨部，放血疗法的止疼效果没有这样好。若用热敷法后疼痛仍不缓解，则不可热敷时间过长，以免肺部干燥或积脓。不过，疼痛若向锁骨扩散，或觉得手臂沉重无力或胸部及膈上有沉重感，则应毫不犹豫地切开肘部的静脉放血，放血量需稍大，直至流出的血变红或变紫，而不应在血色淡红时停止。上述变化均可出现。

23. 若疼痛在膈下且不向锁骨方向扩散，腹柔软时应用黑藜芦或大戟，藜芦与邪蒿、桔茗、茴香或其他芳香草药混合或大戟汁口服。实际上，这些成分混合后发生了协调的化合。黑藜芦引起的腹泻对分利的作用比大戟还好。但大戟消除腹胀要优于藜芦。而且，除排泄各种体液外它们还能止疼。这是我知道的最好的配方。不过它们都有些苦味或别的令人不愉快的味道，当掌握的量、颜色和性质不当时，会使病人怀疑其效果。

24. 服过泻药之后应立即给病人服大麦粥且不宜少于平时服用的量，不过有些人揣测，当泻药开始发生作用时再服大麦粥可能更好。当腹泻停止时应减少大麦粥的量，而后若疼痛停止，且无副作用，便逐渐加量。

25. 若必须服用纯大麦汁，我建议遵照同样的规矩。因为我认为，总的来说服泻药后立即服用大麦汁，不让患者饥饿，要比饿几天为好。若间歇期未发生分利，大麦粥可于第三、四、五、六、七天服用，对此类病例亦须做好前面提到的准备工作。

26. 以上是我对服用大麦粥的看法。至于喝水，怎样掌握患者喝的水的性质，我想给以同样的一般性指示。我确信，医生的实际工作法恰恰与此相反，他们在病初都希望先让患者饿三五天，然后再服大麦粥或喝水以使病情减轻。也许，当体内发生剧变时，他们想用另一种剧变（饥饿）来中和。

27. 引导变化不是小问题，必须有把握地正确地控制它的发生。即使变化出现后，进食问题也必须给予更精心的注意。若变化不正常，服用大麦粥会非常有害，甚至只喝水、只喝大麦汁也同样有害，但只喝大麦汁可能稍好。

28. 医生所做的研究必须包括健康人怎样摄生才会受益。毫无疑问，若人们健康时发现一种摄生法与别的方法效果区别很大，假如这是一种新的摄生法，那么在患病时，也会产生很不同的效果，在急性病中效果则更为不同。不过，假如饮食保持不变，则通常使用的简单的饮食较突然发生剧烈变化的饮食更加安全且有益于健康。这是显而易见的。比如，突然使每日一餐者改为两餐，两餐者改为一餐都会引起虚弱。不习惯吃午餐的人一吃午餐马上就会觉得无力、全身沉重、虚弱或迟钝。若他们再进晚餐就会打呃、嗳气。由于他们惯于腹内干燥空虚一段时间，而不习惯每天两次膨胀、两次消化，故亦可发生腹泻。

29. 对此种病例抵消其变化达到平衡是有益的。他们应该睡眠，不吃饭。比如人们晚饭后睡觉，冬天要保暖，夏天宜凉爽。若不能入睡，可采取多散步的方法，散步中不要停下来，然后就不必吃晚餐了。至多只需一点食物即可，还可以少喝一点水，那样不会稀释肠内容物。若一个人每日三餐，则会伤食。吃的次数越多，伤食越重。不过还是有不少人由于习惯了一日三餐而毫无痛苦。

30. 然而，确实有些人习惯了每日两餐，若让他们免去午餐就会无力、虚弱、倦怠疲劳，并且非常烧心。他们欲大便而难通，小便黄而热，大便干。有些病例有口苦、眼凹陷、两太阳穴跳动、四肢末端发凉。错过午饭的人大多不能吃晚餐。如果吃了就会觉得四肢沉重，睡眠不好，远不如平时吃过午餐那样好。

31. 由此看来，人们改变日常摄生规律半天就会难受。很明显，无论是比习惯多吃还是少吃皆无益处。

32. 假如一个人习惯与此相反，他每天只吃一餐，那么。当他严格禁食一整天后，再让他按平时数量进正餐，他就像那些习惯进午餐而又错过的人一样，吃过正餐后四肢非常沉重。若他严格禁食时间更长，而后突然进食，就会觉得更加沉重。

33. 然而，一个违背习惯严格禁食一天的人，若能照下述规矩抵消其一天的饥饿，就会因此而受益。他应该保暖、避暑、节劳，防止发生一切使人不适的事。其正餐可以考虑比平时吃得少一些，不吃干的，改食稀的。给他喝得不要太稀，要与所进的食物成比例。第二天他应吃点午餐，这样逐步近于其平素的习惯。

34. 有些人对这种饮食习惯的变化感到很痛苦，这是由于其上消化道是胆液性的。对禁食耐受性强的人，上消化道一般是黏液质的。故他们对改为每日一餐较为适应。

35. 现已充分证明，疾病的主要原因是生活习惯的剧烈变化，其中涉及我们的体质和习惯。因而，当疾病发展到高峰而且存在炎症时，不给患者适时进食，让他完全饿着，或突然让他多量进食都不可能是正确的。

36. 有不少人这样说：人的消化器官（在有病时）很乐意承受他平日习惯的食物，即使食物的性质并不好。关于饮料也有人这样说。他们认为，人们接受某些不坏的食物有困难是由于平时不习惯，对饮料也是如此。

37. 比如有这样一个问题，对有人吃了许多不习惯吃的肉、或大蒜、或罗盘草，或果汁，或果蒂，或其他什么本身具有强烈性质的东西，会比吃别的东西肚子更难受，人们不会太奇怪。但是看到人们吃下平日习惯吃的大麦饼、面包，消化器官就会紊乱，饱胀、胀气、肠绞痛，或者还会发生全身沉重、迟钝、口渴和突然饱胀，或吃下去的太热，因太干不易消化，或面包太粗糙或太细腻，或进食有些不习惯，如大麦饼干，过湿或过黏，新大麦面包对惯吃陈面包的人、陈面包对惯吃新面包的人，等等，人们就觉得惊奇了。还有喝葡萄酒和喝水，突然改变习惯也不行。此如习惯喝纯葡萄酒和习惯喝加水冲淡的葡萄酒的人，变换一下喝法，惯喝纯葡萄酒的人就会觉上腹部灼热，而下腹部胀气，惯喝加水葡萄酒的人就会觉得血管跳动、头沉、口渴。还有，对黑白两种葡萄酒的嗜好也不可突然改变，硬性改变则会引起身体很多异常。故人们对此类反应不必太感意外。比如喜欢喝甜酒的人不让他喝，不喜欢喝甜酒的人非让他喝不可，结果都会有害。

现在，我来为支持反对意见的人作一结论：有些人改变了摄生习惯，但身体无反应，要么是由于在长力气，需要增加食量，要么是由于衰弱，需减少食量。

38. 各种疾病的特点和轻重缓急何以不同，各人的体质、摄生习惯、日常饮食为何差异，自然也必须考虑。由于强行全面节制饮食直至疾病高峰期或成熟期往往有益，即使病人提出增加食量亦需特别慎重。后面我将提到什么条件下可以这样做。

39. 还有许多评论与已说过的、可行的内容密切相关。我还要提出一个更好的证据，它不仅与我一直讨论的内容关系密切，而且本身就是一个问题，故应首先着重讲解它。有过这样的情况：急性病患者在发病第一天就吃了固体食物，有的甚至在第二天吃了固体食物，还有的第一天便吃了麦片粥，而有些人甚至喝了奶酪加蜂蜜酒。新的摄生法无疑总是对旧方法的改进，不过令人费解的是这一次提前进食比禁食两三天后再按此种摄生法进食造成的危害小得多。不仅如此，假若患者在疾病达到成熟期前一直节制饮食，而后再吃上述东西，结果会极坏。除非病情极其温和，其后结果显然是死亡。然而，一开始这种情况还不那么令人难以置信，不过是非常难以接受。但是，我认为这一事实是一很有力的证据，它证明发病第一天不应该禁食各种大麦粥，最好是当天稍晚一点给犬麦粥或固体食物。

40. 于是，服用大麦粥和只服用大麦汁的人发生了完全的误解。前者不知道导致损害是由于开始服用大麦粥之前先禁食了两三天或更久，后者不知发生损害是由于开始进食时间选得不当。他们只知道在疾病成熟前行常规治疗，照例是不给用大麦水以防严重伤害患者。

41. 这一切都有力地说明医生未能正确地指导病人摄生。他们在病人需要先进食时让病人禁食，当病人需禁食时又给他大麦粥。一般来说，他们让病人停止禁食，服用大麦粥的时间总是严格掌握在换服大麦粥比禁食好的情况时。不过也有这样的例子，在吃大麦粥时病情恶化。

42. 有时，此种疗法致使头部流出粗糙的东西，胸部流出胆液样东西。患者受失眠的折磨。因疾病尚不成熟，患者很痛苦，易怒，谵妄，眼冒金星，耳鸣，四肢厥冷、尿不调和，痰稀薄、味咸、色淡而不均匀，颈部出汗，烦躁不安，吸气受阻，呼吸快而深，眼眉紧锁，十分虚弱，胸部坦露，双手颤动，有时下唇抖动。这些症状若一开始就出现，是剧烈谵妄的明证，患者常常死亡。若欲恢复只有寄望于伴发脓肿、鼻衄或咳出大量稠脓。否则，根本不能恢复。

43. 我确实没有见过医生能凭经验用恰当方法区别各种虚弱病人。他常不知道虚弱是由于饥饿、其他刺激、疼痛，还是由于急性病所致，也不知道损害由于各人体质和习惯不同，有多种多样的形式。了解这些知识会更安全些，一旦忽视便招致死亡。

44. 举例来说，当患者因疼痛或急性病而虚弱时，医生认为虚弱是需要营养的表现，而让病人喝水、进流食或固体食物是一种十分严重的错误。当然，不知道虚弱的原因是需要营养，因而使之加剧也令人遗憾，因为这种错误具有一定危险性。假若别的医生或外行人来病人家，看出了病情真相，并且给病人的饮食完全与前一位医生不同，从而对病人有明显帮助，这样真使那位医生哭笑不得，十分狼狈。假如公众认为是后来的医生或外行人纠正了错误而起死回生，那么对早来的医生来说真是莫大的冤枉，所以，此类病例的症状亦难以描述而逐一区别。

45. 现在，我将对已经排便的患者列举某些类似的事实。若全身已经过相当长时间休息不能恢复力气，又经过一阶段的静养，后来突然感到劳累，这表明将有可怕的后果。与此类似，人体的一些部分如双脚和四肢若长时期不习惯劳作而不注意休息，便会突然发生异常劳累。牙齿、双眼及其他器官也可能发生过劳，这是应该禁忌的。因为，即使床的柔软或坚硬与病人先前的习惯相反也会发生疲劳。室外睡觉与室内相反，会使人体僵硬。

46. 有一例足以说明这些病情。有个人腿上长了一个不轻不重的疖肿，其他情况一般。如果发病第一天他便卧床休息，保持患肢不动，就会比他治疗时不断步行发炎为轻，恢复也快。然而，如果他躺了五六天又起来走动，感到的疼痛就会比一直未卧床的人还重。如果他突然做许多运动，就会觉得比一面治疗、一面锻炼更疼。故而所有病例的一切证据，均证明无论从何种意义上看，各种突然变化都是有害的。

47. 因而，一个人长期禁食后进食过多就会损害肠胃，长期休息之后过度劳累，也会大受其害。这种害处比当初由正常进食到完全禁食导致的损害要大好多倍。不过，在这种情况下人体还是要休息。如果尽情运动后突然放松、懒散或停止运动，则肠子也会休息，不理睬其中有那么多食物，因而发生疼痛及全身沉重。

48. 因此，我们的许多论述都是针对各种摄生习惯的变化的。由于这种知识可用于各种目的，它在变化无常的急性病中特别重要。我们讨论的题目是从严格禁食到服用大麦粥间的变化。这种变化应遵照我的指示进行，而且在疾病成熟及其他症状如虚弱、小肠或季肋部受刺激出现前一定不能服用大麦粥。对上述情况我将依次述及。

49. 顽固的失眠妨碍食欲，此时饮食减少、消化不佳。但变化到另一极端——全身极端松弛、嗜睡，会使人多湿发胖、头重不适。

50. 以下准则指导我们决定何时给急性病患者喝甜葡萄酒、浓葡萄酒、白葡萄酒、黑葡萄酒、蜜蜂酒、水或蜂蜜醋。甜葡萄酒使头沉重的作用比浓葡萄酒弱，不醉人，通便作用较强，但会引起肝脾肿大，不宜用于胆液质人，它还会使人口渴。而且，它引起肠上部胀气，这种胀气与肠下部胀气不成比例。还有，甜葡萄酒所致胀气易在季肋部积聚而不移。总的来看，甜葡萄酒比浓葡萄酒和白葡萄酒通便作用强，而且它比别的酒更能祛痰。若喝此酒，口渴者祛痰作用小，若不渴则祛痰作用强。

51. 至于白浓葡萄酒，它最重要的优点和缺点我已在讨论甜葡萄酒时阐明了。它进入膀胱最快，有利尿和通便作用。对急性病有多种好处。尽管有些方面它的性质不如别的酒，但是对清洁膀胱是极有帮助的，只是要使用适量。这些就是对葡萄酒优点和缺点的论断，也是我的前辈留下的未定论的问题。

52. 出于以下的目的，暗色葡萄酒和酸涩的黑葡萄酒也可以用于急性病。若无头部沉重感、脑未受损、有痰、无尿闭、大便颇稀且有锐疼及类似情况时，以上两种酒最宜服用，以代替白葡萄酒。有必要进一步说明：葡萄酒越淡，对所有上半身器官和膀胱越无害；如果不太淡，将有益于肠子。

53. 急性病病程中始终服用蜂蜜酒，一般说来对大腹便便和胆液质的人不很适宜，对其他体质的人则无妨。它引起的口渴比甜葡萄酒轻，能润肺、止咳、祛痰。它还有祛除痰中黏液的作用，但必须使用得当。除非肠子的某些条件妨碍它发挥作用，蜂蜜酒还有相当好的利尿作用。蜂蜜酒还能促使胆液性物质下降，有时这对患者很有好处，有时因不适当而反应强烈，多见泡沫样便。然而这种不良效果仅偶见于胆液质或大腹便便的人。

54. 用水冲得很淡的蜂蜜酒对祛痰、润肺很有效，然而有时会出现较烈性的、胆液性的、发烫的泡沫样的大便，但使用纯蜂蜜酒比稀释过的蜂蜜酒更易出现。这种大便引起额外的严重损害，它引起季肋部发烫，导致痛苦、四肢扰动以及小肠和臀部溃烂。我将介绍治疗这些病的药物。

55. 服用蜂蜜酒不用大麦粥，也不用其他饮料，在对付急性病时往往成功，很少失败。我已经就什么样的患者应该服用或不能服用及有关理由作了最重要的说明。

56. 蜂蜜酒一直受到公众的指责。人们说喝了它身体会虚弱，它因此获得加速死亡的坏名声。这种名声其实从那些饥饿的人那里来。他们当中有些人把蜂蜜酒当作饮料，产生了这种错误印象。但是，即使它不会扰乱消化器官，也不是说单独喝它比喝水营养大得多。而且，它在有些方面的营养比葡萄酒多，有些方面则少。它稀薄、味淡、无香气。纯葡萄酒和纯蜜确实营养都很丰富，但是如果一个人要吃这两种东西，一边喝不少葡萄酒，一边吞不少蜜，哪怕一共吃两次，我想只要他的消化器官没毛病，他会从蜜里获得很多力气，于是他的大便也会多起来。不过，如果他服过大麦粥之后再喝蜂蜜酒，也会发生饱满、胀气以及季肋部不适。在服大麦粥前服蜂蜜酒就不会像在此之后那么有害了，相反甚至会有些好处。

57. 煮过后的蜂蜜酒比未煮前好看得多。这时它清亮、光洁、稀薄、透明，但是我知道，这时它失去原来的优点，它不再使人舒适，失去了蜂蜜给它的长处。而且它的营养也比未煮时少，没有一样性质像蜂蜜酒。假如蜂蜜坏了，不纯、发黑而且没香味，则服用前务必煮过，因为煮沸能消除大多数令人不愉快的缺点。

58. 你会发现一种叫“蜂蜜水”的饮料在急性病中很常用，它有祛痰、止咳作用。不过，应在如下场合使用它。它太酸时，对不易吐出的痰毫无作用。它祛痰需通过咳嗽。它起润滑作用，可以说是把痰打扫出气管。它的润肺作用还能止喘。假如它连续在这些方面奏效，便会表明非常有效。但是太酸的蜂蜜水偶尔不能成功地祛痰，只是将痰变成黏液，于是使人受害。那些受到致命打击的人无力咳嗽，堵在通道里的痰吐不出来，最容易出现上述情况。所以一定要考虑到病人的体力，只在有希望恢复时才给酸蜂蜜水。如果你一定要用它，要用温的、小剂量的，切勿一次用量很多。

59. 可是，微酸的蜂蜜水能润喉、爽口、祛痰、止渴，对季肋部及季肋部的肠子有安抚作用，又通过其胆液样特性中和蜂蜜的不良作用。它还能消胀、利尿。但是，它使小肠下段过湿，排便时出现锐疼。这种特点在急性病中偶尔造成危害，尤其是它不利于肠胀气排出，常常使虚恭欲出不能。它还有其他特点，比如使肢端发凉等。以上是我所知的值得记述下来的蜜蜂水的不良作用。

60. 患者停止禁食，开始进食大麦粥之前，及常人夜间，少服一点蜂蜜水是有好处的。而且服过大麦粥后隔稍长些时间最好能再服一点。鉴于下述理由，那些不用大麦粥只喝蜜蜂水的患者将因始终用蜂蜜水而受害。主要是蜂蜜水对小肠有刺激作用。这种作用因禁食期间无大便排出而加剧。这样，蜂蜜水中的营养就被破坏了。但是，如果减少醋的含量，使味道可口并大量使用，对疾病仍有帮助。照此办理，蜂蜜水原有的不良作用会减少到极小，而治疗作用不变。

61. 简单说来，醋的酸性对苦胆液引起的病疗效好于黑胆液引起的病。在醋味影响下，苦胆液被分解而变成黏液，黑胆液却经过发酵而积聚或吐出来。醋有使黑胆液增加的性质。因为醋引起子宫疼痛，妇女一般比男子更易于受醋的伤害。

62. 在急性病中，水作为饮料没有什么特殊性质。对肺炎患者它既不能减轻咳嗽，也不会促使痰排出，如果始终饮用它，对肺炎等病没什么作用。不过，如果在服用蜂蜜酒和蜂蜜水之间喝些水，由于改变了口服药的性质，对祛痰略有帮助，不过会引起出血。除此之外，水没有特殊作用，若不加点苦味药，甚至不能止渴。可是，它使胆囊内胆液增多而膨大，对季肋部有害。水的缺点在禁食时表现得最突出，禁食时喝水表现的胆汁性最强，最易使患者虚弱。发炎时，水能使肝、脾肿大，水还引起腹内肠鸣，但它又不能渗透下去。因为水性凉又难消化，故而在腹中移动缓慢。水既不能利尿也不能通便。水本身不能增加排泄，还会产生别的害处。假设在双脚发凉的时候喝冷水，水的害处倍增，病情更趋恶化。

63. 你会猜到这些病例的头部异常沉重或脑子受影响，必系由于完全禁止使用葡萄酒所致。这时要喝水，最重时给淡黄色葡萄酒，稀释到全无酒味。每喝一点淡酒，再喝点水，这样的葡萄酒对大脑和理智的不良作用要小一些。大多数病例必须单靠水作饮料。至于何时多用，何时少用，何时用温的，何时用凉的，我已做了部分讨论，以后在适当时机会谈到。

64. 对与其他饮料——比如大麦水——相类似的，用葡萄干、葡萄皮、小麦、劣质红花、长春花、石榴等制作的草药水，将在适当时机连同使用这些药水的病人一起讨论。同样，其他混合药物也将讨论。

65. 长时期的或多次间断的洗澡对很多病人有益。有时洗澡需严格掌握，因为病人没有必要的设备，只有少数人家有合适的单间和侍者将洗澡安排好。不过，若洗澡不能十全十美那也没关系。必备的东西是，一个无烟而又不透风雨的地方，大量的水。水要频频地给，一般不能太多，能洗澡即可。擦身不用肥皂（用橄榄油和碱制成的膏——中文译者注）可能更好；但是也可以用肥皂，肥皂应该是温的，比平时多用好多倍，不过在用肥皂洗澡时和洗完后应用大量水冲洗身体。还有澡盆距卧室应不远，而且在身体干燥前涂以油膏。但是，头部要一直用海绵擦，直至尽可能干燥为止。要使四肢及头部一直保持凉爽。洗澡前后不久，不能服用大麦粥。

66. 要重视患者的习惯，无论他平时喜欢洗澡，还是没有洗澡的习惯。很想洗澡的人洗澡受益多，不洗澡就有害。一般说来洗澡适用于肺炎而不适用于疟性热。洗澡能缓解肋部、胸部和背部的疼痛，还能使痰成熟并排出、止喘、解除疲劳，同时使关节灵活、皮肤柔软。洗澡能利尿、消除头部沉重感，能使鼻孔湿润。

67. 这是洗澡给人带来的好处，然而若有很多人同时洗澡，就有可能安排不妥，结果反而有害。侍者在准备工作中的每一点疏忽都可能造成很大危害。急性病患者大便变稀时，不宜洗澡。便秘多日时洗澡也不好。不要让虚弱的人洗澡。恶心呕吐者、喷射性呕吐胆液者及鼻衄量多者均不宜洗澡。若出血量很少，可以洗浴全身，也可只洗头部。

68. 若准备就绪且病人很可能受益于洗澡，便每天洗一次。有些人每天洗两次澡也无害处。吃粗大麦粥的病人比只喝大麦汁的人更宜于洗澡。只喝水不吃东西的人尽可能不洗澡或偶尔进行。由上述原则你将会判断出采取何种摄生法者宜于洗澡，或不宜洗澡。对确实需要用洗澡疗法者，要给他们洗，并尽量使之受益。若患者的症状表明不宜洗澡，洗澡便无必要。

神圣病论

1. 我现在讨论的病叫“神圣病”。依我看，它同样由自然的原因引起，一点也不比别的病“神圣”“非凡”。它最初被视为“神圣”，乃是由于人的无知，人们不知道此病的特点。现在还有人相信它的神圣性，根本原因还是由于对它不了解。人们用涤罪剂和咒语来治疗它，恰恰证明它的神圣性是假的。如果它被视作神圣是由于它的奇妙，那么，神圣病就不是一种而是有很多种。我可以说明别的一些病的奇妙、怪异的地方并不少，但没有人认为它们是神圣病。比如五日热、间日热和三日热，与神圣病相比，依我看也有不少“神圣”感，但是没有人感到奇怪。此外还有，人们可能看到过疯子，或因明显原因导致的谵妄者，他们干了许多怪事。据我所知，当他们入睡时，很多人呻吟或尖叫，有的人窒息，有的人突然起床跑到外面胡言乱语，直至醒来。醒时，他们身体健康，神志清醒如前，只是有些苍白和虚弱。这种事发生过许多次。还可以举出别的各种各样的例子，但时间不允许一一叙述。

2. 我的看法是，最早赋予该病以神圣含义的人是诸如我们今天说的术士、精炼者、江湖骗子和庸医。这些人自称极虔诚，而且知识渊博。其实是知识不多，又无有效的治疗方法，于是他们用迷信来掩盖自己，诡称这种病是神圣的，为的是他们不露马脚。他们添油加醋地编些似是而非的故事，于是确立了巩固自己地位的疗法。他们使用精炼术和咒语，要患者禁止洗澡，禁食多种对病人不利的食物（海鱼中有红色鲻鱼、黑尾鱼、双髻鲨和鳗鱼，这些是最有害的种类；山羊肉、鹿肉、猪肉和狗肉，是对消化器官最有害的肉类；公鸡、鸽子、鸨和一切被认为吃坚固食物的鸟；薄荷、韭菜、洋葱，在蔬菜中最富刺激性，不宜于病人食用），避免黑色的衣着（黑色是死亡的象征），不铺或穿小羊皮，手不能压着手、脚不能压着脚（这些都是行为指导）。他们说此病是神圣的，于是采用这些骗人的把戏，加上虔诚的超人的知识和所谓其他原因，病人可能恢复，于是他们获得通神的荣誉。假如病人死亡，他们也一定能找到借口，而不受谴责，谁要谴责，那就去找众神吧！他们说病人不要吃、不要喝、不要浸在水里洗澡，你就没法责备他们。可是，这样一来，我想，利比亚人都不会健康，因为他们都铺山羊皮，吃山羊肉，他们没有床罩，没有斗篷，没有鞋袜，这些都不能从山羊身上得来。实际上，他们除山羊和公牛外，没有家畜。如果吃下或使用这些东西会发生或加重神圣病，同时会削弱治疗作用，那么就没有什么神圣该谴责，也没有有益的精炼术。起治疗作用的都是食物，神的力量消失在九霄云外。

3. 因此，我坚持认为，用上述方法治疗这种疾病的人不应被视作神圣、奇妙的人。这些病被此类精炼物或疗法"驱除"，是由于现在人类还没有什么办法对抗这种诡计。既然如此，受谴责的应该是人类，而不是神。能够用精炼术和魔术来祛除这种疾病的人，也能够以类似手段再使人得病。因而，按此种理由，神的作用不能得到证明。通过这些说教和诡计，术士们宣称知识渊博，并且开处方用精炼物欺骗人们，他们的大部分话都归结到神灵的作用。但是，依我看他们的大多数议论和他们所想并不虔诚，这更意味着神圣并不存在。我将证明他们所说的虔诚和神性是邪恶的，不神圣的。

4. 因为，假如他们声称能够摘星取月、偷天换日、呼风唤雨，能使海枯石烂、山崩地裂，做出种种怪事，无论这些指迷信仪式，还是指精巧的戏法儿，还是这些内行们真能做到，无论属于哪种情况，我都坚信，他们是不敬神的。神未能制止这些极端错误的行动，因而不能相信神的存在，或神有什么力量。假如一个人用魔术或献祭能摘星揽月、偷天换日、呼风唤雨，我也不会相信其中有什么神圣，而是人类被这些精巧、狡猾所征服并没有看到神的力量。不过，也许他们公开表演的东西是假的，事实是他们需要谋生，设计、制作了很多各种各样虚构的东西。关于这种病的虚构是把每一种损害都归罪于一位神。如果病人像一头山羊样吼叫，或右侧痉挛，他们说他在受上帝之母责备。如果病人说话断续不清，或大哭大叫，他们把他比作马，而去责怪 Poseidon 神。假如他通过了某种考验——就像病痛中通常发生的那样——Enodia 神的名字又派上了用场。如果发病更频繁，而且病人消瘦得像鸟，则归咎于阿波罗（Apollo Nomius）。如果病人口吐白沫，乱踢乱咬，Ares 神就该受批评了。当人们晚上害怕、恐惧、谵语，从床上跳下来跑到外面，他们说这是 Hecate 神降灾，或者说那些英雄（神）们在争斗。在制作和使用精炼物和咒语方面，我想他们也是很亵渎神灵、有失信仰的。对病人，他们用血之类的东西净化，好像病人被玷污、有杀人罪、中了人的妖术或对神有不虔诚的行为。所有这些，他们应该以相反的方法治疗。他们应该把病人带到清净之地，献祭、祈祷、恳求神灵保佑。然而，他们听之任之，除了净化的仪式，什么也不做。净化用的东西，有的被他们埋在土里藏起来，有的抛入大海，其余的他们带上山去，从此没有人摸一下或踩着一下。更有不解的是，若视某位神仙是真正的病因，他们应该把病人带到清净之地，以便献给神仙。然而我认为，人的身体是不会被神仙玷污的，因为一方面（人体）完全堕落，另一方面绝对圣洁。甚至，即使人体一直受到玷污，或通过什么方式被不同程度的媒介损害，神仙也应倾向于净化和洗清其罪孽，而不是玷污他。至少，净化、圣洁、清净我们，免于极端的不虔诚、罪过，才是神性。而我们自己却定下一条分界，使人与圣洁的神隔阂。于是，没人能跨过它，除非他是圣洁的。当我们进入（圣地）的时候，我们往自己身上洒水，不是因为我们被神玷污，而是为了冲刷掉长时间以来身上积有的污染。这是我关于涤罪的观点。

5. 但是，这种病依我看并不比别的病奇怪。它与其他病一样有特点，有原因。它也不比别的病更难治疗，除非因长时间的失误而根深蒂固、药力不济。与别的病一样，此病最初也根于遗传。因为，黏液质的父母生下黏液质的孩子，胆液质的父母就有胆液质的孩子，痨病父母生下痨病的孩子，坏脾气的父母生出坏脾气的孩子。所以当父母一方患有这种（神圣）病时，便无法防止某些孩子染上这种病。人的精液来自全身各部分，健康的孩子来自健康部分，生病的孩子来自生病的部分。这种病不比别的病神圣的另一有力的证据是，它只侵袭黏液质的人，而不侵袭胆液质者。若该病比别的病更神圣，它应该使各种素质的人发生机会均等，而不应该侧重黏液质，忽略胆液质。

6. 其实，神圣病和一些更严重的病一样，病因在大脑里。现在我把病情与原因之间的关系叙述得清楚一些。人脑和一些动物脑一样，是成对的，中间有薄膜隔开。因此，头痛不总是在头上一个地方出现，有时在这一侧，有时在另一侧，偶尔两侧都痛。人体各部的血管都通向它，其中大部分血管是细的，同时也有两条粗大的，一条来自肝脏，一条来自脾脏。来自肝脏的血管特点是这样的，它的一大分支在人体右侧往下伸展，沿大腿内侧一直到脚，这一部分叫作空血管。它的另一分支向上伸展，穿过右侧膈肌入肺，并有分支通向心脏和右臂。其余部分上行过锁骨，到右颈部，在这里散布在皮肤，可以看到。它的最粗大的一根正好藏在耳朵下面。这一根有四个分支。一支进入脑，一支进入右耳，一支进入右眼，一支进入右鼻。这就是来自肝脏的血管的特点。来自脾脏的血管同样向上下伸展，在左侧，走行经过与肝脏类似，只是血管薄弱一些。

7. 我们的呼吸主要靠这些管道进行，它们是人体内的通道，空气被吸入这些管道之后，再通过较少的管道散布到全身。空气在小血管内变凉，而后再由这些管道呼出。因为呼吸不能停下来，总是吸入、呼出地运动。任何部位一旦因故停止了呼吸，便会发生瘫痪。一个证据是，当人躺下或坐着时，小管道受到很大压力，呼吸不能通过这些管道，于是马上出现麻木感。这是血管的特点。

8. 神圣病多见于黏液质人，不见于胆液质者。在患者还是子宫内的胎儿时，病就开始有了。大脑与其他部位一样，在离开母体前，常被清洗并且排出不溶物。在这一过程中，如果干净彻底，并且持续规则，被冲洗掉的部分不多不少、恰如其分，后来婴儿的头脑便完全健康。然而，若脑子各处流出的东西太多，发生了严重的溶化现象，婴儿在发育时头脑就有了病，一侧脑子里充满噪音（noise），这种人不能受冷，也不能受热。如果一侧眼或耳朵流出的东西过多，或者一根管道变细，相应部分便随溶化程度不同而受损害。若不经净化，脑内充满血液，则婴儿不会是黏液质的。当他小的时候，头上、耳朵、皮肤长疮溃破，或者口水黏液流出颇多。随着年龄渐大，身体便很健康。因为通过这种变化，本来应该在子宫内洗净的黏液都清除了。这种人一般不得神圣病。而另一些孩子，很干净，不长疮，不流口水，如果未在子宫内净化完全，便有患该病的危险。

9. 若此类排出物误入心脏，就会发生心慌气短、胸部难受，有些人甚至发生驼背。黏液下流入心肺时变冷，血液发凉，血管受凉血驱使冲击心肺，于是出现心慌。在这种强力刺激下，便会发生呼吸困难和端坐呼吸。于是在流入心肺的黏液变暖并散布至全身血管前，患者总会觉得气短。此后心慌气短消失。病情缓解的速度与流入的黏液的量有关，即流入的多，缓解慢，流入的少，缓解快。若反复流入，便反复发病。这是黏液流入心肺时的症状。若黏液流入肠子，便腹泻。

10. 如果黏液被阻断未能流入心肺，而进入上文已述及的血管，病人便会失语或窒息，或口吐白沫、咬牙切齿、紧握双手、眼球转动、神志不清，有的患者大小便失禁。现在我就每一症状进行解释。当黏液突然下降进入血管阻断空气时，脑、空血管、体腔都不能得到空气，如此呼吸受妨碍，患者便不能说话。人通过口鼻吸入的气，先进入脑，而后大部分进入腹中，一部分进入肺和血管。由血管通道，空气又靠这些器官散布至全身各部。进入肚子的那一部分空气将肚子变凉，但没有更多的用途；而进入肺和血管的空气是有用的。当空气进入体腔和脑时，人便清醒，肢体便运动。故血管被黏液阻断，空气不能源源通过时，患者便出现不语和无知觉。手的麻痹和扭曲是由于血液停滞，未能如平时那样周流全身。眼球转动是由于小血管被阻断，没有空气通过，血管不再搏动。口吐的白沫出于肺，这是由于呼吸不能使气体入肺时，肺便因过热而沸腾起泡，这时死亡正在降临。大小便失禁是由于病人严重受压迫，这时适值肝脏和肠上段与膈肌对抗，胃的开口处又受阻塞，故排泄物只有下行，形成大小便失禁。当口鼻吸气困难时，便发生这种情况。患者乱踢，是由于空气被阻滞在肢体内，受黏液影响而不能正常地泄漏到外面。空气在血管内乱窜，便会发生痉挛，而后是乱踢乱打。总之，患者的一切症状都是由于性冷的黏液流进血管，使热血变凉而停滞。若黏液流量多而稠厚，患者立即死亡。黏液因其性寒、凝滞、控制着血液。若黏液流量小，开始它能影响血液，阻滞呼吸，随着时间推移，当它散布至全身，随着大量的热血一起运动时，它便被控制住了，血管开始吸收空气，于是神志恢复。

11. 儿童受此病侵袭时常常死亡。这是由于黏液流量大且伴有南风，小血管太细，不能容纳如此稠厚而大量的黏液，因而血液变凉凝结。然而，若黏液流量很小，不能同时流入两侧或一侧大血管，患儿就会恢复，但要留下此病的标志——口、眼、颈、手臂歪斜、扭曲，出现哪一种情形即因那一部分小血管充满了黏液或管腔变窄。照上述推理，人体受害部分的小血管一定更脆弱，更有缺陷。如对此引起注意，儿童便不易再受疾病侵袭，故从长远观点看，这对儿童倒有好处。理由如下，假如两侧同时受袭，但一侧损害较轻，血管部分狭窄，这样空气能进入便使黏液流入得少。因而，肢体自然瘦弱，血管也受到损伤。当黏液产生时，在刮北风，黏液量少且向右侧流，患儿便会恢复而不留任何痕迹。然而，病情也会随着发育成长而加剧。致病的黏液会使病变加剧，最终必须用药。儿童们就以这种或者极相似的方式患病。

12. 大人不会因一次发作而丧生，也不会畸变，因为他们血管宽敞并充满了热血。黏液不能控制它，因而也就没有冷血凝聚，相反倒是热血或混有黏液的血制服了黏液。故血管照常接受空气，神志清醒。由于大人身体强壮，上述症状发作也较轻。年纪很大的人受此病侵袭时往往死去，或遗留偏瘫。原因是老人的血管空虚，其中血液量少、稀薄如水，加之黏液量大或冬天发病，因为黏液阻塞呼吸和凝结血液是两侧性的，结果死亡。若这种病变只发生在一侧，便发生偏瘫。这是由于稀薄、发凉、量少的血液不能制服黏液，反而被黏液所制服，血液凝固，这些部位的血液一直停滞变性，于是瘫痪无力。

13. 黏液流易侵袭左侧，少及右侧，因右侧血管较宽敞，数目也较多。当儿童的头长时间在太阳下曝晒或受火烤时，黏液溶化最常发生。而后，脑子突然变凉，这是由于黏液被分离。黏液溶化是由于太热和脑的渗透，分离出来是由于恼变凉和收缩，于是它（从鼻孔）流了出来。这是一种原因。另一些病例则是由于南风紧接着北风突然刮起，当脑子由紧张和强固状态变得突然放松与游离时，于是黏液流出过量，便形成致病的黏液流。此病还可因莫名奇妙的恐惧产生，比如病人被一声突然喊叫吓倒，或者哭泣时缓不过气来，这些情况多见于小孩。无论在何种情况下发病，全身均立即变凉，患者无力说话、呼吸停止，脑子变硬、血液停滞，于是黏液分离出来而下流。这是儿童发病的原因。老年人的大敌则是冬天。因为老年人冬天常常烤火，特别是头部和脑受热多，当他外出碰见冷天气或者他从冷处进入有旺火而温暖的屋子，都会以同样的症状而发病，发病经过上面已提到。春天当头部受太阳照射过多时，也会有同样的危险。夏天危险性最小，因为那时没有突然变化。除非从小就有这种病，二十岁以后这种病不再发生或极少发生。因为这时血管宽敞并充满大量血液，脑子也致密而坚实，所以即使有黏液流入血管，也不会控制大量发热的血液。

14. 不过，若是此病从婴儿时便有，并且随着生长发育病变部分也受黏液营养而相应增长，那么，随着风向转变而出现黏液流的习惯便会延续下来。特别是在刮南风的季节，患者总要发作一次。事实证明，痊愈是很困难的。患者的脑异常湿润，而且充满黏液，所以不仅黏液流发生频繁，而且黏液长时期不能分出，脑总不会干，相反，脑总是浸透湿润。这种事实在受此病袭击的牲畜身上可以得到极好证实，特别是山羊，它是此病最多的牺牲者。如果你劈开山羊头，就会发现脑子过湿、水肿严重，而且气味难闻。从中你会明白，这不是正常的而是一个有病的脑，对身体有害。这种情况也见于人。实际上，此病转为慢性时，便不可治愈了。这时脑被黏液侵蚀而溶化。溶化的部分变成水，围绕脑外，浸泡它。因此缘故，发病更频更快，而且疾病拖延甚久，因为浸泡脑子的液体稀薄，大量的热血随时在温暖着、控制着它。

15. 由于对疾病已经习惯，有些病人发病前常有预感。当迫近发病时，他们离开人们往家跑，若离家太远，就跑到僻静的地方，立刻把头藏起来以免人们看见他发病。这是由于患者因患病而羞愧，并不像有些人坚持说的那样是由于对神的恐惧。小孩子第一次发病时可以在任何地方，因为他不熟悉这种病。但是，发作几次之后，一旦有发病的苗头，他们便急忙跑向自己的母亲或其他亲人。他们还不知道害羞，只是对自己的病表现出恐惧。

16. 我认为，风向变化与发病有关。刮南风时发病最多，其次是北风，其他风向时发病很少。也就是说，北风和南风对发病影响最大。对这两种针锋相对的风不仅要看方向，还要看哪边风强。北风使空气收缩，使其中的灰尘和湿气分离出来，使天气晴朗。北风对万物的影响都一样，同样也刮过大海和水面。它除掉湿气使万物萧条，也包括人。如此推理，北风是最有益于健康的。然而南风的作用与此相反。一开始，南风溶化并混合被压缩的空气，开头是悄悄的、平静的，因为它需要时间，不能一下子控制浓缩的空气。它还以同样精巧的方式作用于大地、海洋、河流、山泉、井水以及需要滋润的万物。而且，万物皆有水气，只是多少不同。万物受南风的影响，由明亮变阴沉，由冷变热，由干变湿。在室内地上放着的盛满葡萄酒的陶器，总是能感到南风的来临，个个都变点形状。太阳、月亮早晨开始昏暗，从这时起，南风控制了天地间最大最强的东西，人体自然应感到它的作用，随着它的变化而变化。南风必然要松弛、湿润脑，扩张血管。相反，北风把脑中最健康的部分压缩到一起，分离出大多数疾病和湿气并把它们冲洗出来。正因为如此，黏液流在北风变化季节出现。总之，这种病因出入人体的东西而产生，它并不难懂、不难治，也不比别的病更神圣。

17. 人们应该知道，通过大脑，也只有通过大脑我们才产生愉快、欢笑和诙谐，与此同时，还有伤心、痛苦、悲哀和哭泣。特别是，通过它，我们才能想，能看，能听，能分辨美丑、善恶与哀乐。有时，靠习惯检验，有时，靠实效体会。脑使我们疯狂或谵妄，用恐吓使我们振作，不管白天还是夜晚能使我们入睡，发生错过机会的错误、无目的的焦虑、健忘，以及与习惯相抵触的行为等等。这一切原来都是受一个东西主宰。我们感受的这一切都出于脑。这是由于它不健康，变得异常热或异常冷，或湿或干，或遭受其他不堪忍受的非自然的损害。发疯由于脑太湿。脑在它的湿性异常时，就必然会变化，当它变化到使我们既看不清也听不清，而是一阵看到听到的是这种东西，一阵又变成别的东西时，我们口里说的就会随着视听感觉变化而变化，表现出丧失理智。然而，在此期间，脑仍然属于一个有神志的人。

18. 脑的错乱不仅因黏液，而且因胆液引起。你可以这样区别它们。因黏液而疯狂的人表现安静，既不喊叫，也不乱动，因胆液而疯狂的人哭笑不安、怪模怪样，且不休息，总是做一些无意义的事。这是持续疯狂的病因。但是，若受到惊吓，黏液或胆液在脑中可以发生相应变化。恐惧的病人只有在胆液重返人体血管时才会停止恐惧，进而安静下来。患者无端的悲痛、苦恼，是由于脑发凉并异常收缩。这些作用由黏液引起。失去记忆力的原因也在于此。夜间哭叫是脑突然发热的结果，这是胆液造成的危害，不应归罪于黏液。当血液大量涌入脑内而沸腾时，脑也被加热。上面已经提到血液大量涌入脑内的情况，这时患者常做噩梦。和清醒状态时差不多，他的脸发红，眼也红。尤其是当一个人在恐惧中而他的心在想一些邪恶的行为时，他便在梦中展现有关现象。可是他一醒，血液就又回到血管。

19. 照此思路，我认为，脑是人体内最有力的器官，它健康时使我们感觉到空气中的各种现象，而空气给它以智慧。眼、耳、舌、手、脚的运动，是按脑的认识进行的。其实，全身各器官参与感知的能力与脑和空气的关系成比例。脑是意识的使者。当人吸入空气时，空气先进入脑，而后再分布至全身，所以空气在脑内留下了精华，这些精华含有智慧和意识。假若空气先到别的地方后到脑，就会把精华留在皮肉、血管里，进入脑的空气便是热的、不纯的，而且混有皮肉中的体液和血液的东西，因而失去了它的完美的特点。

20. 为此，我断言，脑是神志的“翻译”。膈肌的取名仅是由于机会和习惯，其中不含有真实的自然性，而且我也不知道膈肌有何能力使人想到它有神志。可能仅是有人这样说过。比如一个人在意外的过度兴奋或悲痛中，膈肌会跳动，这使他吃惊。然而，这是由于膈肌薄，而且比其他器官扩散的范围都大。它没有腔，以便容纳意外的好的和坏的东西，只能因脆弱的性质变得乱跳。因而它未在其他器官之前察觉任何东西，而是由空头名字显示出它似乎能感觉到什么（膈肌的古希腊语有神志的意思——中文译者注）。正如心脏之类的器官被称作“耳”，可它们与听觉毫无关系。有些人说：心脏是我们用以思考的器官，它能感到疼痛和焦虑。事实并非如此，它仅仅是在剧烈跳动，与膈肌一样，或许理由稍多一点罢了。血管从全身各处向心脏延伸，心脏就这样封闭了能感知疼痛、张力的这些血管。一个人处在疼痛、寒战之中时必然紧张，而同样的情况也见于过度兴奋，因为心脏和膈肌具有最佳感觉。然而，哪个器官也不能分担神志，这只有靠脑，它是我上面提到的一切问题的原因。因而，脑首先是人体察知来自空气的神智的器官。如果因季节不同，空气之中发生什么剧烈变化，脑也将发生变化。为此我断言，侵犯脑的病是最急性的、最严重的、最致命的，因为缺乏经验，也是最难判断的。

21. 此病的神圣表现与其他病出自同类原因，即出入人体的物质，如冷、阳光以及变化莫测的风。这些东西是奇妙的，所以没有必要假设它比别的病更神圣而将其另分作一类。各种病都是神圣的，也都是人性的，各有各的特点和力量，没有一种是不治之症。大多数病还要靠引起病的东西来治疗。因食物得病还要靠食物医，病因不是食物则找别的东西。这样做也偶尔有害。所以，医生必须区别每一种东西在不同季节中的性质，从而知道怎样判断一种东西有利于营养、发育，另一种东西则与此相反。这种知识在治疗“神圣”病时同样重要。使用每一种与病因性质相反，而病人平时并不习惯的东西时，为使病情减轻，医生的上述知识至关重要。例如，医生应能判断为增加活力、巩固元气，习惯上应给什么药，什么东西与此相反使人虚弱衰志。如果区别季节是为了寻找有用的疗法，而不求助于涤罪和魔术，那么谁能通过养生控制人体内冷、热、干、湿的变化，谁就能治愈这种病。

艺术论

1. 有这样一些人，他们从事艺术实则在贬低艺术。虽然他们觉得并非如此，甚至认为正在完成我所提到的主题。其实，他们是在卖弄自己的知识。不过，按我的观点，当揭示艺术比无知状态要好时，去揭示未知的东西是智力所渴望的任务，因而也是对已知部分的完善。反过来看，急切地滥用艺术去羞辱别人的发现，什么好处也没有，只能是在那些不知道这些发现的人面前诽谤发明者。对我来说，这不是智力渴望的工作，只是险恶本性的标志，或对艺术的无知。的确，志大才疏，只会轻视眼前的工作和挑剔毛病的人是不会掌握艺术的。现在谈论别人的艺术，会使一些人反感。他们这样想而且这样做，他们只考虑自己关心的事。这里的讨论将和那些冒犯医学艺术的人的认识相反。医学艺术因其本性而自豪，它靠良好的艺术装备抵御疾病，靠教育而得来的智慧表现其力量。

2. 依我看，一般说来，艺术是存在的。实际上，把存在的东西当作不存在是荒谬的。因为有什么物质能变得不存在呢？谁能把它们藏起来，宣布它们不存在呢？假如像我看到存在那样，看到不存在是可能的，我就不知道一个人怎么能把他明明看到存在、心里也认为它存在的东西当作不存在。不，不能这样。存在是总会被看到并认识的，不存在就既看不到也不能被认识。当艺术已经被揭示时，其真实性便被了解。而且，正如由某些真实本领所证实的那样，没有看不见的艺术。至于我，我想各种艺术的名称也是由于它们的本体才有的。认为真实的本体与名称分裂是荒谬的，而且这是不可能的。名称是约定俗成的，真实的本体不是约定俗成的，而是自然的产物。

3. 关于这个题目，总的说来，靠我说的那些还不足以理解。另外一些论文将给予更清晰的阐释。现在我想转向医学这个眼下论文的题目，而且列举它们解释。首先，我将限定我想象的医学是什么。用一般术语说，医学是解除疾病的痛苦，减轻疾病的酷烈。拒绝治疗那些病入膏肓的人，因为明知这种情况下医学无能为力。医学需满足于这些条件，而且有能力不断地充实它们。这一点才是我的专题论文的题目。在表达这种艺术时，我将同时反驳那些想贬低它的人们的议论，而且我将仅仅在那些人们多次相信他们已经取得了某些成就的那些论点内进行讨论。

4. 我从大家都承认的一点说起。一些人经过治疗痊愈了，这一点是公认的。但是，因为并非人人都被治愈，医学艺术受到批评。有些人诽谤它，因为有人向疾病屈服，断言有些人没有死靠的是运气，而不是医学艺术。我没有交好运的特权，不过我还是认为，病未能好好治便会走背运，病治疗得当便会交好运。还有，明明是应用医学艺术后患者痊愈了，怎么能让病人把这点归功于别的东西而不是医学艺术呢？在病中，病人把自己交给医学艺术，表明他们不愿意坐以待毙，而想看看真正的运气。于是，他们不靠运气，不舍弃艺术。因为此时他们满怀信心地把自己交给医学艺术。由此可见他们承认医学艺术的真实性。当艺术能显示功效时，人们便发现了它的力量。

5. 现在我的反对者会指出，过去有很多人患病不请医生，病也好了。我同意，他说的是对的。但是我认为，即使不请医生，还是有可能受益于医学艺术。患者确实不知道什么是正确的治疗，什么是错误的治疗，只是偶然地采用自我疗法。其实请医生来，他也很可能用同样的疗法。如果医术的功效明显到使那些不信它的人因它而痊愈，那么医学艺术不仅存在而且有效，便得到了最有效的证明。因为甚至那些没请医生而病愈的人，也必定知道他们的痊愈是由于做了什么或没做什么。痊愈可能是由于禁食或多食，多饮或不饮，洗澡或不洗澡，剧烈运动或休息，睡觉或不睡，或这些方法综合使用。而且他们通过受益也必定知道了什么方法帮了他的忙，正如他们受害后必定会由此知道什么方法害了他。因为不是每一个人都有能力辨别有益的东西或有害的东西，所以，如果病人想知道如何褒贬一种摄生法的构成，哪一种能使他痊愈，那么告诉他，这一切都属于医学艺术。还有，出事故不比使患者受益少，认为病人受益因为正确的用药，受害因为不正确的用药，也证明艺术的存在。其实，正确与不正确各有自己的局限性，很显然，恰当掌握它们需靠医学艺术。若艺术不存在，我认为正确与不正确也都不存在，所以后二者存在时前者不会不存在。

6. 再者，假若医学艺术和从事医学的人所说的治疗仅仅指用药物，如用泻药、收敛药等，我的报告便无力了。事实是，最有声望的医生显然靠摄生法和其他东西治疗疾病。这些东西，并没有人——不管是医生还是外行人说它们不属于医学艺术。由此看来，没有什么东西在好医生和医学艺术那里派不上用场。相反，大部分天生的或人造的物质都具有一定的药物治疗作用。医生不会违背逻辑，把病人的痊愈说成是自发的。确实，严格检验起来，自发性是没有的。发生的每一件事都通过什么东西才发生，而这个"通过什么东西"，便表示自发性仅仅是一个名词，没有真实性。然而，医学因为它的行为要"通过什么东西"，而且其结果可以预测，故有其真实性。现在真实性是明显的，而且会永远明显。

7. 如此说来，我们可以回答那些把痊愈归于偶然，否认艺术存在的人了。对于那些靠病人死亡来推翻艺术的人，我不知道有什么恰当的理由能减少他们对这些不幸而死的病人的真诚的同情，使他们不再总是批评从事医学艺术的人们的智力。那就等于这样说：医生做出错误指示时，病人从来不会不服从。而且更有可能的是，除非医生指示错误，疾病便不会出现意外。医生靠自己健康的身体和健康的思维开始他们的生涯，他们靠认识眼前的病例与以往的病例中哪一些特点相同来确定怎样处理和治疗。病人不知道他得的是什么病，也不知道病因，不知道将来的后果如何，也不知道类似情况一般会有什么结果。在这种情况下，他接受医嘱，忍受着现状，害怕未来，身患疾病，缺乏食物，对治疗满怀希望，为病情减轻而欢乐，更盼望恢复健康，除非无力忍受。没有谁甘愿死亡，有可能的是：在这种情况下人们会服从而不会改变医生的指令，医生不会做出不恰当的指令。那么病人何以会死呢？肯定更有可能是医生做出了正确的但病人无力执行的指令。没有遵行指令，便同死亡相遇。由于不合逻辑的推论者的无知，人们轻易地放过了罪人。

8. 还有些人批评医学艺术是因为有些医生拒绝接受不治之症，进而说医生接受的都是可以自愈的病例，医生也不接受急需帮助的病人。既然假设艺术存在，应该对各种病一视同仁。如果这些人由于轻视自己而提出这样的呈子控告医生，那么这份报告的作者们借口自己在说胡话，将会提出一个更似乎有理的控告书。因为一个人强求艺术提供超出艺术的力量，或者强迫自然提供超自然的力量，他们就不是因缺乏知识而愚蠢，而是更接近疯癫。因为，在艺术或自然条件提供的手段可以左右局势的情况下，才会有手艺人存在，否则，任何地方都没有。因此，无论何时，一个人所患的病对医学处理手段来说过于严重，他干脆不要寄希望于求助医学使自己康复。举例来说，在医学上用的有烧灼性的东西中，火是最强烈的，此外还有许多不太强烈的东西。若病太重，不太强烈的东西无效，显然这不能作为此病不能治愈的理由。但是，那些用最强烈的烧灼物也无济于事的病，显然就是不治之症了。因为，即使在手术中用上火，病还是治不好，因此说明这种病需要另一种艺术，这种艺术不以火为手段。当病情或艺术二者之一使医生说假话时，罪过总是推在病情太重上，不追究艺术。那些批评医生不接收不治之症的人，怂恿医生们对易于治疗和不可治愈的患者一视同仁。他们鼓动这样做时，可能博得一些有名无实的医生的赞赏，但是会受到真正讲科学的医生的嘲笑。那些在这门手艺中有阅历的人，既不需要这么愚蠢的责难，也不需要这么愚蠢的赞美。他们只需要这样一些人的赞誉，这些人知道匠人的操作到哪里结束并且完成，也知道他们在哪儿有不足，而且也考虑过哪一种失败应归罪于匠人，哪一种是匠人工作的对象本身所造成的。

9. 艺术的其他范围会另找时间在另一次报告中讨论。医学的范围、有关性质，以及怎样评价它们。我的报告已经或将要提出。对医学艺术有一定知识的人都明白，有些病可以看到患病部位，另外更多的病虽有患病部位但不能察觉。那些能够看到患病部位的病，在皮肤上产生斑疹，或引起皮肤变色或肿胀。这样我们便可通过眼观其颜色形态，手触其软硬、干湿、冷热，而察觉它们处于什么状态以及每一病例的进展，呈现出的疾病的特点。治疗此类病症不会有错误，这不是因为它们容易治，而是因为已经发现它们。然而，对那些只会想象的人来说，此类病还未被发现，发现疾病尚须努力，这种努力属于那些天赋不差又受过适当教育的人们。

10. 医学艺术表现出来的特点足以制伏明摆着的疾病，然而，对隐藏更深的疾病艺术并非没有帮助。难以诊断的病指局限于骨骼或体腔的疾病。人体内的这种隐蔽地方有好几处，除食物的进出口外，还有几个为有兴趣的人知道的地方。实际上，所有肢体都有被肌肉围起来的腔。人体中的一切都不是连续长在一起的，覆盖人体的皮肤、肌肉都是中空的。健康时里面充满了空气，有病时充满了体液。手臂上就有这种肌肉（英译本中第一次出现“muscle”这个词，此前译为“肌肉”的地方英译本均为“aflesh”，中文更多译为“皮肉”。——中文译者注），大腿和小腿上也有。

此外，没有肌肉的部分也有腔，比如平常所说的躯干，肝脏在其中被包绕着，头颅腔内有脑，而肺脏贴着脊梁骨。这一切本身都是中空的，布满空隙，完全可以视作容器装着很多东西。其中有的对人有利，有的对人有害。而且，除此之外，还有很多血管和肌腱，它们不在体表，而是沿骨骼穿行，或固定在关节的某些位置上。在关节部位，能运动的骨头相遇，且能旋转。这些东西中没有一样不是多孔的。其中遍布小室，平时充满体液，当小室打开时体液大量溢出，引起多处疼痛。

11. 毫无疑问，任何人单靠眼看是不能认识前面所述的事物的。因此，我们提到它们时，往往说得很模糊，连业已由医学做出判断的东西也是如此。它们的模糊性并不意味着它们是我们的主宰者，它们已经被我们尽可能地控制了。这种模糊的有限的可能只能来自研究者和疾病检验者研究疾病的能力。其实，为了了解它们，需要经受更多的痛苦和经过更长的时间，正如用眼看见它们很困难一样。由于逃脱了视线的东西会被智慧之眼所控制，未能迅速观察病人的痛苦则是过失。不过，这不应归咎于医学，而是病人和疾病的性质造成的。其实，这种性质的病医生既不能看到，也不能听到，只有靠推理追寻。确实，即使那些无名病患者向医生报告的即时病情，也是由某种看法而不是运用有关知识得出的结论。假如他们真的明白自己的病，就绝不会得这种病，因为了解病因、懂得治疗和预防，需要的是同样的知识。现在，病人的报告也不能提供完全可靠的资料，医生必须寻求新鲜见解。导致如此耽搁的不是艺术，而是人类的体质。因为只有当艺术找到了正确的治疗方法时，才考虑怎样实施治疗，不能冒失，而应审慎，不能操之过急，而应从容行事。至于我们人类的素质，如果它能看到，那就也能听到。但是，如果视力无济于事，人体被姗姗来迟的医者掌握，或被迅速加剧的疾病控制，病人便会死亡。因为，假如疾病和治疗同时开始，则疾病不会赢得竞争的胜利。但是如果开始时疾病就潜伏在愚钝的人体里，加之病人的粗心忽略，后果则不堪设想。这种局势是不会令人费解的，因为它只在疾病已经立住脚时才出现，不是在疾病正在发生时，那样，病人便能及时治疗了。

12. 当一种隐蔽的疾病被治愈时，医学艺术的力量远较它治疗不治之症遭到失败时令人惊讶。……（英文原文脱漏。——中文译者注）于是，在没有别的现成的手艺的情况下，竟有如此的奢望要求实现了。当火不存在时，那些依赖火的手术不能实行，但是当有灯光时便可操作。受物质条件影响的医学艺术，有时使用木料，有时使用皮子，有时更多地使用颜料、铜、铁及类似材料制作的物品。我认为，通过这些艺术以及利用这些物质加工的物品，有些尽管已经做到，然而还是没有多少人认为做得迅速比做得正确更为重要。工作随随便便什么也做不成，如果缺少某种仪器只好停工。在这门艺术中，速度和效果相矛盾。虽然如此，人们还是偏要慢一些。

13. 现在医学遇到了阻力，积脓、肝病、肾病以及一般体腔疾病，人们看不见。尽管人们用眼看东西最方便，但是还是发明了其他帮助眼的方法。人的声音有的清亮，有的嘶哑，呼吸有快有慢。习惯上的排泄通道每天要使用好几次，有时排泄物有臭味，有时颜色不正常，有时稠，有时稀。通过这些资料，使用推理手段能补医学艺术之不足。有某种情况就证实了某些症状，这些症状说明某一部分有病或某一部分将会有病。当这些资料未能获得，而且自然本身什么也不想告诉我们时，医学发现了强制手段。为使自然交出秘密，它受到强制，但未受破坏。秘密一旦交出，应该采用什么措施治疗，对懂得医学艺术的人来说已不是秘密。比如，医生通过酸性食物和酸性饮料迫使黏液消散，这就是从过去不能看到的有关现象得出的结论。还有，迫使自然揭示症状，让患者上山、跑步，呼吸症状便更清楚。还有前面已提到过，用火烧水放出蒸汽，可以作为发汗的手段。还有，膀胱的某些排泄物对判断疾病要比经皮肉排出的东西更为有用。医学还发现，各种饮料和食物加热后会使我上面讲到的东西溶化而流走，这些东西不这样处理是不会流走的。排泄物和有关信息间的关系是变化多端、因情况而异的。因而，不因这些信息拖延而给以简单治疗，也并非怪事。因为新的因素在医学知识接受它之前，必须用来解释有关信息。

14. 医学自身有丰富的推理以调整其治疗。正当地拒绝接受不治之症，或接受后尽力不犯错误，在本文和那些精通艺术的人的注释中已经表达清楚了。注释靠行动来表现，而不要注重词句。作者确信，公众定会相信百闻不如一见。

呼吸论

1. 有些艺术对掌握它的人是痛苦的，而对需要它的人则是有帮助的，对外行人普遍有好处，却令实施者伤心。这样的艺术中，有一种被希腊人称之为医学。从事医学的人，看到的是可怕的场面，摸到的是不愉快的东西，而且其他人播下的不幸成为他最惨痛的收获。但是，病人靠这种艺术手段摆脱了最大的不幸、疾病的折磨和死亡的痛苦。医学证明，这一切不幸显然都可挽救。从事这种艺术的人的苦衷是难被他人理解的，而它的好处却更容易发觉。外行人可能不知道这些苦衷，只知道那些医术高超的人似乎仅是些有理解力的肉体，不是有感情的人。为了随时应邀实施外科治疗，常规训练是需要的，习惯是双手的最佳老师。但是对疑难病症的判断却超出了对艺术的一般理解，有经验与无经验的人会得出极其不同的结论。在模糊不清的一团东西当中，有一个是病因，人体受损害便是从那里开始或起源的。对病因的了解将有助于医生对患者施以更先进的疗法。这种医学的确是非常出色的。举例来说，由于任何使人感到的难受都可以称作“疾病”，则饥饿是一种疾病。那么，什么是治疗饥饿的药物呢？什么能使饥饿停止呢？就是吃饭。于是，吃过饭饥饿必然停止。同样，喝水止渴；吃得太饱，就饿一饿；太饿了，就给他吃；劳累了就休息。总之一句话，对立双方互相治疗。医学的实质就是减法和加法，减去过多的，加上不足的。完成这种行为最好的人便是最好的医生。距这一原则最远的人，距医学艺术也最远。我作为插曲提出的这些议论，将在下面的讲话中得到验证。

2. 所有疾病的模式相同，但部位各异。因此，当疾病被认为完全不同时，是因为它们的部位不同。其实，本质和原因是一样的。在下面的议论中，我将试图阐明这种原因。

3. 人体和动物体一般靠三种营养物营养。它们分别是固体食物、饮料、风。体内的风称作呼吸，体外的风叫空气。空气在三者中最有力，有必要考察一下它的力量。一般空气流动时，刮起一阵微风。然而，当大量空气剧烈运动时，大树会被连根拔起，大海会波涛汹涌，巨大的容器会被刮得到处跑。那么，这就是空气中的力量，不过眼看不到它，只有理智能看到它。没有它会发生什么事呢？什么地方没有它呢？天地之间只有风充满了万物。一风使气候有冬夏不同。冬天空气（风）变得浓而冷，夏天变得温顺平静。甚至，太阳、月亮和星辰的运行也是由于风的力量。因为风是火的食物，没有空气，火便熄灭。因而，无形的空气使太阳的生命永恒。甚至，很显然，水生的动物没有风也不能生存。那么，除了吸入水中的空气，动物怎样利用风呢？实质上，大地是空气的基础，空气是大地之本，空荡荡的空间中什么也没有。

4. 空气在大场合下如何强有力已经说过。对人来说，它是生命的原因，同时也是疾病的原因。人一丝不挂时，给他食物和水便能活两三天或更长，假如切断风进入他体内的通道，片刻就会死去。这表明人体最大的需要是风。进而言之，人体的其他一切（生机）活动都是间断的、周期性的，因为生命充满了变化。但是，呼吸对一切世间的动物来说都是持续的，吸和呼不停地交替。

5. 我已讲过，所有动物都要消耗大量空气才能生存。因此，我必须说，疾病也来自同一源泉，而不是别的。这个题目我已经从整体上讲得够多了。此后，我将靠同样的推理，从事实出发，表明疾病也都是空气的产物。

6. 首先，我从最常见的病开始说起，这就是发热，它与其他一切疾病有关。按一般的说法，发热有两种，一种是流行性的，叫作瘟疫，另一种是散发的，袭击那些不善摄生的人。然而，这两种发热都由空气引起。流行性发热症状相似，是由于所有的人吸入了同样的风。当类似的风以类似的方式和人体混在一起时，发热症状自然类似。但是，也许有人会问："为什么这些病不同时侵袭所有的动物，而是侵袭其中的一种？"我说，这是由于动物不同，空气不同，性质不同，营养不同。不可能找到同一种东西对各种动物都有好处，或都不适宜。而是有的东西适于这些动物，有的东西适于那些动物，非要相同就会有害。看来，空气一直在受那些对人类有害的杂质污染，因此，人才会得病。不过，当空气变得不适于某种别的动物时，这些动物就会生病。

7. 我已经讲过流行病的危害和原因。现在，我必须继续叙述一下因不善摄生引起的发热。我指的不善摄生，首先是吃的食物太多、太湿或太干，身体受不了，又不通过锻炼消耗这些食物；其次是指摄食太乱、太杂。不同的食物出入较大，有的消化很快，有的消化很慢。随着许多食物一道，也摄入了许多风，每一种食物伴随着一种风。下面的事实可以说明这一点。饮食之后，大多数人要打呃，这是由于封闭在肚子里的空气向上冲，而且冲破了关闭它的气泡。所以，人体充满食物时，如果食物停留时间很长，它也充满了风，食物一定要停留很久是由于量大不能排出。下腹部如果阻塞，呼吸还能传遍全身，风（或空气）冲击着人体内含血最多的部位，并使它们发冷。那些发冷的部位便是血液涌向全身的起源地，当全身发冷时便出现了寒战。

8. 这就是寒战出现在发热之前的道理。然而，寒战的轻重要视呼出空气的容量和寒冷程度而定。呼吸的空气越多、越冷，寒战愈重，反之则愈轻。寒战时的身体颤抖由下列原因造成。血液害怕寒战的存在而跑到一起，并且迅速集中到人体最温暖的部位。由于血液跃过人体末端集中到内脏，病人便发抖。道理是人体一些部分过度充血，其他部位则缺血，缺血部位不能平静，因为冷便抖动起来。过度充血的部位抖动是由于血液太多，使它们不能安静。打哈欠紧随发热，是由于许多空气集中到一起，要通过嘴一团团地向上。嘴不能闭着，必须张开，这样便形成一条宽畅的通道。由于人体受热，空气冲破口的阻力单独跑走了。这正如大量的蒸汽从开了的锅里冒出来。发热前，关节放松是由于人体变暖时肌腱伸展之故。不过，当大部分的血液搅在一起时，冷却血液的空气也变得温暖了，热征服了它。当空气变得火热，不含水分时，就将热量释放给全身。其中，空气是受血液辅助的，血液受热溶化后，风从其中逸出，这种风冲击人体的血管，便形成了汗。至于这种风，当它浓缩成水样流动，而且通过血管到达体表时，也就是出了汗。这正如开水中冲出的蒸汽，当它碰上硬东西时，一定会冲击这个东西并变稠、浓缩，而且从物体上滴落下来。发热时头痛是这样产生的。头内的血液通道变窄，热血被迫通过这狭窄的通道，沿途是障碍，走不快，血管里实际充入了空气。当血管里充满空气而发胀时，就引起头痛。这也是两太阳穴跳动的原因。

9. 这就是发热、疼痛及随发热出现的疾病的原因和表现。至于其他疾病，如肠绞痛，我认为原因很明显，同样基于呼吸，因为医生治这种病就是设法从肠内吸出一些风来。当肠风冲击不常冲击的地方时，会把肉弄成像箭一样的东西，到处放射。有时放射到季肋部，有时放射到肋部，有时向两处同时放射。医者在体表热敷，试图平息疼痛，道理即在于此。在热敷加热的作用下，肠风变松软，穿出人体，疼痛便有所缓解。

10. 也许还有这样一个题目："呼吸怎样引起黏液流，风通过什么途径使胸部出血（咳血）?" 我想，我能说明这二者同样是通过一个媒介引起的。当头部血管充满空气时，头首先因受呼吸压迫而感到沉重。而后血液受压、管道阻塞，因此，黏液流便溢出。血液中最细的成分被压出血管。当这些液体大量积聚成形时。便从其他通道往下流。一般说来，黏液流所到之处便发生病变。它流入眼，眼痛，流入耳，耳痛。如果它流入胸部，就引起嗓子痛。因为黏液中混有酸性体液，它流入任何不适应它的地方都引起疼痛。柔软的咽部在黏液流经过后就会变粗糙。呼吸时，通过咽部进入胸部的风，还会原路返回。于是，当上升的风遇见下降的黏液时，便出现咳嗽，黏液被咳出。这种情况使咽部很痛、粗糙而发热。热能吸取全身各处集中到头部的水分，因而当黏液流形成并习惯流经这条路线时，这些通道便成为它散布到胸部的通道。酸性黏液进入肌肉便腐蚀肌肉，进入血管便可把血管蚀穿，溢出的血液日久腐败变成脓，这些脓既不能上行，也不能下行。因为液态的东西不易上行，而膈肌又是它下行的障碍。那么，为什么黏液可以上行咳出而无疼痛呢？好！这是由于一旦空气自行进入血管并使血管狭窄，便会自发地出现黏液流。这时由于血液量大，受压后血管内容纳不下，于是胀破了血管。一旦血液过多，疼痛就引起出血，这些病例的疼痛也是因为风充满了血管。看来，什么地方出现疼痛，必然有风介入。其余病例与以上叙述过的内容太体相同。

11. 所有病例形成伤口的原因如下。无论何时，皮肉被猛烈割开一条缝隙，风便立即钻进去使缝隙扩大，于是形成伤口，出现疼痛。

12. 若呼吸通过皮肉时胀大了体内通道，而且随呼吸而来的是水分，这条通道可因此由空气修补起来。假如身体变得湿润，皮肉便变软，而肿胀便移向双腿。这种病叫作水肿。呼吸能导致水肿的最强有力的证据如下。有些病例濒临死亡时（腹）水会被抽干。水先是在体腔内出现很多，过一段时间就少了。很显然，这是由于一开始水里充满空气，是空气使水看起来很多。但是，空气随风而去，只剩下了水，看起来就少了，尽管质量实际上相等。这些病人还提供了另一证据。有的病人，当体腔一直完全空虚时，如果疾病复发，不过三天，体腔又充满了水。除了空气又有什么会使体腔充满呢？什么东西会使它充满得这么快呢？不是喝下去的水，因为肯定没有喝下去那么多。也不是皮肉软化之故，因为没有供软化的皮肉。实际上这些病人已经皮包骨，没有什么东西可变成水了。

13. 水肿的原因已经说明了。中风也是由呼吸引起的，这是由于呼吸穿过皮肉时会把皮肉吹破，受损的部分便失去了感觉。因此，假如呼吸生风很多并穿过整个人体，就出现了全身中风。呼吸穿破哪一部位，哪儿便受损。如果这种异常呼吸停止，这种疾病便痊愈。异常呼吸不停，病就不会好。

14. 我也想以同一原因来解释所谓的神圣病。我将试着拿说服过我自己的同样的理论来说服我的听众。现在我认为，没有哪一种体质的人比多血质的人更具有聪明才智。只要血液保持原来的状况，人的才智就不会变；血液变了，才智也变。有许多证据说明这一点。首先是睡觉，它适于所有动物，能证明我所说的话的真实性。睡觉时血液变凉了，所以睡着的时候觉得冷。血液变凉时，它在通道内更加停滞。身体觉得沉重、下沉，便是证据（一切沉重的东西，自然会下沉）。眼睛闭上了，神志改变了，而某些别的幻想延续着，这就是梦。还有，对那些喝醉酒的人，我们可以透过薄膜看出血液在增加。由于同样的原因，吐出的泡沫完全是白的。那么，什么时候这些牺牲者才能摆脱神圣病的折磨和暴风雨样的袭击呢？只有等身体努力运动而温暖了血液，全身血液变暖了，也就温暖了空气。这些彻底温暖了的东西是有驱散力的，它们要打破血流的充盈积聚状态，使它一部分随呼吸一道排出体外，其余随黏液排出。当泡沫自行消失，血液恢复正常，人体内一致安宁时，这种病便好了。

15. 所以，在疾病全过程中，呼吸是最活跃的动因，别的因素都是第二位的、次要的。那么，这就是我现在已解释过的疾病的原因。我答应过揭示疾病的这种原因，而且已经提出风是主要角色，不仅对人体，对动物也是这样。我已经在论述中涉及大家熟悉的病痛，从中证实了这种假设的正确。假如我要讨论各种病，我的论述尽管会长，但可能更具有真实性和说服力。

法则论

1. 医学是最具特色的艺术，但开业医生常常不知道，那些随意评论这些开业者的人也不明白。到目前为止，医学在艺术中最不受尊重。出现这种偏差的主要原因，依我看是这样的：只有在医学艺术中，我们全身的各种情况和状态才成为研究的主题，不再是拯救那些不光彩的事的障碍，而不光彩并不伤害那些与这种艺术紧密相关的人。这种人实际上很像悲剧中的跑龙套的角色。这些人一样的表情，一样的装束，一样的任务，只是演员换成了医生。许多人被称作医生，却很少人名副其实。

2. 想真正懂得医学的人必须具备天赋能力，要在合适的地方从儿童时代接受教诲，还需要勤奋和时间。首先，必须有天赋，因为若天性什么也不能接受，教育便是徒劳。假若天性表明他最适于走这条路，那么就可以向他传授艺术。他必须从小就在一个适宜学习的地方获得这种艺术的指导和知识。此外，他必须长时期地勤奋学习，使医学艺术变成第二天赋，才会满载而归。

3. 学习医学，可能像种庄稼。我们的天赋能力是土壤，我们老师的见解如同种子。从儿童时代学起恰似种子落在及时准备好的土壤里。教学的地方要好，如同播种后需要从周围空气中汲取营养。勤奋指土壤要经常耕耘。时间催促着一切，于是种子发育、完美无缺。

4. 这些就是医学艺术要求我们具备的条件，你在各城市间漫游之前，必须先获得真正的知识，真正赢得医生的信誉。反之，没有经验是一切错误的祸根。自信和轻浮说明你外行。不过是一个胆怯的、鲁莽的保姆。胆怯说明你软弱无力，鲁莽说明你需要艺术的培养。实际上有两种东西，那就是科学和成见，前者产生知识，后者导致愚昧。

5. 然而，神圣的东西只有对神圣的人才显露真相，亵渎神圣的人，直到他们进入科学的殿堂也不能脱离迷津。

礼仪论

1. 一些人把许多有用的即用以谋生的学问教给别人，不是没有道理的。的确，大多数学问显然已经成为无用的奢侈品。我是指那些没有必要作为讨论对象的东西，它的某些部分可以登峰造极，达到使人无所事事、不务正业的程度。游手好闲和没有职业可通向邪恶。手脚勤快，锻炼智力，能美化生活。当然，我不考虑那些闲聊的重要性。假如，一门艺术便给人带来礼貌和好名声，那么更为高雅的是对其他已公认的艺术也有学问。

2. 其实，任何关于科学方法的学问，假如尚未被低级趣味玷污，都是高贵的。如果受到玷污，这样的知识只会因厚颜无耻而普及。青少年堕落为它的信徒，他们在成长过程中看见低级趣味的东西会因害羞而出汗。可是年纪大了，由于怨恨，法律便会把这种知识的信徒从他们的城市中流放出来。就是这些人在城市之间流浪，或召集一群人用低级粗俗的语言欺骗人们。人们应该通过衣着和装饰打扮识别他们，那样，即使他们服饰华丽，旁观者也会厌恶而避之。

3. 相反，一个学者的仪表应该未经刻意准备，没有过于精心雕琢。衣着简朴、无过分装饰而注重名声，喜爱沉思、内省和散步。另有几个特点是：严肃、自然、反应敏锐、应对自如、顽强不屈，对有心人机敏而和蔼；对一切人都温和；临危而镇定、外柔而内刚；不失时机，饮食有节，耐心等待；言之有据，条理清晰；诸事演变，说明无误；语言优美，性情宽厚，尊重事实，从善如流。上述性格必然提高人的声望。

4. 在我提到的所有品格中，起主导作用的因素是天赋。其实，若从事此项艺术的人已具备天赋能力，则他们在上述各方面的修养均有进步。因为艺术正如学问，灵活运用，存乎一心，主要不靠指教。在开始指教之前，天赋已在艺术之源头。学问明白天赋所为，已在事过之后。确实无法证明学问和天赋二者是一回事。因此，什么时候也不要用语言陈述关于艺术的真理，自然无法给予帮助。（以下文义不通，英文译者认为系希文有脱漏。——中文译者注）。总之，在一条小路上走的人会有类似发现。因此，被剥光衣服的人表达的都是不幸和耻辱。至于推理，教人工作有了成绩便是好事，因为每一件一直艺术般完成的事，一直作为合理的结果被完成。然而，若一件事尚未做，只有艺术的表现，便暗示着与艺术分离的方法。因为持有一些想法不能付诸实施，表示需要教育，需要艺术。医学方面尤其特殊，发表看法，仅仅责备了持有别样看法的人，但毁灭了想用这些看法的人。实际上，他们只能用语言说服自己，宣称功劳是教育的结果，便等于说火炼的真金成了灰烬。这种预言有些无情。理解在哪里行动等价，知识便立即显出结果。在有些情况下，时间已将艺术放在正确轨道上，或已经弄清楚那些有机会走上这条道路的人的办法。

5. 因此，再继续讲已经提到的各点，把学问引进医学，或把医学引进学问。因为医生是学问的情人，也是神仙的情人。在学问和医学之间没有不可逾越的鸿沟，医学实际上拥有一切倾向于学问的性质。医学有无私、大方、谦虚、含蓄、深思熟虑、判断准确、举止安详、积极进取、廉洁忠贞、语言庄重、善于谋生、业务兴盛，摒除迷信等优秀非凡的品格。这些品格意味着反对放纵、反对粗俗、反对贪婪、反对色情、反对劫掠、反对无耻。这就要了解一个人的收入，他如何交友，对别人的孩子和钱财各持什么态度。现在，学问和医学有几分联系了，看来医生是兼而有之，并且确实是兼备了二者的大多数品格。

6. 其实，了解医学视为精神要素的众神是特别需要的。因为在疾病中，特别是意外事故中，医学的荣辱主要为神仙所掌握。医生要让位给众神，医学本身强有力的手段还不多。总之，尽管医生手里掌握了许多东西，许多病还是本能地自愈。医学现在掌握的一切，自然都愿意提供。众神是真正的医生，尽管人们不这样认为。不过，这一真理可由疾病现象表达出来。真理在医学中无处不在，以各种形式和性质出现。疾病有时由外科治愈，有时因治疗或摄生缓解。我在这方面提供的知识无疑是提要性的。

7. 虽然我讲过的一切都是真的，医生在运用时还必须才思敏捷，相机行事。因为健康人和病人都讨厌执拗的人。他还必须十分留心自己的举止，不能过多地流露出不屑同外行人闲聊的情绪，而只说几句非说不可的话。由于闲聊可能引起对其治疗的非难，所以根本不能哗众取宠地说闲话。这些事情都要考虑好，只有这样，需要时才能顺手拈来。否则，必然总是力不从心，难孚众望。

8. 在实际医疗工作中，一定要预先准备全面。触诊时先洗手，以便动作优美；软麻布、敷料布、绷带、通气法及清洗（通便）用品，要一应俱全。对外伤和眼病要预先准备设备、搽剂、刀子等等。这些东西不足，便会因用不上而使病人受损失。你最好有一个备用的简便诊疗箱，旅行时随身携带。最方便实用的是其中放置井然有序的那一种，免得医生临时乱找。

9. 牢记药品和药性，包括单味的和复方的。把看到的都记在心里，治病时也能受益。记住药物的剂型、数量以及在几个病例中的加减应用。学医当中，这是开始、中间、结尾三步。

10. 必须按用途不同分门别类地预先准备好润肤剂，并且准备好有效的干燥剂，制作时要按规矩，样样齐备。还必须预先准备好泻药。药材要地道，制作要按规矩，品种要齐备，有的药需长时间保存，有的随时采集鲜品应用，其他药品大同小异。

11. 进入病人的房间之前，一定要知道必须做什么。要把你可能会忘记的事情安排好，对依次要做的事心中有数，这时才进入病人的房间。对很多病人需要这样做，说不清道理，但实际上有用。所以，你必须由经验预测会出现什么问题。这样做对医生的信誉有益，而学会这样做却很容易。

12. 进屋后要记住你坐着的姿势和预定的座位及衣着整理，说话果断、简明、沉着、镇静。靠近病人时要表示关心。解释反对意见、遇见麻烦要使自己冷静，制止别人慌乱，继续准备做要做的事。除此之外，要留意你的第一次准备工作。若做不到这一点，在完成已经准备就绪的工作时，不要再犯错误。

13. 要多看、勤看，检查时特别留心。操作时要特别注意易出差错的地方。这样你更容易了解病情，自己也显得更从容。因为不稳定是体液的特点，所以体液会自然或偶然地自发变化。如果没有观察到病情，病人会在出现转机的适当时机而死亡，这便等于患者无药可医。因为各种原因共同作用，结果使病情复杂化，难以处理，依次整理各单一现象的结果会更易于处理，也更容易凭经验学会处理。

14. 对患者的缺点也要始终注意，他会把医生开的药物到处乱扔。病人有时会由于喝下不该喝的东西、误服泻药或别的东西而死亡。病人做错什么事也无须忏悔，责任总归咎于医生。

15. 病床也在考虑之列，不同季节不同疾病要求不同。有的患者被放在有风的地方，另一些人被放在不通风的地方或地下室里。要注意周围的声音和气味，特别是酒味。有酒味肯定不好。一定要避开或消除酒味。

16. 熟练而安详地做完这一切，收拾好一切东西才出现在病人眼前。给病人以必要的嘱咐时，应用平静而欣喜的语调。这样做便从刚刚做过的事情中转移了他的注意力。有时需要严厉而善意的批评，而有时要用关心、挂念之辞安慰他，不让他知道未来结果和现状。若将未来结果和现状全盘托出，很多病人会只往坏处想。

17. 留下一个学生照料一切治疗、实施你的指示，没什么不好。选出那些一直热衷这门艺术的人，以便让他们多学点东西，也使治疗更为安全。这时医生要防止注意力分散，以免看不见将要发生的变故。始终不要让外行负责任何事情，否则，一旦发生意外，责任在于医生。永远不允许对保证你成功的计划产生怀疑。这样才不会受到责备，你的成就为你带来恭维。这样说来，谁能预先做完所有该做的事，便说明他对自己的业务有足够的知识。

18. 在医学方面、学问方面以及在一般艺术方面，能这样处理事情，便会获得好的声誉和礼遇。医生一定要区分我已经讲过的那些事项，使自己在众目睽睽之下专心地兢兢业业地工作。光荣的东西在人群中会被严密注视。那些走向光荣之路的人，在道义上应为父母和子女做点事。如果他们中有人对许多事不懂，可用事实和切身经验让他们明白。

医师论

第一章

医师的仪表要端庄、健康，尽量丰满而自然，让普通人觉得他的身体也不是出类拔萃到不屑关心别人健康的程度。他必须干净，衣着整洁，擦用一些在任何情况下都不引人反感的香味油膏。这样能使病人愉快。谨慎的人还必须小心顾及某些道德方面的事。不仅表情要安详，而且生活应有规律性。为提高声誉，他的性格必须像个君子，对所有的人表现得严肃而怀有好意。过分的炫耀，即或有用处也要予以藐视。他要看起来行动自由。如此坚持不懈，潜移默化，意义是很深远的。他要严肃，但不能刻薄，因刻薄意味着傲慢和怀有恶意。相反，嘻嘻哈哈、尽情欢乐会被认为粗俗，应特别避免。在各种社会关系中，他都应该公正，公正必然能使人做出伟大的贡献。医师与病人之间应亲密无间。病人把自己交到医师手中，医师因而随时会遇见拥有宝贵财富的妇女、姑娘，所以，一定要有自制力。这样的人既是肉体的医师，也是灵魂的医师。

生齿期论

1. 营养良好的儿童不一定愈胖吃奶愈多。

2. 贪吃而且吃奶多的孩子不一定相应地发胖。

3. 吃奶的孩子小便多，则少有呕吐。

4. 排便量多而消化好的孩子更健康。贪吃而排便少，营养却上不去的孩子不健康。

5. 呕吐大量奶样物的孩子患便秘。

6. 出牙时的孩子，大便勤的比大便少的少患惊厥。

7. 出牙时的孩子患急性发热时，少见抽风。

8. 出牙时孩子睡觉多、不活泼，若仍然很胖，便有抽风的危险。

9. 冬天出牙的孩子，其他情况与别的孩子相同，唯日后换牙较好。

10. 出牙时的孩子患抽风并非都要死，许多人可恢复。

11. 并发咳嗽时出牙将推迟。当牙要冒出时，让孩子变瘦是多余的。

12. 孩子出牙时会有些不适，如果他们好照看，牙便容易出。

13. 排尿比排便多的孩子营养相对较好。

14. 排尿与吃奶不相称，而且从婴儿期就腹泻并消化不良的孩子，不健康。

15. 睡得好、营养好的孩子，可以吃大量食物，尽管如此，给他们吃的食物还常常不够消化。

16. 吃奶期间能吃固体食物的孩子，断奶更容易。

17. 孩子若常排消化不良的大便并混有血液，一旦感冒流行，则绝大多数昏昏欲睡。

18. 扁桃体溃疡不伴有发热的，危险性较小。

19. 吃奶的婴儿患咳嗽时，通常悬雍垂增大。

20. 扁桃体上很快出现多处糜烂时，若咳嗽和发热不愈，就有形成溃疡的危险。

21. 扁桃体发生溃疡是危险的。

22. 孩子的扁桃体溃疡相当严重时，若能喝水，便是可能恢复之兆。此前若不能喝水，则溃疡更重。

23. 扁桃体溃疡患者若呕吐胆液样物，或大便排出胆液样物，危险即将来临。

24. 扁桃体溃疡病例，若溃疡面上出现一层膜如蛛网，为不祥之兆。

25. 扁桃体病例，第一期之后，黏液易于由口排出，在此之前则不容易，但必须排出。若症状消失，为可喜之兆。若黏液不经口排出，则须当心。

26. 当扁桃体上出现分泌物时，大多数病例干咳停止，转而排出大便，儿童患者，则转为呕出成熟体液。

27. 扁桃体溃疡若持续日久未见加剧，则五六天内无危险。

28. 吃奶期的孩子吃奶多，通常嗜睡、不活泼。

29. 吃奶期的孩子营养不好，体力也难恢复。

30. 发生于夏季的扁桃体溃疡因扩散较快，常较发生于其他季节者危重。

31. 若扁桃体溃疡扩散遍及悬雍垂，则恢复后发音变样。

32. 溃疡遍及全咽喉部，常引起呼吸困难，病情尤其危急。

外科论

1. 检查是为了发现何为正常，何为不正常。应从最明显、最容易辨认的地方入手，运用一切感官，通过视、触、听、嗅、尝和我们的理解能力进行词查研究，发现我们的才智所能够了解的一切。

2. 进行外科手术时，要有合适的场所，病人、术者、助手、器械和光线要适当布局，器械的数目及术者何时与怎样使用，均有规矩。人员和设备、时间和地点的选择均需相宜。

3. 术者无论坐着还是站着都要位置适当、舒适，对手术部位和光线来说要很适宜。

光线有两种，自然光线和人工光线。自然光线我们不能控制，人工光线可以控制。光线有两种利用方式——直接照明和间接照明。间接照明少用，需用时很重要。目前尽可能利用直接照明，将手术部位朝向最亮的方向。例外情况是某些部位不易暴露或不便让他人看见。这时，手术部位面向光线，术者面向手术部位，但阴影又不至于遮蔽手术部位。于是术者看得最清，而手术部位又未充分暴露。

坐位时术者双脚落地平直，稍稍分开。膝部位比腰部略高，膝头之间的距离以能支持和容纳双肘为度。衣着应便于活动，无褶，即使肘部、肩部也力求平展。

手术部位的远近、上下、左右均有限度。远近以肘前伸不过膝、后移不过背为限，上下以手上移不过乳房、下移不至于胸贴膝，且前臂与上臂始终垂直为度。这是常规的正中体位。向两侧倾斜则靠术者身体活动及灵活部位的适当弯转，但应不至于挪动坐位。

术者立位时，做检查双脚应完全放平，但手术中体重置于一足（手术操作的那一侧），另一足可抬高置于支持物上，其膝仍不宜高过腰。其他限制与坐位同。

病人可站着、坐着、躺着，并用不受限的部位协助医生，以保持最轻松合适的姿势。应防止病人滑动、虚脱、移位、下垂，这样才能使受术部位的体位和形状在手术中及手术后保持不变。

4. 指甲不要过长，也不要短于指尖。指尖常用，尤其是食指和拇指最常用。用单手全手时应使掌面向下，同时用两手时应掌面相对。手指最好是五指分开，间隔宽些，拇指与食指相对。有些人手有毛病，既有先天性原因，也因后天练习不够。他们习惯于拇指向下。要练习用双手完成一切手术，因为双手是一样的。术者的目标是方便、得力、优美、快速、无痛、精巧、敏捷。

5. 现在讨论器械的使用时机和方式。器械的最佳位置是用时可随手取到，不用时不妨碍手术。故应放在手术者手旁；若有助手，则助手应事先准备好，一旦呼唤随时递给术者。

6. 让正在看护病人者按术者的意图暴露手术部位，并控制身体其他部位，以便保持术中稳定。要保持安静无声，并听命于优秀的长者。

7. 绷带有两种，应用和制作方法完全不同。使用绷带应快速、无痛，要随机应变、干净利落。手术始终保持快速、无痛、轻松、机敏、利索且井然有序，看起来令人很愉快。

为做到以上各点，需经常练习。圆满的绷带术要求做得漂亮而平整。平整指光滑、均匀。应平坦处一定要平坦，不应平坦的地方则不可平坦。至于方式、种类，有简单的环形、斜形、刮刀形、反刮刀形、眼形、菱形、半菱形，应用时视受伤部位不同而选择一种或多种术式。

8. 用绷带包扎某一部位时，“漂亮”有两重意思。第一是结实，做到这一点既要松紧适度、均匀，又要有足够的绷带。绷带术本身既可用于治疗又可作为辅助措施。有一条规矩是施行大多数绷带术时都要遵守的。压力不要太小以致滑脱；也不要太紧，包扎部位应无紧束感，两头儿压力要小，中间应最松。打结和缝线要在上面，不要在下面。打结的一头不要横跨伤口，而要在适于打结处。打结处既不能束得太紧，又不要太松，而且不要在不必要处打结。打结和缝扎绷带时要松软、细密。

9. 记住绷带总易滑向圆锥形尖端（比如头顶、脚跟等），这是有好处的。除头部外，包扎右侧部分向左绕，包扎左侧部分时向右绕，一定要这样做。有两个相对侧面的部位需要双头绷带，但是，若人们从一头开始包扎，向各个方向延伸，便可很合适地包扎固定，比如头部的中段，等等。至于运动部位，如关节，若需屈曲，比如膝后，则不宜多包绕，并应绕紧些；若系伸侧，如膝盖，要用宽绷带大范围包扎。在这些地方最后最多绕一圈，一为有束紧作用，一为固定平坦部位的包扎，比如膝上及膝下部位就是这样。包扎肩部时绕对侧腋窝一圈是适当的。包扎腹股沟应绕对侧胁部一圈，包扎小腿要绕小腿肚上部一圈，都是一个目的。对容易上滑的部分，包绕的一圈应在下端，若易下滑则相反。对不能这样做的地方，如头部应在最平滑的地方束紧，并尽量避免倾斜，于是最外面最结实的一圈便可能束紧最易动的部位。有些地方既要固定很好，又要用绷带束紧是不容易的，这时可用攀形带束紧或连续缝扎。

10. 绷带应清洁、轻、软、薄。要练习同时用两手包扎，一手一条。使用多大号的绷带视包扎部位的宽度和厚度而定。边缘要绕结实，但不要太紧而擦破皮肤，也不要起皱。包扎物如需要解下时，应以便于解开为好。以上所述为绷带包扎术式，主要的要求是既不能压迫太紧又不能滑脱。

11. 包扎好的绷带有表层、里层之分。作用亦不尽相同。下层绷带的功能是使分离的东西合拢，避免伤口外翻，去掉粘着的东西，调整紊乱的东西。所用亚麻布绷带宜轻、薄、软、干净、宽、无缝、无皱褶，能承受张力，比较结实；不宜干用，而应在药水里浸一下。它适用于各种病例，用于封闭（凹陷、瘘管）时，应使上层绷带不压迫基底部。包扎时从健康部位开始，在开放创口处终止，这样创口内被挤出的内容物便不会再积聚。包扎垂直部位时沿垂直方向，包扎倾斜部位时沿倾斜方向。包扎后的体位无疼，既无压迫也不松弛。若这样悬吊或固定，发生体位变化时肌肉、血管、韧带和骨头仍将保持正常位置（这种位置最适于对位和固定）。让包扎部位悬吊或恢复自然而舒适的体位。若无窦道或开放性溃疡，即不必如此处理。要使裂开较宽的伤口合拢时，原则上与包扎其他伤口相同，只是不能一下子合拢，开始应逐渐使创缘靠近，最后使创缘合拢。为使闭合的创口分开，有炎症时应尽量不用绷带，若无炎症则用同样绷带包扎，但包扎原则与创口裂开时相反。为整复变形的部位，应遵循同样的原理，即向外弯曲者使之向内复位（向内弯曲者使之向外复位），手段有绷带法、粘结法、悬吊法、接合法——均为使人体返归自然状态。

12. 骨折包扎时应注意绷带的长、宽、厚和数量。长度应与包扎处相应，宽度三至四指，厚度三至四层。数量应不多不少，够用为度。若需矫形，应由损伤处估计所需绷带的宽度及包扎层数。绷带应足够长，以便包扎，切忌用一块敷料填充损伤处。

应用于深层的亚麻布绷带使用时应注意两点。第一点是先从伤处包扎，止于伤处上部。第二点是由伤处向下包扎，但应回头再向上止于上端。要使受伤处压力最大，两端压力最小，其余依次类推。绷带应同时包扎住相当一段未损伤部位。

绷带的长度和宽度是否合适相当重要。长和宽应足够包扎创伤用，既不要太短太窄而使包扎不严，也不能太富余而无用或缠绕太松或致包扎无力。至于长和宽，长度分别有三、四、五、六个肘部长（指自肱骨内下髁至腕部背侧尺骨头。——中文译者注），宽度以指计。支撑绷带按卷计，不像内层敷料那样柔软而薄。上述要求都应该与受伤部位的长、宽、厚相适应。

绷带的两头应开叉、光滑、平整、渐窄。骨折突出部应包扎最厚，避免体位变化时或自然屈曲时因皮肉移动出现未覆盖部位。这种情况常见于手指和踝部。要用支撑绷带从外部加压。用绷带包扎时第一次要缠得松软、平整，绷带要清洁并涂上蜡。

13. 必须想到水的温度和量。可将水倒在自己的手上试一下水温。至于量，为了使伤处组织放松和稀释分泌坏死物，越多越好。但为使肉芽生长且变软，水量应适当节制，而且在伤处的肿胀未消退时应控制冲洗，因为伤处先是肿胀，而后肿胀消退。

14. 永久性体位包扎要包扎得柔软、光滑，用足跟或臀部加压使骨折突出减缓，使之既后曲（裂出?）也无畸形。全腿应用中空的夹板不如将夹板分为两半截用。夹板有治疗作用但也有明显的缺点。

15. 检查、牵引、接骨及休息均宜顺应自然。自然在接骨手术中应体现，医生必须在手术实施过程中体会自然需要什么。对此，还要从人体的休息状态、正常状态、习惯状态中去体会。由休息和松弛状态可得到恰当的提示。比如上肢，由正常休息状态判断伸屈，则前臂和上臂的关系接近直角。由习惯猜测某种姿势比其他姿势更容易保持，比如腿，受伤后伸直更易保持。因为人们保持这种姿势时间最长、最容易。尽管牵引手术后，肌肉、血管，肌腱和骨头发生了变化，但还是最接近习惯状态，因而保持习惯状态对接骨或悬吊最为方便。

16. 牵引最常用于最大，最粗的骨头发生的骨折，而且是（前臂）双骨折。其次是用于下面那一根（尺骨）骨折，上面（桡骨）最少用。牵引张力过大，除受术者为儿童外，皆会受伤。牵引时使上肢略举起，可用健侧作为样板，判断两者是否同形、对称、相似。

17. 按摩能够使患处松弛、收缩，加速臃肿肌肉消散。用力摩擦则加强收缩、减少松弛，长期坚持，皮肉减少。适当进行摩擦能使皮肉增加。

18. 首次用绷带包扎后，患者应自觉受伤处最紧，两端最松，包扎结实（但非用敷料填充），张力因多层包扎产生，不是一层太紧的结果。首次包扎后一日内张力稍有增加，次日即应减轻，第三日变松。第二天肢端应有柔软肿胀。第三天未包扎处肿胀应减轻，而且每次包扎均如此。第二次包扎时一定要看看第一次包扎是否适当，而后用更多的绷带和更大的张力包扎。第三次用的绷带更多。首次包扎后的第七天去掉包扎时，伤处应无肿胀及可活动的骨头。若伤处无肿胀、无痒感、无伤口，即上夹板，待伤后二十天再检查。若担心此期间夹板可能脱落，则每三天紧一次夹板。

19. 悬吊、复位、包扎时注意使受伤部位保持同一姿势，原则上让伤肢保持习惯自然位。各种姿势源于人的奔跑、步行、站立、卧倒、工作、放松等不同状态。

20. 记住，用进废退。

21. 包扎的张力因多层绷带包扎而产生，并非一次用力产生。

22. 碰撞、挤压、肌肉扭伤或肿胀而无炎症者，若伤处（若因包扎）渗血，多应将伤处抬高，有的也可略低。这种渗血（上下肢悬吊位时不会发生）是由于首次包扎绷带时受伤处压力大，而两端压力小，最后一圈绕在了近端。处理时可用绷带或敷料，但压力必须靠多用绷带而不是多用力气产生。这时最宜用薄、轻、软、干净、宽而好的亚麻布绷带，不宜用夹板。也可用大量水冲洗。

23. 关于脱位、扭伤、骨分离、撕裂伤、近关节骨折或各种畸形（如两侧歪斜畸形）的绷带术：放松的一侧变凸，拉紧的一侧变凹，结果复位时或复位前受伤部位不直，而是向一侧倾斜，治疗方法有绷带术、敷料术、悬吊术、矫形术、牵引术、按摩术、整复术，此外还有水浴术。

24. 关于萎缩部位的绷带术：包扎时包进相当一段健康部位，要求做到使萎缩组织获得更多的血液。通过改变绷带术式，萎缩部位可能转而发育恢复，出现肌肉增长。同时包扎萎缩以上部位是很好的方法，如包扎大腿或小腿的上部。健侧腿也可这样做，因健侧腿也可因同时休息、吸收和消耗营养不均而出现萎缩。这时，要用大量绷带，不用敷料。先使最紧要的部位放松，应用恢复萎缩按摩术（肌肉形成按摩术）和温水浴，但不用夹板。

25. 支持包扎用于胸、肋，头及其他类似部位的骨伤。有时用这种方法是由于受伤处抖动，包扎后便不再发生抖动。有时应用这种方法是为防止在咳嗽、打喷嚏及做其他动作时胸、头骨折处因无保护而移位。各种情况所要求的绷带术术式相同，主要是在受伤处加压。应先在伤处垫上适当的柔软物。绷带的松紧度以能防止抖动引起的震动或使分裂的骨头接触为准。绷带不是用于防止咳嗽或打喷嚏，而是作为支撑物。

头部外伤论

1. 人的头是不一样的，头骨的骨缝也不一样。前额突出的人颅骨骨缝就像英文字母的“T”字，上面那一短横是额骨的上底边，中间那一长竖，直穿头颅中线自前向后达颈部。后脑突出的人骨缝相反，“T”字的短横在后脑部，而中间那一长竖从后脑直至前额。若前额、后脑都突出，则骨缝呈“H”形。前后突出部均有一长的横骨缝，纵贯头顶的竖缝较短，并止于两长缝。前后脑都不突出的人，头骨骨缝像“X”。前面两条线较短，分别斜向两太阳穴，后两条线较长，斜向后脑两侧。

头盖骨沿头顶中线一分为二，它们最坚实致密的部分在最顶部头皮下，且表面光滑。它们的光滑部分的最下部与骷髅相连。除内外两层骨质坚硬致密外，头盖骨中间是较柔软、不太致密、多孔穴的夹层。夹层柔软而多孔穴，特别易于渗透。其实除里层和外层很少部分外，全头骨大都像是海绵，其中有大量的湿肉样的颗粒，用手指挤压它们会有血渗出。骨头内还有一些很薄的充满血液的空腔。

2. 头骨的坚硬、柔软和渗透情况如上述。但是一般说来，头盖骨的最薄弱部分在前囟门部。此处皮肉覆盖物最薄、最少，而下面正是脑的所在。由于这种情形，当人头部受伤时，此处即使受伤较轻，致伤武器较小，也更容易挫伤或骨折，伤后更痛苦、更难治、更容易死亡。病人此处伤情较轻时也比它处伤情较重时死得快，这是由于前囟处头骨和皮肉覆盖均薄，脑对外伤最敏感，而且大部分脑在此处。头骨的另一薄弱部分是两太阳穴，因为下颌骨在此与头骨联结，有关节上下运动。关节附近有耳和粗大的血管分布于太阳穴区。头骨的顶点至两耳后部，较前部结实。头后部受打击即使较重，致伤武器即使较大，发生骨折和挫伤也较轻，即使致死也发生得较慢，就是由于头骨的这一特点。至于此处骨头化脓扩散较慢、下流入脑需时较长，也是由于后脑头骨较厚。此处的脑也较少，故受伤后一般不易致死。冬天受到致命伤的人，无论伤在何处均比夏天死得慢。

3. 锐利的多刃器和轻武器单独伤及后头骨而呈裂伤或受挫伤（前头部亦偶有发生），无论如何不会致死。若伤口中露出骨缝且骨头裸露，则无论伤口在何处，头骨都变得很脆弱，经不起武器打击。最大的危险是武器击中前囟门，但是若骨缝暴露，亦可恰好击中骨缝。

4. 头骨损伤常见有以下数种形式，每种形式又发生几种骨折。头骨受伤确有骨折时，伤情必然因同时发生的挫伤而更加复杂。这可能因头骨被武器击伤而骨折的部位也或多或少有挫伤，或先有骨折而后又受挫伤。这是一种形式。至于骨折的形态则各式各样，有的很轻，轻到当时及后来、甚至伤员痊愈后都未发现。有的骨折很重、很宽，有的骨头缺一块，有的伤口长，有的伤口短，有的直，有的弯，有的很深而穿透头骨。

5. 头骨挫伤后保持原位，挫伤未因骨折而复杂化，这是第二种形式。挫伤的方式很多。骨挫伤可轻可重，深的可挫穿头骨，浅的则不到头骨。挫伤范围有大有小，有宽有窄。至于其准确形状和大小，肉眼是看不清的，因为伤后甚至不能立即断定有挫伤。正如骨折时断处离伤口较远一样，有些骨折单靠眼看不出来。

6. 头骨挫伤常有骨折和凹陷，但亦可有骨折而无凹陷。折断、凹陷处骨头可脱离周围头骨，亦可不脱离。这是第三种形式。挫伤凹陷性骨折可有多种样式，凹陷范围可大可小，凹陷可深可浅。

7. 多刃状武器亦可损伤头骨。这种武器叫多刃器（Hedra）。头骨原位不动时它可以穿入头骨，并留下标记，同时也可引起骨折及轻重不一的挫伤。这是第四种形式。多刃器亦可使头骨挫伤而不伴有骨折，这是第五种形式。每一种形式又有许多表现（可同时有挫伤和骨折或仅有挫伤）。多刃器造成的损伤可长、可短，可弯、可直、可圆，因此种武器形状不同，还可有其他形式。（下文因烦琐重复略去数行。——中文译者注）

8. 头骨某处受伤，但另一处头骨又裸露，这属第五种形式。出现这种意外时，医生无能为力，因为此时无法检查并确定患者的伤情。

9. 这几种形式的骨折和挫伤不管能否看见及有无骨裂伤，都需要进行环钻术探查。若多刃器还留在骨头上，无论有无骨折或挫伤，同样需要环钻治疗。但是凹陷性骨折只有范围不大时才用环钻术。若单纯多刃器损伤而无骨折及挫伤，可不必实行环钻术。骨裂伤严重时亦不用环钻术。

10. 检查头部外伤，第一件事是看伤口在头骨结实部分还是在脆弱部分，伤口处的头发是被武器削去还是进入了伤口。如果头发连同头皮被削去则属于头皮缺损、头骨裸露，系武器所伤。若看得见头骨，则裸露无疑，若看不见需用探针检查。若发现头骨裸露并受损，应首先辨明骨折的性质、范围及是否需手术，并且问伤员怎样受的伤、伤痛如何。若看不清骨头是否受伤，则极有必要询问受伤的起因及伤口性质。比如，有挫伤和骨折而外观无表现，你首先应力求从伤员的报告中判明挫伤及骨折情况，而后进行分析和检视，避免使用探针。因探针不能证实有无损伤及因何损伤。探针能证实是否有多刃器及其他武器损伤的标记，是否有凹陷性骨折或极重的骨折。这些情况靠视诊也很清楚。

11. 头骨不可见的或可见的骨折、不可见的或可见的挫伤及凹陷性骨折，特别常见于一个人被他人有意用暴力伤害时，无意致伤时则甚少见。若因投掷物引起，则下落的投掷物较水平方向来的投掷损伤为重。若系武器损伤，无论投掷伤还是直接打击，则强壮者打伤弱者的可能性大。至于因跌落损伤，则自极高处跌下落至坚硬承载物时头骨极易碎裂、挫伤或发生凹陷骨折。若在平地摔倒后撞在软物体上，则头骨极少损伤。投掷性武器损伤与跌伤相似，即投掷物从愈高处落下愈重，愈沉愈重，反之均轻。(以下烦琐重复，略去以汉字计约300字。——中文译者注）总之，除你亲眼所见之外，还应该了解这些情况，这样才能查明伤势的轻重以及病人有无麻木发呆、头昏眼黑或头晕摔倒等情况。

12. 头骨一旦因武器致伤裸露，且伤口恰在骨缝处，便很难断定伤口内是否留有多刃器之类的武器，这在其他情况下本来是很明显的。多刃器是否进入骨缝尤难断定，因为骨缝本身比其他地方更凹凸不平，易发生误诊。而且除非多刃器很大，便不易弄清何处是骨缝，何处是多刃器。一般来说，多刃器进入骨缝时也伴有骨折，然而这种骨折很难看出。因此，把只要有多刃器进入骨缝，便视作有骨折作为常规。骨缝处的骨质本性脆弱、疏松，容易折断破碎。此外，骨缝还容易撕裂，而骨头因较结实不易破碎。骨缝处的骨折还包括骨缝错位，这时要弄清有无碎片及骨缝骨折是否在挫伤之后出现是不容易的。还有，挫伤后的骨折也较难发现。这是由于骨缝本身明显不平，看来颇似骨折线，单凭观察和猜想容易失误，若骨裂伤较宽便易断定。如果伤口就在骨缝上，而且武器穿伤了附近的头骨，医生首先应弄清骨头的伤情。因为若伤及骨缝，即使武器和损伤范围均小，也比非骨缝处受重武器损伤且损伤范围大时痛苦得多，而且大多需要钻颅。钻颅手术不宜在骨缝上做，应在骨缝旁邻近部位手术。

13. 以下是我对头外伤的治疗及探查不明显头骨外伤方法的看法。头部外伤不要用任何湿润的东西治疗。甚至不能用葡萄酒（不得已时可用少许），也不要用油膏，除非伤口在前额等无头发处或在眼及眼眉处，也不要包扎。前额部的伤口较其他头外伤更适于用油膏并用绷带包扎。因前额被其他部分包围，周围任何部位的损伤都可因充血而使前额部发炎、肿胀。前额部也不必一直用油膏和绷带，发炎肿胀消退后即可停用。头部其他部位除需要切开外，不要塞紧、涂油膏或包扎。

当头部外伤后头骨裸露，伤口颇似武器打击所致，但伤口太小而不便检查时，应切开扩大伤口，以便明确头骨是否受损、受损性质及皮肉骨头挫伤范围，并选择适当疗法。若头骨裸露且挫伤所致的潜行剥离较重，应切开有剥离的一侧以便用药。若伤口为圆形并有较大范围潜行剥脱，应予上下双向切开。

切开其他部位均较安全，但不要切开两太阳穴周围，因此处有血管走行，而且患者可能会因而抽风。若切开左侧则右侧抽风，切开右侧则左侧抽风。

14. 头骨裸露，不知是否武器伤及头骨时，若需切开，则切口足够暴露即可。手术时应将头皮自头骨上剥脱，而后用软麻布填塞整个伤口，以便次日伤口尽可能大且减轻疼痛。填塞时用加入极细的大麦粉的油膏，软麻布条做得尽量长些。油膏中加上醋煮沸，使之尽可能粘。次日，从伤口取出软麻布条，若仍看不出骨头是否受伤，损伤的性质还不清楚，即应用刮刀刮下油膏及伤处组织，并上下左右探查，以便发现潜在的骨折和挫伤。这种骨伤潜在是由于周围的头骨没有破裂、凹陷。刮刀很容易显露骨伤，即使骨头内部的损伤也能发现。若发现骨内留有多刃器等武器，则只将武器除去即可。常有裂伤伴挫伤或单纯挫伤内存留有多刃器的情况。

用刮刀检查伤口时，若发现需用环钻术，应迅速实行，手术应在受伤后三日内进行，热季尤其不宜拖延。

若病情记载中提到病人被强壮的人打击，应该怀疑到有头骨骨折或挫伤，或二者兼有，而且凶器应是致命的工具。若病人再有头晕、失明、摔倒，这时为弄清伤情应在骨头上滴上黑色药水，伤口用药水涂抹，包上浸过油的亚麻布，而后涂大麦面油膏包扎。次日打开包扎，再次清创，进一步刮削，若有骨折或挫伤则正常头骨刮过后是白色的，而受伤头骨则吸收了药水变成黑色。这次应再次将黑色的头骨刮去，其间可能会发现更多的骨折和挫伤，应将损伤组织一并刮去，应知这样处理危险性较小。刮时应深，但不能穿透颅骨。

15. 手术后应对伤口进行其他治疗。治疗中应避免因治疗不当再损伤软组织及头骨。因为环钻头骨和头骨裸露而不用环钻术时，头骨无论是否有损伤均有化脓的危险，即或不发生化脓，伤口处的皮肉也会因不恰当的治疗而发炎坏死。伤口内会发热、发烫，最后骨头也发烫，伴随周围组织发炎者还会出现抽风，于是上述组织都腐烂成为脓液。伤口内的皮肉变湿、离析，也需要很长的时间清除。医生宁可让伤口尽快化脓，因化脓处发炎较轻，且伤口可迅速处理干净。破碎和挫伤的组织必须变成脓液才能脱落。创口干净后应保持干燥，这样便能尽快愈合。肉芽干燥的创口不会发生肉芽过长。对脑的包膜适于遵循同一原则。受伤后立即环钻并摘除异物及碎骨，使脑膜暴露，则脑膜会尽快清洁、干燥。若拖延太久脑膜浸湿，则会发生肿胀、腐烂。

16. 头外伤后，游离的头骨若其中留有多刃器或广泛裸露，总是在出血停止后与其他头骨之间有清楚的分界。为使血液干燥，既需时间也需使用多种药物。若伤后尽快清创则此后骨头分界很快出现，医生随之应使大小伤口或头骨干燥。因为干燥快且局部形成陶罐样物后，受伤骨头便很快地与充满血液和生机的头骨分离，它自身无血且干燥，迅速从血管和未坏死部分脱落。

17. 因挤压引起的挫伤性骨折，若为粉碎性的，甚或广泛粉碎性的，危险性也较小，若脑的包膜未受伤则危险性更小，而且碎骨可迅速清除。此种病例不宜用环钻术，碎骨无自行脱落迹象时不要清除它们。碎骨逐渐松动是自行脱落的迹象。碎骨脱落时下面有肉芽生长。若只有头骨外层坏死，肉芽从周围健康部分向中间生长。若尽快使伤口化脓并清洁，这种自下而上向四周扩展的肉芽生长得最快。若头骨的内外层均挫伤且陷入脑膜，上述方法仍能使其尽快愈合，陷入的碎骨也会迅速脱出。

18. 儿童的头骨因含血多、孔隙且较薄，比较柔软，受伤时即使伤情较轻，化脓发生得也较快。同样，因头外伤致死时也比大人快。

但是，若头骨裸露，医生应该尽才智弄清有无骨挫伤或骨折，或二者兼有，这一点单靠外观是不够的。若伤口内有多刃器则必有挫伤或骨折，或二者兼有。无论头骨有何种损伤，都要让血液从一个小钻孔内流出，并不时小心检查一下，因儿童的头骨薄弱，外层尤其薄弱，处理与成人不同。

19. 头外伤后治疗无望，伤员濒死时，有以下征象。医生可以据估计预后。死症有：头骨有粉碎和挫伤等需要刮除或钻孔治疗而未做，骨头已坏死，冬天患者于十四日内发热，夏天七日内发热。出现以上情况时伤口颜色不佳，并有少量脓水流出，外部发炎部分完全坏死，坏死部分浸软后外观像紫红色的死鱼。而后骨头坏死，白骨变黑，进而变黄或变为无生机的白色。创口化脓时，患者舌头上发生疱疹，死于惊厥。大多数病例有一侧身体抽风，若受伤在左侧则右侧身体抽风，若受伤在右侧则抽风在左侧。有些也可变成中风，冬天十四日内死，夏天七日内死。这些症状对儿童和成年人有同样的意义。

若发现伤员发热并伴有上述症状之一，医生应毫不犹豫地施行环钻术，去掉死骨、暴露骨膜，或用刮刀刮去死骨（此时骨头易刮动），而后视环境条件采用最佳疗法。

20. 头外伤后无论曾否施行环钻术，若头骨暴露便可伴随发生面部或眼部有压疼的丹毒样肿胀，且患者寒战发热。但是，除非面部水肿，并因错误的摄生使病情复杂化，则伤口及其周围的头皮、头骨外观可无异常。这时应使用排胆液药清洁肠管。这样治疗后热退、肿消，病情好转。用此药时应注意伤员的元气是否充实。

21. 对于需要使用环钻术的伤员，应记住以下要点：若伤员开始便由你手术，则钻颅时不要立即去掉脑膜外的头骨，因为脑膜不宜长期暴露于不洁的环境中，否则最后会因浸渍而坏死。立即去掉脑膜外的头骨还有一种危险，即手术中损伤脑膜。应留下一点头骨，不全部锯断，碎骨可动，让死骨自行分离脱落。由于留下的头骨与正常头骨连接处很薄弱，死骨脱落时不会引起损伤。至于其余治疗，也应遵循对伤口有利的原则进行。

做环钻术时医生要不时取出钻头在冷水里浸一下，以免头骨受热。因钻头会因转动发烫，干烫的钻头会烧灼周围头骨，使头骨损失过多。若医生想立即去除脑膜外的头骨，则尤需勤用冷水浸泡钻头。

若伤员从他处转来，按常规处理已晚，则立即用环钻术打穿头骨，这时应不时取出钻头观察，并用探针沿钻孔探查。因颅骨化脓时极易钻透，而且骨头常常已很薄。若伤口原在头骨薄弱处，尤应这么做。医生必须小心，不要跑了钻，应一直将钻固定在骨头最厚处。经常试着使钻头来回掀动，以便掀起头骨。去除坏死头骨后，其他方面的治疗也应尽量对伤员有利。

若伤员开始即由你治疗，且你想立即用环钻术去除受伤头骨，同样也要用探针检查钻孔，同时将钻固定在头骨最厚处，随时掀动钻头以便移除头骨。若你使用头骨钻穿术，不要钻穿脑膜，而且最好留下一薄层头骨暂不钻穿，以指示环钻的方向。

溃疡论

1. 除非溃疡在关节处，不可用葡萄酒之外的任何湿润药物。由于溃疡处湿润而正常地方干燥，故干燥近于正常而湿润近于病态。除用糊剂时需包扎外，其他时候应让溃疡暴露。有些溃疡，特别是新鲜溃疡，糊剂亦不宜用，但陈旧性溃疡或近关节处溃疡可用。节制饮食适宜于所有溃疡，发病日久，饮食控制即宜放松。溃疡发炎或将发炎，或有坏疽之危险，或近关节溃疡发炎，或将发生惊厥，或溃疡发生于腹外伤后，特别是发生于头部或大腿骨折后，或其他骨折引起的溃疡，均应节食。溃疡患者，尤其是病在腿上者，不宜长时站立，亦不宜久坐或行走，最宜静卧休息。初见溃疡时，溃疡面及周围均略有炎症。若医生使溃疡尽可能恰当地化脓，而且使脓液流出畅通，或控制其只形成少量脓液，则溃疡可因使用无刺激性药物而保持干燥。除非发炎时有化脓，才伴有寒战、躁动。化脓的溃疡处血液变质，伴发热时溃疡处才流出脓水。溃疡的脓液亦需这样形成。当人们认为需要用热罨剂时，并非溃疡本身需要用，而是其周围部分需要用，这样可使僵硬的部分变软，脓液易于流出。无论为受锐利器械刺伤或为治疗外伤切开而形成的溃疡，均可因保持一定程度的干燥而不化脓。但是，若皮肉受挫伤或被武器粗暴砍伤，治疗时应尽快使之化脓，这样发炎轻，而且被挫碎或砍伤的肉块必然变成脓而消溶。死肉转化为脓，新肉才能生长。除腹部外，各种新鲜溃疡多流些血才好。这样伤口及其邻近部位发生炎症的可能性便小。同样，一些日久的溃疡，特别是位于手足指处的溃疡，多出些血会使创面变小、变干。特别是那些处于糜烂状态的溃疡，清除烂肉而出血每每有效。溃疡面出血后最好用一块干海绵覆盖，海绵上应放置一些细树叶。除非溃疡接近愈合，不宜用油或各种有油性或润滑性的药物。新鲜伤口不宜涂油，也不宜涂含油的药物，溃疡需要清洁时，尤宜避免用油。不过冬天或夏天，某些创面要涂油。

2. 适当地净化体液，对多数溃疡有益。在头部、腹部或关节部外伤将发生坏疽时，在伤口需要缝合时，在溃烂迅速蔓延时，在溃疡迁延太久时，适可而止地净化体液亦有好处。若欲用绷带，在创面干燥前不要用油膏。溃疡面应勤用海绵吸净，而后用净布敷盖，再使用相宜的药物。用不用绷带均可。热季比冬季对大多数溃疡有利，但对头部和腹部溃疡热季不如冬季，不过春秋二季对各种溃疡更有利。溃疡应如法勤于清洁、干燥，不要出现发霉情况，有骨头脱落、烧灼、锯掉或缺损者，溃疡面较通常深。不清洁的溃疡即使两创缘人为合拢也不易愈合，创缘也不易自动合拢。邻近溃疡处发炎时，溃疡不会愈合。同样，溃疡周围因坏疽发黑，或因静脉曲张而过度充血时，溃疡亦不愈合。要想溃疡愈合，除非使周围状况正常。

3. 若圆形溃疡有凹陷，必须刮平边缘，或循局部自然形状只刮半边。任何疮疡并发丹毒时，都必须通过很适当的吐泻净化体液。若溃疡周围肿胀而溃疡本身无炎症，随后将出现淤积。无论何种溃疡，伴随它处炎症出现肿胀但不随它处的炎症肿胀消退而消退，则该溃疡有不愈合的危险。在溃疡患者因跌倒或其他原因发生撕裂伤，而且溃疡周围肿胀并有脓水流出时，若需用糊剂，不要用于溃疡面而用于其周围。这样，可使脓液清除，变硬的部分发软。但是若欲使随炎症消散而发软的部分合拢，应绑上一块海绵。先从正常处绑起，逐渐向溃疡靠近。不过，应同时在海绵外裹上树叶。妨碍新鲜肉芽靠拢的组织应予去掉。当溃疡底深在肉内时，绷带包扎或使用敷布均可引起肿胀。如有可能，对这种溃疡应选适当时机扩大切开，以便分泌物外流畅通，而后再使用可能需要的新法。由于凹陷性溃疡中可直接看见的组织大都没有肿胀，若其中有腐烂或肉芽水肿化脓，溃疡及周围部分外观应发青紫色。而侵蚀性溃疡中有些病例的溃疡腐烂、扩散，侵蚀力很强，这时溃疡的周围部分也发黑、发红。

4. 糊剂用于肿胀和发炎时，用于周围部位。用毛蕊花、车轴草叶、岩生草叶及 Poley 共煎，敷用。若溃疡需清除，则将药物清除。同样，亦可用无花果树叶、橄榄叶、夏至果共煎外敷。更常用贞洁树叶、无花果叶和橄榄树叶和石榴树叶共煎敷用。有时也将锦葵叶和葡萄酒捣烂或芸香叶和嫩牛至草捣烂加葡萄酒外用。上述药物均可再混入煮后的亚麻子粉末。溃疡处有发生丹毒的危险时，可捣烂大青叶同亚麻子一道冷敷，或将亚麻子用马钱子叶或大青叶汁浸透后敷用。若溃疡面干净，但它和周围有炎症，可用小扁豆于葡萄糖中煮熟后加少许油捣烂外敷。又方：用蔷薇叶水煎，研成极细糊敷用，再敷上一块浸过葡萄酒和油的干净细布。若欲收敛，则用蔷薇叶，用法如用扁豆、水煎法；葡萄酒和蔷薇叶糊混合在一起。又方：扁豆、生贞洁树叶和 Milo 明矾共浸于醋中搽用。

5. 在红铜研钵内研白色生葡萄，取滤液，白天曝晒，夜间收回，以免粘上露水。白天晒时不停地搅拌使之均匀并尽可能从红铜中吸取精华，而后长时期曝晒稠厚如蜜，将其盛入红铜锅内，掺以新蜜和甜葡萄酒。先用红铜锅煮葡萄酒、松节油与松香，至松香发软如蜜时取出并倾出葡萄酒。此药如此炮制含葡萄汁最多，其次是葡萄酒，再其次是蜂蜜和没药，不分液体或非液体都如此。

最精细的一种制法是研葡萄汁时加少量葡萄酒研磨，而后单熬没药并不时搅动，至其稠度适当即倾出葡萄汁。另将极细的苏打焙烧过，慢慢加入铜锅中，同时加入等量的铜绿。调匀之后细火熬炼三天以上。用无花果木或木炭做燃料，以控制火焰。此药可除一切湿气。疮疡抹上此药，即不再渗湿。它既可用于陈旧性溃疡，也可用于阴部新伤口及头部、耳部溃疡。又方：牛苦胆晒干，上等细蜜，煮过藕的白葡萄酒、乳香、没药、番红花各等份，加铜绿，共研。其中葡萄酒最多，蜂蜜次之，牛苦胆最少。又方：葡萄酒，少量雪松蜜，干药物有铜绿、没药。干石榴树皮。（以下 6 至 13 条均为外用药方，大同小异，故删而未译。——中文译者注）

14. 肿胀起于脚，可自然发生或因伤病发生。若用糊剂后肿胀及炎症不消，且尽管用海绵和毛布包住无炎症部位，肿胀和炎症又出现，这时若无化脓则病因为静脉充血。身体其他部位发生类似情况，原因亦相同。若血管很明显，这时应吸出血液，特别是从位于流入方向的血管中吸血。若血管不明显，应在肿胀处做多处较深切开，无论划什么地方，均需用极细而锐利的铁制器械。清除血液时，不要重按探针，以免发生挫伤。而后用醋冲洗，不要让创缘间留有凝血块，并用油浸的毛布为出血伤口上药。上药前梳理毛布使之变软，用葡萄酒或油浸泡后再裹在伤口上。注意体位和疗法应利于血液上行，不使其下行，不要再使划伤部位湿润。病人应严格节食，并少喝水。若由绷带松弛处发现划痕发炎，应用贞洁树果和亚麻子糊剂搽敷。然而若划痕成为溃疡，且裂开，则只有调整全身情况，采用可能有效的办法治疗。

15. 若静脉曲张发生于小腿前面，或表浅或深入肌肉，且小腿发黑，需要排出血液。这种肿胀无论如何不能切开。切开后，由于血管曲张常形成大面积溃疡。不过，事实证明，曲张的血管本身可在多处破裂，造成出血。

16. 若切开血管吸血时，束带放松后出血仍不止，则不管切开处是臂还是腿，均应置肢体于同流血方向相反的体位，以便血液回流。保持此种体位的时间长短，视病情而定。止血后，包扎切开处切口内不要有凝血残留，而后用两块敷布浸以葡萄酒裹住，再用涂油的毛布包敷。出血即使猛烈，经过这种处理亦会停止。切开处若发生血栓，便会发炎化脓。放血时，病人应吃点东西，并有些醉意，而且热天手术比冷天好。

17. 用火罐（吸杯）吸血时，取下吸杯后血不会立止。若出血或血水多，应再次吸血，直至出血处闭合，以免遗留瘀血。不然，凝血会积聚于切口内，引起伤口发炎溃烂。此类病例，应以醋冲洗患处，此后不要再浸湿。病人也一定不要信赖划痕法，而要上些用于伤口出血的药。当吸血器需在膝下或膝部使用时，若有可能，应在病人直立状态下使用。

痔 论

1. 痔是这样形成的：胆液或黏液若停滞在直肠的血管里，便使其中的血变热，变热的血管从最小的血管里吸取血液，在肠内形成障碍而肿胀起来，血管的两头则上升。排便时充血，血管被擦伤而喷出血液，血液常同粪便一起排出，但有时只有血，无大便。疗法如下。

2. 首先应了解痔在何处。因为在肛门内切开、切除、缝合、结扎，使用腐蚀法，这些看起来都是可怕的事，一定不能出事故。我建议准备七至八根小烙铁，长六英寸，粗细像一根粗探针，将一头砸扁、握弯，使形如一个小银币。手术前一天用泻药通便，手术时用烧灼术。患者仰卧，臀部垫上枕头。用手指将肛门尽量翻出，拿烧红的烙铁烙痔核直至其干瘪，以免留下后患。为了全部烙净，一定要烙到无可再烙才罢手。痔核并不难识别，它们在肛门内突起像深色的葡萄，用手指提出来时会出血。烧灼时病人的头和手应由人按住，以免乱动，但病人会喊叫，这样会使直肠更突出。手术完毕，把煮扁豆和巢菜加水捣细，做成糊剂，外用五至六天。至第七天，切一薄片柔软的海绵，大约六英寸见方，再裁一块同样大小的细软布涂上蜂蜜并与海绵粘在一起。然后用左手食指挑起贴布海绵的中央处尽力将它塞进肛门，在肛门外垫上毛布，以免海绵脱出。病人系腰带在腰带上捆一布巾，由两腿间向前将另一端捆在脐部的腰带上。而后再用我说过的药物使（烧灼处）皮肤变厚变结实。这些处理应持续不下二十天。病人应每天吃一次面制、小米制或麦麸制食品，并喝水。排便后，肛门应用热水冲洗。患者三天洗一次澡。

3. 另一种疗法：使肛门尽量突出，用热水热敷后切除痔的尖端。但应用这种疗法时应预先准备好伤口用药。将尿盛入铜器内，撒入烧过的铜锈，细细研碎铜锈。若药品过湿则晃晃容器、晒干。晒干后将药刮下，加水研成糊，用手指涂于伤口处，伤口处再用涂油的敷料包上一块海绵塞入。

4. 又一种方法：肛门处长出一个出血的赘生物，像桑椹，而且凸起明显，有肉皮围着它。让病人跪在两块圆石头上，两半屁股之间的肛门周围部分即会暴露。出血处便在其中。这时，若发现凸起，柔软而且有皮肤包裹，即可用指将其剥掉。这并不比剥一只羊的皮困难。将手指伸入皮肤和肌肉之间，将其剥除。这样做时应不让病人知道，边手术边同病人交谈。凸起剥落后，撕裂处会出血如注，这时要赶快用五倍子煎水加冷葡萄酒冲洗，出血停止后再用原来覆盖的皮肤盖上。年纪越大，这种疗法效果越好。

5. 但是，若赘生物（在肛门内）位置较高，则必须用窥器检查。观察要仔细，不要被窥器蒙蔽。因为窥器扩张时，可以使凸起部与周围一样平，一旦收缩，它又出现。在凸起处用手指抹黑藜芦可使凸起消除。凸起去掉后不见出血，不必惊异。因为若在关节处切断手或小腿也不见大出血，但是若在关节上下截肢，大血管会大量流血，而且止血很困难。肛门处的血管也是这样，若在赘生物分界线的上方或下方切断它，会出血不止，但是若恰在分界处切断则不出血。若一切顺利，手术即告成。若出血不止或不愈，则再用烧灼法。注意烙铁不必紧贴患部，只需靠近，烤干即可，并应使用尿垢。

6. 另一种方法：术者先预备管状烧灼器和一块合适的烙铁。将管子插入肛门，烧红的烙铁随管子进入，但随时抽出检查，以便患部多受热而它处不因太热而疼痛。烤干的痔血管亦会愈合。但是，若暴露得不充分不便于烧灼和切除，则先用大量热水热敷，使肛门翻出，而后将没药、炒过的五倍子和埃及明矾各等份研细涂抹于患处。这些药都要干用。用过这些药之后，痔将脱落，恰似烧掉一层皮。这样继续使用直至痔全部脱落。用少量此药治疗黄铜色眼炎同样有效。若希望用肛门栓增加疗效，则取乌贼骨三份，石墨、沥青、明矾各一份，加少量尿垢、五倍子和铜绿，倾入少量熟蜜做成肛门栓，一直用到痔消失。

7. 妇女患痔可这样治疗。先用大量热水热敷，再于沸水中加上某种芳香药物，以及捣烂的柽柳、炒过的密陀僧和五倍子，再倾入白葡萄酒和鹅油，而后共研。热敷后使用。热敷时使肛门尽量外翻。

瘘 论

1. 瘘因挫伤或小结节而发生，也因划船或骑马致使肛门周围充血而引起。受损部位先腐烂并向柔软部位扩展（臀部性湿、多肉且柔软），直至结节在肛门处向外破溃。这样瘘便形成了。瘘形成后即常有脓性分泌物或粪便排出，气味令人作呕。此后，每当肛门部因撞击、跌倒、受伤或划船、骑马等发生挫伤时，瘘均肿起、破溃。由于充血，瘘腐烂而多脓。由于化脓，便出现与已经描述过的疖肿一样的现象。

2. 第一种疗法：一旦发现结节，必须不待其化脓向直肠溃破时便切开。若接诊时已形成瘘管，取一瓣生大蒜，让患者仰卧、两腿分开，将大蒜尽量塞入瘘管，由此测知瘘管深浅。而后将邪蒿根捣成细粉并加水浸泡四天，再加入蜂蜜让患者服用，每次三杯。禁食，同时驱虫。那些无法得到治疗的人会因此病而死亡。

3. 第二种疗法：将布条用锦葵汁浸湿，撒上炒过且研细的尿垢，做成与瘘管相当的药条，塞进瘘管。然后用一根细绳穿过药条再穿过大蒜。这时让患者斜倚，用窥器检查溃烂部分。由窥器内送入大蒜。大蒜进入直肠后，即用手抓住往外拉，直至药条穿过，并与瘘管的上下口对齐。当药条太向里时，可往直肠内放置一个牛角球（直肠内先涂抹 Cimorian 人的白垩粉）。病人欲大便时即取出，便后更换，如此连续治疗五天。第六天取出牛角球并拉出药条，而后将捣烂的明矾装入球内，再放入直肠，保留至明矾完全溶解。直肠愈合前要一直涂以没药。

4. 另一种疗法：取一根细的生麻线折叠五次恰为一指距长，而后用马尾将麻线缠绕一遍。再做一个带孔锡探子系在麻线上。将锡探子自瘘管穿入，同时左手食指探入肛门。当锡探子触及手指后即将其拉出肛门，将探子露头的一端弯曲并同细麻绳的另一端捆在一起，于是锡探子不断缩回，绳子的两头可打结两次或三次。麻线的其余部分也可扭紧打一个结。这时可允许病人走动或做事。其余的处理是：一旦麻线因瘘管腐烂而变松，则需每天收紧一次，直至瘘管被蚀开，麻线脱落。有时麻线会先烂断，故应有备用的麻线（同样用马尾缠好）以随时更换。瘘管蚀开后，用探针将烤铜绿涂在创面上，并取一薄片软海绵填上。海绵上应抹一层蜂蜜，并留一点海绵露在肛门外。包扎固定方法与痔手术后相同。次日海绵变松，用热水洗患处并尽量使之清洁。而后再放入海绵，这时需用尿垢。因为瘘管蚀开需七天，这样处理也要七天。此后仍需同样包扎，直至痊愈。这种方法用的海绵将瘘管扩大，瘘管不能一下子长平并愈合，但愈合后成为一体。治疗期间患者应用大量热水洗患处，并坚持节食。

5. 若瘘管不能蚀开，首先用探针检查，而后沿探针切开瘘管，切开后撒上尿垢，保留五天。而后用温水冲掉，再敷以甜菜叶。除去尿垢且瘘管干净后，即按前法治疗。若瘘管一部分很深，不宜用此种疗法，则注入用尿稀释的铜绿、没药和苏打，同时插入一铅条，以免瘘口愈合。冲瘘管时，用一个膀胱接上鹅毛管，以便使瘘管扩张。但是瘘管不切开仍不会痊愈。

6. 若肛门发炎、疼痛、发热，无大便而里急后重，且肛门因发炎而外翻，再出现尿急痛，便是有新病形成。这时全身的黏液均停滞在直肠。用热性物对此种病例颇为有利，能使黏液变稀、减少、消散。冲淡了辛辣和发咸的颗粒之后，热度便下降且直肠刺激症状消失。因之应用下述方法治疗。病人应用热水坐浴。同时将六十粒石榴籽捣烂，加入一杯葡萄酒和半杯油，注入肛门。这样能消除黏液和粪便。若患者不能坐浴，可用深色芳香葡萄酒煮鸡蛋，热敷肛门。也可用一膀胱装满热水冲洗之；或将亚麻子炒热碾碎后加入等量深色葡萄酒和油，趁热用作罨剂；还可将大麦面及明矾混合研碎，做成蛋形球，在火上微烤后用作罨剂。热敷时可将药物做成手指状条，趁热塞入肛门。肛门外部应涂以蜡膏，并用煮过的大蒜、葡萄酒糊剂。若不用这些糊剂，仍需用热水坐浴，同时将马前子汁、鹅油、猪油、黄骨胶、松香和白蜡混合熔化后涂于肛门外面。若炎症持续不退，仍用煮大蒜糊剂。若经上述处理疼止肿消，即罢。若仍未好，则让患者服用白鸦片（英文译者称不知确切种类。——中文译者注）。若无鸦片，则用其他驱黏液药。发炎期间应节食。

7. 尿急痛是这样发生的：直肠移热于膀胱，黏液因受热而凝结，于是出现尿急痛。此症可随肛门病痊愈而愈。若不愈，需用治尿急痛药物。

8. 若发生直肠脱垂，先用软海绵热敷，同时涂以蜗牛。然后缚紧患者双手悬吊片刻，直肠即会还纳。若仍脱垂，则在腰部扎一腰带，再于腰带上加一兜裆带，并垫上一块用煮藕片的热水浸过的海绵，同时用煮藕水冲洗肛门部，并压挤海绵使脱出的肛门还纳。然后缚紧兜裆带。若病人欲大便，可令其坐在很窄的便桶上。若病人为儿童，排便时则令其斜靠在妇女膝上，由妇女扶持，使其双腿伸直并拢，这样排便时不易脱肛。直肠内有水样脓液排出时，要用炒过的葡萄酒糟、爱神木水和姑娘的干头发共研，筛过后做成罨剂将脓水吸净。若有出血，处理同流脓水疗法，但另用杯状花或柏树枝或桧树或石松或松节油等（后四者取一即可）。与杯状花各等份，捣烂成泥作罨剂。周围涂以稠蜡膏。

9. 脱肛不还纳时，可将罗盘草研成细末制成糊剂使用，并将催嚏剂涂入鼻孔，使患者打喷嚏。也可用石榴皮煮水洗肛门；也可用明矾粉加白葡萄酒洒于脱肛上。肛门还纳后用布带兜紧，持续三天。患者须禁食，只饮甜酒。如仍不奏效，即用蜂蜜和朱砂外涂。

10. 若脱肛伴有出血，可剥下延龄树根的皮捣烂，和以面粉成糊剂，加热后使用。也可剥下嫩的野葡萄根皮，用黑葡萄酒煮（不加水）后捣烂用作热罨剂。不过，也可加面粉、油和白葡萄酒，混匀后作热罨剂。另一种方法是用毒芹籽，捣烂后加芳香白葡萄酒作热敷用。

11. 若肛门肿胀，将常春藤根加水煮后研细，掺入极细的面粉与适量的白葡萄酒，混匀后外敷。也可加入一些脂肪。还有一种方法：取鲜鬼臼草根一把（无新鲜者可用干根，但需捣烂）洗净、切碎，与稀释的葡萄酒共煎，敷用。还有一法，即将老黄瓜捣碎敷用。

12. 若肛门处疼痛但无炎症，则将苏打炒过研为细末，加入明矾和炒过的食盐，各等份共研成粉。用最好的沥青涂于布条上，然后撒布上述药物，裹于患处。如肛门有烧灼感，则取下过一段时间再用。若手头无槟榔或山柑叶，则剥其根皮捣烂，掺以深色葡萄酒，敷用。此法对脾痛疗效亦佳。罨剂中性凉者可减少分泌，性热者上面已讨论过，性收敛者可以燥湿、解毒。这种病是由于胆液和黏液均停滞于该处所致。当肛门肿胀时，应涂以软膏。其成分为松香、油、蜡、石墨和牛、羊板油。上述药物共同熔化后，趁热敷用。

骨折论

1. 处理（前臂）脱位和骨折时，医生做牵引时应尽量牵直，这是自然状态下最舒适的体位。若难免有些弯曲，最好是向掌侧弯，而不要向背侧弯，这样危害较小。确实，有些医生未经深思熟虑，处理这种骨折时通常也不犯错误。这是由于病人自己伸出胳膊让包扎时，已经因习惯而处于自然体位。那些爱讲空理论的医生则常常弄错。其实处理前臂骨折不难，几乎每个开业医生都能处理。然而，我所认识的一些因对处理前臂骨折颇有学问而享有声望的开业医生，对有关体位却相当无知，因此我必须就此多写一点。人们对医学艺术有这样的认识：医生不管治法效果如何总是喜新厌旧。为指出那些喜新厌旧的开业医对前臂特点的错误认识，我愿就前臂的性质给予正反两方面的说明，这种说明对人体其他骨骼也适用。

2. 现在谈正题。一位前臂骨折待包扎的病人，伤肢向掌侧屈，但医生让病人像射手开弓放箭那样伸直伤肢，并在这种姿势上接骨，自认为这就是自然体位。他以表面上看来两前臂骨平行为证据，说明它们的内外部分各像一条直线，进而宣称这也是肌肉和肌腱的自然位置，并举出射箭艺术为证据，显得他在理论和实践上都很有造诣。但是，他忘了，在别的艺术以及一切需要人力做的事情中，人体的自然体位是时常变换的。做同一件工作时，右臂处于一种自然体位，而左臂处于另一种自然体位。比如投标枪时有一种自然姿势，用弹弓时又是一种自然姿势，投石头、拳击和休息时各有其自然姿势。人们会发现种种艺术中前臂的自然体位各不相同，但是他却假定他想完成的某一工作所使用的设备要求的体位为自然姿势！至于射手自己，他自然发现了胳膊最有劲儿的姿势：肱骨（枢纽样）下端恰好嵌入尺骨的关节凹，上臂与前臂骨头连成一条直线，这时上肢好像成了一个整体，关节都伸直。自然，上肢这时最不可屈、最紧张，因而当右手拉弓弦时左上肢不会弯曲。于是他开弓最大，箭离弦时最有力，箭上弦最快，也射得最远。但是在射箭和接骨之间没有共同点。因为，假如术者接上断骨之后让患者上肢保持射箭姿势，患者会格外疼痛，比受伤本身疼痛还重。还有，若术者吩咐病人屈肘，则骨头、肌腱和肌肉的姿势都发生变化，显然在包扎中一切都被重新安排。那么，射手样姿势长处在哪里呢？也许我们的让病人自己伸出胳膊的理论家不会犯这种错误。

3. 还有些开业者抓住骨折的前臂向背侧屈牵引接骨，认为这种自然姿势从表面上看即可得到证明：假设前臂骨保持自然位置是由于腕部小指侧那一凸起的骨与人们测肘长的那一条骨在一条直线上。他援引这一点作为自然姿势的论据，而且似乎蛮有道理。

然而，若前臂保持向背侧曲的姿势，一开始就会疼痛难忍。谁把自己的前臂牵成这种姿势都会觉得非常疼痛。其实，若一个力气小的人抓住一个力气大的人的前臂，使其肘部伸直并用力向背侧曲，则后者将被前者控制，即使他手中有剑也无法使用。这种姿势竟能把人强制到这种程度。显然，如骨折的前臂在这种姿势下接骨并包扎，则患者会因疼痛坐卧不宁。还有，假若医生再把伤肢弯过来，于是必然发生骨头、肌肉完全移位。这种开业医除了不了解断骨外，对以下有关体位的实况也一无所知。腕部小指侧突起的骨头确实属于尺骨，但是，人们在肘弯曲时量肘长，是从肱骨的下端算起。他是把分属两根骨的凸起混为一谈了。此外还有许多类似错误。我们用以侧倚的所谓肘属于肱骨。前臂背侧屈的病人，首先是尺骨明显畸形，其次是自腕部开始沿尺骨内外两侧伸展的肌索和筋索也明显畸形，直至波及手指。因为这些筋肉伸展到了量肘长时所取肱骨顶点的上方。关于前臂特点，一些人的无知和误解便是如此之大。不过，医生若按我的指点牵引骨折的前臂，便能同时由小指侧牵直断骨及由腕部伸向肱骨的筋肉，随后悬吊伤肢时仍会保持接骨时的姿势。这样做病人步行时不疼，卧位时也不疼，而且没有疲倦感。手术时病人取坐位，伤处朝向光亮处，以便恰到好处地掌握牵引和伸直。当然，有经验的医生手不会摸不到骨折断端凸出部，断端的压痛特别明显。

4. 前臂骨单根骨折时治疗较容易。若属桡骨骨折，尽管它较粗，由于尺骨在下面作为支撑物，同时桡骨除下段外均有较厚的皮肉覆盖，故不必用力牵引。但尺骨皮肉包绕较少，牵引时需用力。若为桡骨骨折，则轻度牵引已足；若尺骨同时骨折，则需强力牵引。我曾见过儿童病例牵引过度的情况，但大多数病人牵引不足。牵引时，术者应用手掌挤压骨折或粉碎部位使之复位，而后涂以蜡膏（量不宜多，以免包扎滑脱），着手接骨。接骨时病人的手应略高于肘，这样血液便不易流向肢端，而易回流。接着用亚麻布绷带自骨折处起开始包扎，张力应适度。缠绕两三圈后，绷带开始向上绕，以使血液回流。绷带不再回绕，故第一卷绷带不宜太长。然后用第二卷绷带自骨折处绕起，绕一圈后即向下绕，并不断减轻张力，加宽间隔，以便足够回绕到第一条绷带的末端。无论左右臂，包扎时，绷带应与骨折处外形相宜，缠绕方向与前臂习惯转动的方向相同。此后，包上一块涂有少量蜡膏的敷布，这样使包扎物更柔软而易于操作。而后再左右交叉地包一层绷带。这层绷带大都从下而上，有时也从上而下包扎。处理圆锥形部位时，用敷布逐渐盘绕，使之变平。腕部常需格外松弛地绕两圈。第一次包扎时两卷绷带已足够。

5. 包扎得当的明证是当你问病人感觉如何时，他说有些束缚感，但勒得不难受，束缚感主要在骨折处。在整个手术过程中，病人都应该这样回答。另有下述情况证明包扎适当：包扎后的第一昼夜病人自觉束缚感稍加重而没有消失。次日白天手部应有轻度柔软肿胀，这是包扎张力适中的体征。第二天末了自觉束缚感减轻。第三天绷带变松。若情况不是这样，则以此为标准判断包扎是过紧还是太松，并加以调整。牵引复位后的第三天应打开包扎检查。若首次包扎适当，这时绷带应当略有张力，骨折处的绷带头应未移动。若提前打开检查，则会引起骨折处以上或以下严重肿胀，而包扎之中则因其他部位压力适当，肿胀集中在骨折处。懂得这一点很有用。这表明用绷带包扎时总是要从骨折处开始，并适当加压，而后随着向两端包扎，压力逐渐变小。绷带从来不宜太松，而要紧贴肢体。还有，医生使用绷带应一次比一次多，每次问病人时，他会说包扎比上次稍紧些，骨折处最紧，别处比骨折处松。在观察肿胀、疼感或疼痛缓解情况时都应该参考上一次包扎的表现。三天之后绷带又变得相当松。解除绷带之后，应重新略加压力进行包扎，包扎时病人应经历与首次包扎时相同的感觉。

6. 首次包扎后第七天，若包扎适当，手部应有轻度肿胀，但不明显。至于包扎部位，应比原来略细，而且每一次包扎都比原来更紧缩。这时，前臂应相当细，同时骨折处更易动，而便于整复。若情况果如此，便可在整复后用绷带捆扎夹板，这时张力应比此前略大，但不要使手部肿胀处疼痛加重。用绷带捆扎夹板时，夹板应恰好绕肢体一圈。捆扎时应尽可能松而均匀。这样，多余的夹板对肢体便无压力。捆扎之后，疼痛及随后的缓解情况与此前用绷带包扎后无异。而后，至第三天，病人说捆扎松了，这时方可真的捆紧一些，而且主要是紧骨折部位，其他地方仍宜稍松。

骨折突出部位的夹板应较厚，但不要太厚，应特别注意不要在拇指一线上放夹板，而应放在两侧，也不要在小指侧腕部骨凸起部放夹板，而应在其两侧。若放在这些地方，确对骨折有利，但应将夹板削短一些，使其末端够不到骨突起部，否则会引起溃疡和肌腱裸露。夹板应每三天稍稍捆紧一次。要记住放置夹板是为了固定包扎物，而不是为了加大压力。

7. 若确信断骨在此前的包扎中已充分复位，且无疼痛刺激及肿胀现象，便无须调整夹板，继续观察二十天。前臂骨折的连接一般需要三十天左右，但因体质、年龄等条件不同出入很大。除去夹板时要用温水冲洗伤肢，而后用较少的绷带松松包扎。此后隔日照样处理一次，压力一次比一次小，绷带用得一次比一次少。若发现夹板使用不当或断骨未恰当复位，或病人明显不适，不要中途或提前打开包扎。无伤口或无骨头露出的病人，一开始少量进食已足，因患者处休息状态，伤后十日内要稍微限制饮食。视大便情况适当进软食也有好处。应禁食酒、肉，但后来可渐渐解禁。这一段讨论的是处理骨折的原则，以及医生应怎样进行外科处理和正常处理的结果。若出现与上述不符的后果，则可肯定这种外科处理有不妥之处。用这种简单方法后你将会进一步知道以下几点，若开业医生们懂得这几点，即使他们对绷带术满不在乎，也不会遇见多少麻烦。若前臂粉碎性双骨折或尺骨粉碎性骨折，断肢包扎后吊悬在很短的布带中，而悬带仅支撑骨折点，它处均无支持，则需要检查是否有断骨向上移位畸形。相反，若骨折后，患者悬吊着手和肘两点，它处均无支持，则很可能发现断骨下移位畸形。正确的方法是前臂和腕几乎都受支持，悬吊于一宽、平而短的布带中。

8. 肱骨骨折时，若牵引全臂并保持此种姿势，则全臂的肌肉均应包扎于伸展状态，若病人屈曲伤肢，则肌肉处于另一种状态，上臂骨折最正确的牵引方法是：医生吊起一根像铁锨把粗、一肘长的木棒，木棒两头各悬一条绳子。病人坐在高凳上，伤肢横过木棒，使木棒水平架在腋窝下。病人处在这种体位时，坐得很稳。而且几乎能被吊起来。然后，用一条凳子托住前臂，在前臂下垫上一层或数层皮垫子，使之抬高，直至与上臂成直角。此时，最好的方法是（前臂上）绑几条宽而软的皮条或布带圈，使之足以承受重力牵引的力量。若无皮条或布带，则由一强壮男子抓住肘部用力下按。外科医生这时应一脚着地，一脚踩在矮凳上，用其两手掌使骨折处复位。若处置得当，牵引得好，这样做容易复位。然后用绷带包扎。先从骨折处包扎起，其他亦按上文所述进行。同样要问病人感觉如何，并同样判断处理是否正确。患者每三天换一次绷带并逐渐加压。第七天或第九天加用夹板。若怀疑骨折复位不佳，则提前打开包扎，正确复位后，重新包扎。

上臂骨折两端一般在四十天内连接上。过此期限，即可解除包扎。重新包扎时要减轻压力并少用绷带。患者的饮食应比前臂骨折时限制更严格且时间较长。留心病人的力气，可据手部肿胀情况做出判断。医生还应记住，当肱骨有些自然向外弯曲，因而处理不当时，容易发生向外隆起的畸形。其实，任何骨头骨折后处理不当均易在自然弯曲方向上发生畸形。因此，若你怀疑有这种畸形，便用一条宽布带将上臂和胸部包扎在一起。当病人睡觉时，在肘部和肋部之间垫上多层敷布或其他柔软的东西，这样上臂骨的弯曲便可纠正。但是一定注意不要矫枉过正。

9. 人的足和手一样由许多小骨头组成。除非和组织一起被锐利或沉重的东西损伤，这些骨头很少破碎。有关这些骨头破碎的正确处理方法，将在柔软部分损伤一节中讨论。但是，若发生骨错位，无论是在趾关节还是所谓跗骨处，医生只需按手骨受伤时那样，一一将它们挤压回原位便可。而后如处理骨折一样用蜡膏敷料和绷带包扎，每两天换一次包扎，并逐渐加压，但不用夹板。病人对松紧的反应也与骨折后包扎一样。除了小腿正下方的骨头之外，所有足骨均可在二十日内完全愈合。此期间患者最好卧床但患者多不在意，不愿卧床而提前行走。这就是为什么这类患者大多数不能完全恢复的道理。于是疼痛复发，这很自然，因为脚要承担全部体重。因为未愈合前就步行，所以脱位关节愈合不佳。这就是患者小腿疼痛的道理。

10. 与小腿连接的足骨比其他足骨大，它们脱位后需更长的时间痊愈。治疗方面确实没什么两样，只是用绷带更多，并使用敷料垫，包扎亦需向两侧伸展。同其他地方一样，这里也需加压，只是更大些，特别是在脱位处。绷带包扎也从此处开始。每次更换包扎时，均需用大量温水冲洗。其实，所有关节损伤时都要用大量温水冲洗。包扎压力大小及更换间期与其他足骨脱位相同。若保持卧床，此类患者约在四十日内完全恢复。否则，同样会有疼痛复发，而且更重。

11. 从高处跳下，足跟猛然着地，会引起跟骨挫伤。由于骨周围皮肉同时挫伤，同时发生血管渗血，随之发生肿胀和剧烈疼痛。因跟骨很大，它延伸到小腿骨正下方而且和重要血管及肌腱相连，跟腱自后面嵌入该骨。处理这种病人要用蜡膏、敷料垫、绷带和大量的温水。绷带要多，而且要用最软、最薄的。若跟部皮肤自然光滑，则不必处理，但是若像有些人的那样厚而硬，则应削平、削薄，只是不要露出红肉。并非每个人都能恰当地包扎这种骨伤。若像包扎踝部骨伤那样绕足一圈再绕跟腱部一圈，绷带包扎恰好漏掉了后跟，跟骨便有坏死的危险。而且一旦发生坏死，便终生不愈。其实，跟骨坏死亦可见于其他原因，比如患者卧床无人照看、体位不当，便可出现足跟发黑。跟骨坏死也可见于小腿近后跟部的严重外伤或大腿外伤，甚至其他疾病致使患者长期仰卧休息后，而且都迁延不愈。并且，若非治疗十分仔细而熟练并长时间休息，常可复发。这种坏死即使不伴有其他损伤，也可能危及生命。因为，由此可发生严重的急性发热不退，并伴有战栗、呃逆以及精神异常，患者在数日内死亡。跟骨附近还可因压迫过紧发生青紫及大血管充血，出现感觉丧失和坏疽，但跟骨不一定坏死。以上所述主要指极严重的挫伤，不过大部分患者挫伤不很重，仅需要恰当治疗，不必过虑。然而，当跟骨破碎十分厉害时，对其上方应特别注意观察，大部分绷带应包在跟骨附近，有时绕脚尖几圈，有时绕脚中段几圈，有时向上绕到小腿。上下邻近部位都需包扎住的道理上面已交代过，而且不能张力太大，要多用绷带。第一天和第二天让患者服两剂藜芦也有好处。每三天更换一次绷带。以下是有无恶化的体征。当血管渗血发黑、邻近部位发红而发硬时，便有恶化的危险。这时若无发热，应遵嘱给病人服用催吐剂，发热呈非持续性时亦可服。但是，若持续发热，不要用泻药，而要禁食固体食物、液体食物，水和葡萄酒都不宜用，仅可服蜂蜜水。若并非恶化，则渗出发黑的地方变黄变软。这时所有渗血均系佳兆，而发青紫、发硬则均系恶兆。医生应让患者的足部比全身其他部位稍抬高。若能保证休息，患者将在六十日内痊愈。

12. 小腿有两根骨头，两骨的上端有一根比另一根粗得多，但下端相差不多。近足部分两骨连接在一起并有普通骨骺。由此向上，两骨不再连接，接近大腿骨时再度连接并形成骨骺，而且有骨干（“diaphysis”非今日“骨干”意，英文译者注“中央突起部”。——中文校者注）。小趾侧的腿骨稍长，这是腿骨的特点。

13. 小腿骨偶尔在足端脱位，有时双骨连同骨骺同时脱位，有时骨骺脱位，有时一根骨脱位。若患者能保证卧床休息，这种脱位比腕关节脱位好治一些。治疗原则与腕关节脱位类似。复位时需牵引。因此处粗壮，牵引力需较大，一般有两人牵引即可，分别向相反方向牵引。若人力牵不开，用其他方法牵引也不难。这时，医生应设法在地面上固定一个轮毂或类似东西，把受伤的脚用柔软的东西包裹好，然后用宽牛皮带绑住脚，将皮带的另一端捆在一根碾槌或一条绳索上。将绳索穿过轮毂用力牵引，同时让助手们抱住病人的双肩和膝弯。人体上部也可用其他设备固定，比如，可先深埋一根圆滑的木杆，牵引时其上端卡在两腿之间即裆部，这样身体便不会被牵引拖走。这时要有一个助手坐在被牵引者对侧抵住患者的臀部，这样，身体便不会从一边被拖走。还有，因各人习惯不同，也可用木桩卡住一侧腋窝，而该侧上肢用力夹住它。也可让人抓住膝部做反向牵引。还有，为固定上身，可用皮带栓紧膝部和大腿，再接上一根绳索，同时在头上方地面上固定另一个轮毂，将绳索捆在轮毂上，轮毂可作为支点，与足部的轮毂做反向牵引。还有，若不用轮毂，可找一块长度适当的平木板放在床下，而后以木板的两头为支点，反向牵引伤肢。还可选择卷扬机用于牵引。此外，还有许多其他牵引方法。对于在大城市开业的医生来说，最好是购置一套木制设备，用机械方法牵引、复位和整复。这套木制设备适用于各种骨折、关节脱位等，呈四边形，全部用橡木制成。

充分牵引时，因两端均为复位留下足够的空间，故复位不难。复位时用两掌相对挤压，将凸出的骨头压回。

14. 复位后，若有可能，应在牵引状态下用绷带包扎。若皮带妨碍包扎，可去掉，仍在反向牵引状态下包扎。绷带包扎与骨折时相同，先从凸起部开始，在此绕第一圈，此处应多用敷料以使压力最大。绷带也要尽量向两端扩展。踝关节脱位时，首次包扎比腕关节要求的压力大。包扎完毕后，将患肢抬高，置于足部悬空位（支持物在小腿下）。患者复位的难易与他的力气和脱位轻重相称，因气力有大有小，脱位有轻有重。一般而言，下肢复位治疗比上肢要求更严，伤愈的时间也长，因下肢比上肢粗大而强壮。第三日更换包扎，既不可拖延，也不可操之过急。医生应像处理上述骨伤一样，进行一切治疗。若病人能保持卧床，四十日内可望脱骨复位。若不继续休息，下肢复原比较困难，需再用绷带包扎很长时间。只要骨头未完全复位，且未完全复原，臀部、大腿、小腿均会渐渐萎缩，若脱位向里则外侧萎缩，若向外则内侧萎缩。内脱位最常见。

15. 小腿双骨粉碎性骨折时，若无伤口，需用强力牵引。若错位很多，可用以上描述的方法。但是由于大多数病例由两个强壮汉子动手牵引已足，故亦可直接用人力。牵拉时应顺着自然体位的方向拉直，此原则亦适用于大腿骨折。用绷带包扎时大腿和小腿均伸直，因为上肢包扎原则不适用于下肢。上肢骨折包扎后即悬吊，故于屈肘位包扎，若包扎后再屈肘便会错位。况且，肘部的功能位要求屈曲，不能持久伸直，以免僵硬。此外，上肢骨伤后患者可走动，亦要求上肢屈曲。但是，下肢只惯于行走或站立，常处于伸直或接近伸直状态，所以自然体位是向下，加之其功能是支持体重，故需伸直。牵引并非难以忍受而且常常在床上做。有必要提醒病人不能立起，甚至不要想自动屈曲伤肢，只能保持躺在床上的体位。有鉴于此，可知上下肢牵引或包扎时不能用同一体位。若只有人力牵引下肢已足，即不要自找麻烦用其他东西，因为非必要时而应用机械则相当荒谬。不过，若仅靠人力牵引不足以复位，便需借助于有用的机械。一旦牵引充分，用手接骨整复便很容易。

16. 整复后在牵引状态下用绷带包扎，绷带向左或向右绕，见机行事。第一圈绕在骨折处，而后往腿上部绕，如包扎其他骨折所示。腿上用的绷带应比上肢用的更宽、更长，而且更多。包扎完毕后将腿放在光滑柔软的垫物上，以免断骨移位，发生弯曲畸形。最宜做垫物用的东西是亚麻布或毛制枕头，或其他类似的东西。

关于置于骨折腿下的中空夹板，我提不出肯定性的建议。使用夹板肯定不像设想得那么好。有些人认为中空夹板不会压迫不动的肢体，因为夹板不会妨碍身体向任何一方移动，除非病人自己不动。夹板也不妨碍伤肢单独活动。此外，肢体下面垫着木头，若不先用柔软的东西包上自然会使人不愉快。但是，夹板对更换床上用品很有用，而且有了夹板，病人可以起来大便。无论有无夹板，活动时可能方便也可能不方便，视技术而定。庸医在这方面做得很差，而开业医即使相当不善操作，使用夹板后也更可能使患者免于跛行。总之，伤腿应放在光滑而柔软的东西上面，并保证绝对平直。因为体位略有偏差，绷带便无济于事，伤肢可向任何方向移位。病人对以上提到的问题应随时留意，作出反应，进行调整。因绷带大同小异，患肢肢端也容易出现水肿，绷带也可变松，需每三天更换一次，同样，包扎部位应该变细并不断加压，多用绷带。若骨折处接近膝部，还应该松松地在足部绕几圈。每次更换包扎时都要做适当牵引、整复。因为若治疗无误则肿胀渐消，包扎部位会更细弱，此处的骨头更易活动，因而更易于牵引。正如在处理其他骨折时所示，应于第七、九或十一日使用夹板，而且医生必须留心夹板的位置。应提防与踝骨或跟腱在一条直线上的夹板压迫踝骨或跟腱，导致坏死。若处理得当，小腿在四十天内长结实。若怀疑对位不佳，或担心发生溃疡，应打开包扎，检查处理之后重新包扎。

17. 小腿单骨折要求的牵引力较小，不过，也不可牵引力不足。特别是首次包扎时，为使断端对位，一切骨折都必须充分牵引。做不到这一点，由于骨头未能对位，一使用绷带加压便出现疼痛。小腿单骨折的其余治疗无特殊之处。

18. 小腿内侧的所谓胫骨骨折比较难处理，要求加强牵引。由于该骨全无肌肉包绕，可以看得见，若断端对位不好一眼便能看出。胫骨骨折后，患者需卧床甚久。反之若腓骨骨折，患者痛苦很小，而且即便对位不佳也不容易看出。因为腓骨周围皮肉包绕较厚，且患者可于短期内站立。由于小腿本身的构造使力线在内侧，故胫骨承担着体重的大部分，在小腿骨中起主要作用。再者，股骨下端支持身体时，自然偏向小腿内侧和胫骨在一条线上。所以，对应的这半边人体，也比较靠近胫骨一线。此外，胫骨也比腓骨粗。腓骨正如前臂的尺骨，比桡骨细而略长。但是，下肢与上肢不同，较长的腓骨不是在胫骨下面，这是由于肘和膝屈曲的方式不同所致。由于这些原因，腓骨骨折后可于短期内下床，而胫骨骨折后下床要晚些。

19. 股骨骨折复位时，牵引不足是很大的缺点。反之，过分牵引并无害处。事实上，即使在过度牵引的情况下包扎，绷带也不能使断端远离。助手一松手，两断端便立即对接。由于大腿肉厚有力，远胜于绷带，故绷带不能固定肌肉。对这种病人，医生要强力牵引，不可偏移和用力不足。否则，愈合后股骨缩短。这是莫大的过失和耻辱。上肢骨折后变短不易看出，也不很碍事。但若下肢变短，患者便成为瘸子，而健侧相对较长，缺陷明显。所以，患者找技术不佳的医生治疗时，最好两根股骨都骨折。这样至少愈后两腿等长。因此，应在充分牵引下，整复股骨。整复和使用绷带与其他骨折处理原则相同。患者的反应与整复其他骨折时也相同。要同样更换包扎及使用夹板。四十天内股骨便长结实。

20. 医生还要牢记，股骨稍向外、向前弯曲，故技术不精时，骨折易在此方向上出现畸形。加之，股骨前外侧皮肉较薄，出现畸形易于发现。若怀疑有此种畸形，建议参考上肢骨折，使用机械重新处理。包扎时应在臀部和腰部多绕几圈。这样便可把鼠蹊部及会阴部包扎进去。除上述好处外，这样能防止暴露部位被夹板压伤。夹板两头决不能长于裸露部位，而且，既不要压住骨关节的自然突起，也不要压迫肌腱。

21. 至于因张力发生的膝后或足部等处肿胀，应在涂蜡后用大量粗毛布将肿胀处包住，裹好并洒上油和葡萄酒。若肿胀因夹板而起，应立即放松夹板。除去夹板后，为减轻肿胀应使用窄绷带自肢端起向上包绕。然而，除非有起泡或坏疽的危险时不要这样做。不过，若非绑扎压力太大，或患肢早期下垂，或局部被抓搔，或皮肤受其他刺激，不会起泡或坏疽。

22. 至于中空夹板，若需置于大腿后面（因其太硬、太长），不易通过膝后弯曲处，故弊大于利。它还妨碍躯干及小腿活动，并因压迫膝后引起不适，促使患者屈膝。屈膝在骨折愈合前是不允许的。屈膝必然使下肢肌肉和骨骼改变位置，引起断骨移位。故下肢骨折的人，屈膝会发生各种各样的包扎错乱。因此，要特别留心，保持膝关节伸直。我曾经设想过，用中空夹板，长度从臀部到脚，并特意在膝部松松的绑住它，正如婴儿包裹在吊床上一样是有用的。这样还会防止股骨向前或向外的畸形。因此，中空夹板要么不用，要么使用与下肢等长的。

23. 无论股骨还是小腿骨骨折后，均应特别注意足跟要处于良好位置。因为若是悬空，而小腿受支撑，胫骨骨折处必然弯曲。反之，若足跟垫得太高，小腿无支持则胫骨反向弯曲。若患者的足跟特大，弯曲尤其明显。还有，若骨头不能处于自然位置，保持休息，则因骨痂脆弱，骨折愈合迟缓。

24. 以上所述适于单纯骨折，无暴露及无伤口的骨伤。开放性骨折若无粉碎，且在当天或数日内复位，断骨保持原位，则为无骨缺损的依据。即使有外伤，但骨头未暴露，都表明这种骨折不会有碎片外露。对这种伤口，用清洁油膏，如沥青蜡膏或新鲜伤口药，或其他常用药，或包以浸过葡萄酒的敷布，或不干净的毛布等等都无甚好处，但亦无大害。但是，伤口愈合后，试图整复，并使用夹板和大量绷带，则利多弊少。不过，断骨不再能满意地复位，在骨折处会出现一些异常隆起。若系前臂或小腿双骨折，则伤肢缩短。

25. 于是，有人主张伤后立即使用绷带处理这种病例，但是不包扎伤口。而后，他们在伤口上用清洁搽剂，并用浸过酒的敷料垫或粗毛布敷盖伤口。这种处理很不好。这种医生，在处理其他骨折和此种骨折中都可能暴露出十分无知。因为最重要的是需要知道绷带头儿的用法，怎样施加压力，以及适当的部位、压力和恰当的开头会有什么好处，反之，有什么害处。有关内容在上文中已经述及，治疗结果本身也是明证。病人如经上述错误处理，伤口必然肿起。因为即使正常组织绑住两端、空下中间也会肿起、变色。伤口怎么能免于这种损害呢？因此，这样做必然使伤口两边外翻而变色，并有非脓性的水样渗出液。至于断骨，即使原来未移位，这时也要移位。伤口将发热并跳疼，医生会因肿胀涂更多的油膏。这样做对两端包扎处有害。因为跳疼之外又加上不利的负担。他们最后会因病情恶化而解开包扎，并在不包扎的情况下治疗。可是，不少人遇见另一个同样的病例还会同样处理。因为他们没有想到，这种使伤口暴露的包扎法是应受到责备的。不过，我不打算对这种包扎法写很多。我对这种方法的害处以及何时可以使用了解得不够，而尚不了解的东西往往性命攸关。此前写过的关于骨折包扎时何处压力应最大、何处应最小的问题，论据则是可信的。

26. 总而言之，对没有骨缺损的骨折，医生应该按没有伤口的骨折一样治疗。同样牵引、整复，同样用绷带包扎。在伤口上搽沥青蜡膏后用两层薄敷料包好，并在伤口周围抹一薄层蜡膏。绷带和其他包扎物应比无伤口时用的宽些，而且第一卷绷带，应比伤口宽。若绷带比伤口窄，包扎后即形同腰带，故不宜用。第一圈绷带应包扎全伤口，绷带边应超过伤口两缘。而后，正对伤口绕几圈，但压力应比无伤口时小，而后绷带向外扩展，与一般原则相同。绷带应比平常骨折时使用的更柔软。至于数量，应比无伤口时使用的略多。包扎后患者应自觉结实而无张力，他应该说最结实的地方在伤口处。自觉绷带松紧的间期与一般包扎相同。隔日换一次绷带。除张力要小之外，更换方法相同。按自然病程发展，伤口应逐渐变小，伤肢应逐渐变细。伤口净化应比使用其他方法快，发黑的碎片和坏死组织应比使用其他方法脱落快。这一切都是由于伤口及其周围没有肿胀。治疗此类骨折的其他各方面应与无伤口者相同，但不使用夹板。包扎压力小，使用夹板晚，这就是绷带用量多的原因。不过，若坚持用夹板，不要让夹板压住伤口。要注意不让夹板造成多大压力，这一点上面已说明过。但是，饮食限制应比单有伤口和单有骨伤者严格，且持续时间为长。一般说来，伤情愈重，饮食限制愈严。

27. 以上对伤口的处理方法同样适用于开始无伤口，而后在治疗中因绷带过紧、夹板压迫或其他缘故出现伤口的骨折。此类病例的溃疡可由疼痛或跳疼而发现。同时，可见肢端肿胀发硬、发红，若用手指按下去红色变白，但一松手即变红。据此，若怀疑有溃疡，应打开包扎。若绷带下有刺激感，应用沥青蜡膏代替油膏。若不是这样，而是发现溃疡、大片的发黑或有臭味，伴有组织化脓、肌腱断裂，则绝不要让其暴露或大惊小怪，而要按开始即有伤口的骨折处理。包扎应从肢端肿胀处开始，并相当松，而后一直往上绕，普遍不加压力。伤口处应给以特别支撑，并少用绷带。第一卷绷带一定要干净而宽，数量与使用夹板时相同或略少。因为若皮肉和肌腱发黑便会烂掉，伤口处涂以白蜡即可。医生治疗此类病例时应不要用刺激性药物或疗法，而要用温和的搽剂。像治疗烧伤一样，隔日更换包扎，但不用夹板。患者保持休息，饮食量应比开始即有伤口的患者更少。医生应知道，若皮肉和肌腱将烂掉时，这样做要比不打开绷带在伤口上使用清洁油膏，烂掉的范围小、时间短，周围肿胀轻。此外，这种疗法在化脓、长新肉和结痂方面，也比别的方法来得快。总之，对此种病例要采取正确的方法。体位正确与否与效果亦有关，饮食和绷带也一样。

28. 也许，有时开始会受骗，以为没有骨缺损，及至发现表面体征，也不必因使用上述疗法而惊慌。因为只要手法足够熟练，便不会引起严重损害。在如上治疗中，有骨缺损的体征如下：伤口饱满并有大量脓液流出。于是因为浸湿太快，敷料应勤加更换。若绷带包扎不太紧，而且伤口周围无充血，则有利于防止发热。不过，有很小的碎骨脱落时，除放松绷带使脓液易排出外，不需治疗方法大变。或可更加勤换敷料，直至碎骨脱出为止。但不使用夹板。

29. 但是对脱落的碎骨可能较大的病例，无论事前估计到还是后来发现，应改变疗法。不过，牵引和整复原则如前述。敷料应加倍使用，绷带至少两指距宽——以伤口的形状为准——每条绷带的长度应略长于绕伤口处两圈的长度。准备的绷带应充足；用前先在深色酸葡萄酒中浸过，用绷带中段压伤口，像深层双头绷带那样使用。包住伤口后，让两头斜行交叉，如同使用斧形绷带。伤口及其两侧均应包住。包时虽无张力，但需贴紧，以便支持伤口。伤口内应使用沥青蜡膏，或适于新伤口的搽剂，或其他任何起搽剂作用的适当药物。夏天，勤用葡萄酒将敷料浸湿。若在冬天，则用大量浸过酒和油的粗毛布包裹。伤口部位下应铺一张山羊皮，使分泌物自由流出。注意引流，并记住受压区域（当病人需长期保持同一卧位时）。若发生溃疡，难以愈合（因内容过多，且较烦琐，故第 30 ~ 48 条删略未译。——中文译者注）。

关节论

1. 我只知道肩关节向腋窝内脱位这一种方式，从未见过肩关节向上、向外脱位。尽管就此题目我能略谈一些，但我以前却未见过其他脱位，我也从未见过肩关节前脱位。确实，开业医生们认为前脱位经常发生。他们遇见肩关节附近肌肉萎缩，因而肱骨头显得特别突出的病例时特别容易误诊。我曾公布一例类似表现的患者不是脱位，而在公众和开业医生面前威信扫地，成为他们眼里所见到的最无知的人。看来，很难让他们懂得此类病例的如下表现。假如一个人露出肩头的多肉部分，并且肌肉的附着处都裸露，沿腋窝和锁骨向胸部伸展的肌腱也露出，则肱骨头成为向前十分突起的标志，但这并不是脱位。因为肱骨头自然向前倾斜，而肱骨的其他部分向外弯曲。当肱骨贴胸壁伸直时，腋窝腔（间接地）消失。但是当上肢向前伸直时，肱骨头和腋窝处在一条直线上而不再向前突出。现在回到我们的正题。我从未见过肱骨头前脱位，但也不过分自信其无有。那么，当肱骨头脱位进入腋窝时，由于这种意外很常见，许多人知道怎样复位。但是作为专家应该了解一切有关方法，包括开业医们行之有效的复位法，并以最佳方式运用这些方法。需要最强力复位时，要选用最有力的方法，此种方法留待最后详细交代。

2. 经常发生肩关节脱位的人，常能自己使之复位。这时需将（健侧）拳头置于脱位的腋窝下用力上顶肱骨头，同时伤肢上臂用力内收。开业医也可以类似方式复位。先将手指置于腋窝下，摸着脱位的肱骨头用力向外上推，使之离开胸壁，这时用自己的头顶住肩头作为支点。用力方向与双手相对（术者的双手有力才好），同时双膝向肋部猛推伤肢肘部，或者术者头手用力时，伤肢肘部由助手推向胸壁。

还有一种复位方法，需将前臂扭至背后贴近脊柱，而后用一只手持肘部向上抬伤肢，并用另一只手自关节后面施加压力。这种方法和上述方法虽然不很顺应自然，总能使肱骨上头的圆头复位。

3. 用脚后跟使肩关节复位的方法比较接近自然。患者需仰卧于地，术者面对患者坐于脱位侧，双手抓住伤肢的手用力牵引，再将一脚的后跟蹬进患者的腋窝，形成反向牵引。注意右肩脱位用右脚，左肩脱位用左脚。腋窝内应预先放进圆形填塞物——用碎皮子缝制的小而硬的皮球最好。若无此类东西则足跟不易接触肱骨头，因为牵引时腋窝变空，周围的肌腱收缩妨碍足跟蹬入。另有人坐于健侧，扶持健侧肩膀，以免用力牵引时患者身体倒转。此外，也可在皮球放入腋窝之后，拿一条宽而柔软的皮带把皮球固定在腋窝内，在患者头前坐一个人拉住皮带做反向牵引，他的脚则蹬住患者肩头。皮球应尽量往里放，尽量贴紧肋骨，而不是贴近肱骨头。

4. 还有一种复位方法是用肩头将患者托起，但术者应比患者高。术者抓住患者的上臂，将肩头放入患肢的腋窝，然后扭动一下肩头使之顶稳。这种术式是靠术者的肩头将患者悬空。施术者的肩膀应高于对侧，并尽可能用力使患者的上臂贴近自己的胸部。术者在患者悬空后即使其保持这种姿势而抖动他，于是患者的身体相对于被抓住的上肢起到了反作用而使身体平衡。若病人很轻，可让病人背上一个小男孩。上述方法在摔跤方面很有用。因为不需要其他设备，可随时使用。

5. 还有的人复位时，采用强力绕碾槌运动的近于自然的方法。碾槌头包绕柔软的东西（以免太滑），插入肋骨和肱骨头之间。若碾槌太短，病人可采取坐位，使腋窝恰放在碾槌头上，但一般应使用长碾槌，它竖直时病人几乎悬空。同时，让一名助手双手抱住患者脖子的近锁骨部，悬在碾槌的另一侧。若运用得当，这种方法患者可以忍受，可自然地使关节复位。

6. 另外还有一种应用梯子的类似方法。因为患者悬起时更安全，且两面保持平衡，故此法更优越。使用碾槌时虽可固定肩膀，但患者可从前后两面滑下而发生危险。然而，在梯子横梁上面亦需捆上圆滑的东西，并将它放入伤肢腋下，帮助肱骨头回复自然位置。

7. 各种方法中最有力的一种如下。通常用一块四到五指宽、大约二指厚或略薄些、长约两肘长或稍短的木头。将一头削得圆、薄而窄，在削圆的尖端上有一个略突起的边，形如半边帽檐。将此木板插入腋窝时，贴肋骨处应无帽檐。在此圆头上包上亚麻布或软绷带并粘好，可能更舒适。而后医生应尽量用力在肋骨和肱骨头之间插进木板尖端，同时用力沿木板牵引上肢，这时在上臂、前臂、手腕三处将上肢和木板捆在一起，使之尽量不能动。最重要的是，木板的尖端应尽量插入腋窝，并比肱骨头略深。这时，将一条十字带在两根木杆之间绑紧。同时选一助手使伤肢连同木板一起放在十字带上。于是，伤肢在一侧，身体在另一侧，十字带在腋窝下。然后在一侧用力下牵患肢，并连同木板一起转动，而在另一侧则使患者身体下垂。绑好的伤肢足以承受这样的重量而不会松动，另一侧的身体要求脚尖刚好着地。这是目前最强有力的肩关节脱位复位法。此法最正确地运用了杠杆原理，但要求木板准确地放在肱骨头内侧。此法保持平衡的反作用也最合适，对肱骨毫无危险。确实，新近脱位的患者复位比人们想象得更容易，甚至不需用力牵引。不过，陈旧性病例除非因拖延过久，组织已长满关节腔，肱骨头已在脱位之后的地方又磨出一个关节腔，则遵照上述方法仍能使之复位。尽管我认为上述方法应能使这种顽固的脱位复位——杠杆运动为何不对？但是我认为，这样复位后肱骨头不稳定，会再次脱位。这种再次脱位的情况在使用梯子复位的病例中也见到过。若脱位刚刚发生，在一把大的 Thes saljan 椅子（一种旧式直背椅子——中文译者注）上做手术也很方便。这时，应预先备有上述削制的木板，患者坐到椅子上，而后使患肢连同木板横过椅背，随之在一侧下牵患肢，另一侧下拉身躯。让患肢跨过半截门（指古希腊广泛应用的仅齐胸高的门，目前我国有些地方亦采用。——中文译者注）亦可，医生应善于就地取材。

8. 医生应记住：肩关节脱位易复位，在很大程度上是由于它的自然特点。人的关节窝差异甚大。有的平，易脱位也易复位；有的则不然。但差异最大的是韧带联结。有的人联结松，有的人联结紧。各人的肩关节湿性不同，导致韧带变形。天生有缺点的韧带易于被伸展。实际上人们都见过有的人湿性特重，以至于可以自己使肩关节脱位并复位而毫无痛苦。身体状况也有区别。那些肌肉发达、肢体强壮者难脱位，亦难复位；身体瘦弱、肌肉少者则较常人易脱位，但也易复位。下述例子也能说明这一点。牲口最瘦时大腿易于脱位。若此种事例确可在医学著作中引用，则冬末时牲口最瘦，因而大腿脱位最多，即为明证。这是不会错的，因为霍默（Homer）已经清楚地观察到所有农家牲口在冬天易于发生脱位，而且这尤多见于冬天犁地耕牛。特别容易发生脱位者是由于特别瘦弱。其他家畜在牧草短时可以放牧，而大牲口在牧草变长前很难这样。这是由于其他家畜唇部突起薄弱，同时上颌也薄，而牛的唇部突出厚实、上颌厚而钝，故不能咬住短的牧草。硬蹄类动物有上下牙，不仅能吃长的嫩草，也能啃草根，但它们仍喜欢长草。实际上短草总是比长草多而且好，特别是在长草要结籽时更是这样。霍默写的一首诗中表露了这种看法：

“春天即将来临，牛羊扬起弯曲的双角欢迎。”因为它们最喜欢长高的牧草。牛的大腿关节一般说来较其他动物松弛，因此，牛走路时步态不稳，特别在瘦弱、衰老时明显。由于上述各种原因，牛的大腿特别易于脱位。为了用这些事实印证先前的论述，故写得较多。

现在回到正题：关节脱位在消瘦者中易于发生但复位也易，多肉者则相反。而且炎症在性湿而瘦的人中少见，在多肉而性干的人中稍多见。但是复位后的关节不如以前结实。进而言之，若黏液过多而无炎症，也使关节易滑脱。因而，总的来看，瘦弱人的关节比多肉者含黏液多。其实，医生发现按医学艺术的原则要求，瘦弱人关节复位后并未恢复正常，只是他们比多肉者含有更多的黏液。若黏液后来变成炎症，则关节僵硬。这就是为什么关节并不因黏液少量增多而经常脱位。尽管黏液能够发炎，但炎症不是阻止脱位的原因。

9. 不过，复位后若周围组织无炎症，患者肩关节可以立即随意运动而无疼痛，于是人们以为没有必要再留心它。然而，后来这些人的脱位复发便增加了开业医的生意，因为无炎症者脱位复位后远比伴有韧带发炎者复位后易于复发。这种情况见于所有关节，但特别多见于肩和膝，因这两处关节特别易于脱位。复位前后伴有炎症者，受疼痛和发炎肿胀的影响，肩关节不能动。医生对此应用蜡膏、敷布和大量绷带处理。包扎前先缠一个柔软而干净的毛线团塞进腋窝腔，以便包扎时形成支架，使肱骨头稳定。上臂应尽量上抬，使肱骨头尽量远离复位前的地方。肩部包扎完毕后即把上肢和躯干用柔软的绷带捆在一起。绑带应水平绑扎，应轻柔、长时间地按摩肩部。开业医需熟谙许多技术，特别是按摩。同样是按摩，各人效果不同。按摩太轻会使关节僵硬，按摩太重又会使关节松弛。我们将在其他论著中讨论按摩的规则。对肿胀的肩关节，恰当的按摩应该手法轻柔。要尽量使关节活动，不要强迫，以不引起疼痛为度。至全部症状消失，各人所需时间长短不一。

10. 肱骨脱位可从以下体位诊断：第一，因为人体四肢是对称的，医生应以健侧同患侧对比。不要观察别人的关节（因有些人肩峰可能突出一些)，而是观察病人的，看健侧是否与患侧不同。这种建议虽然正确，但仍会出现许多失误。这就是为什么只有理论而不熟悉实践不行。对许多人来说，因为疼痛或其他原因，虽然没有关节脱位，却不能按健康人一样的姿势抬起上肢。所以也要考虑这种情况，并记在心里。现在，最主要的是患侧腋窝内有明显的肱骨头，而健侧不明显。还有，肩头处显得凹陷，而肩峰因肱骨头滑向下部区域，显得特别突出。对此也会发生某些误会，由于很有必要，下文将会述及。还有，患侧的肘部明显比健侧远离肋部，若用外力使它内收，可以做到，但很疼。还有，患侧基本上不能伸直肘部，或举起上肢贴耳，而健侧可以做到。这些就是肩关节脱位的体征。复位方式已交代过，现在讲治疗方法。

11. 肩关节一直处于脱位状态时，如何治疗是值得学习的。因为许多人尽管其他方面健康，却因此种不幸在体操运动中被淘汰或在战争中成为废人。重视这一点的另一理由是由于我知道没有人能正确治疗此种脱位，有些人甚至不知如何动手。另一些人了解些理论，而应用起来却适得其反。因为许多开业医倾向于在肩头或前面肱骨头突起部及肩头稍后部进行烧灼治疗。假如脱位是向上、向前或向后时，这样烧灼是正确的。然而现在是向下脱位，那些烧灼不能防止脱位反而会进一步加重它，因为，那些烧灼封闭了肱骨头的上部空隙，肱骨头再也不能复位。

医生应按下述要点进行烧灼：捏紧腋窝部的皮肤向前提至脱位肱骨头处（即向下），而后烧掉这一部分皮肤。用于此术的烙铁不宜过厚而圆，宜薄而细长（可快些烧穿皮肤）。要同时用一只手按住肩膀。烙铁应烧至白热，以便术者尽快做完手术。烙铁太厚则烧穿时间长，而且遗留较大焦痂待消除，还有使伤口裂开的危险。裂开并不凶险，但看起来不舒服，而且表明技术不佳。在大多数病例中，你手中的烙铁一穿透皮肤，在患部下方形成的两侧焦痂应恰到好处。但是若无裂开的危险，还有多余的皮肤，医生应在烧穿的洞中穿入一根细刮刀。这时不要放开手捏的皮肤，否则将不易穿入。穿入后，放开皮肤。接着从另处再用烙铁烧穿皮肤，直至与前次烧穿处连通。医生由腋下揪出的皮肤的量应这样估计：人人腋下都有结节，唯大小不同，人体其他地方也有——但全部结节的构造将在其他论文中叙述，并交代它们的形状，以及它们在所处部位的功能。——这些结节不能抓起来，也不能抓起结节深部的东西。做此手术确实很危险，因此处便是人体最表浅的、最重要的（神经）索道通过的地方。因此，为避免危险，应尽可能多地抓起结节浅部的皮肤。术者还应知道，若上肢用力上举，腋窝处的皮肤便抓不起来。再说一遍，（神经）血管索决不能损伤，上肢上举时该索最表浅。但是，上肢只稍微抬起时，术者可以捏起很多皮肤，同时可触知手术范围内的（神经、血管）索，尽量避开它。我们是否应该在每次手术中都考虑到正确姿势中高度的重要性呢？对腋窝部来说，要做到使焦痂发生在恰当的地方，需要有足够的皮肤皱襞。除腋窝之外，人身上只有两个地方可以通过烧灼加焦痂治这种病。一处是肩部前面肱骨头和腋窝肌腱之间，在此烧灼应以恰好烧穿皮肤为度，不能再深，因此处有一条大血管和（神经）索，它们都不能烧灼。另一处可烧出焦痂的地方是肩后部，恰好在腋窝肌腱上方，在肱骨稍下方。这里可以完全烧穿皮肤，但也不要太深，因为火威胁着神经。整个治疗期间创口一定要包扎好，上肢不能用力举起，必要时只能适当抬高。这样处理将使伤口少受寒（若烧灼得当，全部烧伤处都包起来才好）、少裂开、少出血、少并发抽风。最后，当伤口干净，开始形成疤痕时，最重要的是要使患肢日夜紧贴胸部。甚至在伤口愈合后仍应将患肢同躯干绑在一起很长时间，这样才能使肱骨头最易滑入的那个腔瘢痕化而封闭。

12. 若患者是青少年，骨头发育会发生异常，肩关节复位会失败。肱骨的确还能长一点儿，但比健侧明显短。至于有些人的所谓先天性黄鼠狼臂，它是两种互不相干的原因造成的。无论是在母腹内即已发生脱位，还是因在下文将介绍的意外所致，这些人都是在儿童时期发生了肩部深部化脓，脓液冲掉了肱骨头。因而形成黄鼠狼手。不管是用手术刀切开，还是烧灼放脓，还是脓肿自己溃破，均不能幸免于上述后果。不过，先天性黄鼠狼手臂还是相当好用的，尽管不能上举齐耳，肘部伸不直，却可做很多事。成人肩关节脱位后未能复位，肩头肌肉萎缩，肩部外观瘦削，而且上臂不能同健侧一样外展。患者靠上臂的前伸、后伸等完成需外展的工作。因而他们可以用弓钻（用松松的弓弦绕在钻杆上，靠摩擦力驱动钻头，这时只需钻弓做往复运动，故肩关节脱位者可做。——中文译者注）或锯子——而且可能用锄头或铁锹等不需肘部特别外展的工具。其他能做的事他们也以这种姿势做。

13. 肩峰撕裂的患者，撕脱的骨头明显突起。这是肩胛和锁骨之间的那块骨头。人肩部的构造与动物不同。由于这块孤立的骨头突起，肩头显得有压迹而凹陷。这种伤情特别容易蒙蔽一些开业医，他们甚至把它当作肩关节脱位治疗。我知道许多出色的开业医把这种骨伤当作脱位治疗而造成了后患。不认清自己的错误，他会一直进行复位治疗。处理此类患者，需用蜡膏、敷布、绷带和一定的包扎方式。不过，突起部分应先用力压下，用敷料块压迫，并在此施以最大压力。上肢同样需要贴胸固定，并悬吊，这样便能使撕裂部分保持密切接触。除此之外，要牢记这种损伤完全与肩关节无关，但此处将发生畸形。若你认为应该发生，便很自信地做出预后估计。实际上这块骨头不会再固定在原来的自然位置上，必然或轻或重地在肩头上形成隆起。不错，假若已变成附属物或另长了别的骨头，没有哪一块骨头能完全返回原来的位置。它已经从原来自然位置上被撕脱了。如果包扎得当，肩峰处会几天不疼。

14. 锁骨横断骨折更容易处理，若断面倾斜，比较难处理。这种骨折往往出人意料。由于医生对横断骨折更易于压迫使之恢复自然位置，并精心治疗、适当包扎，使之保持一定姿势，因此两断端能成功地整复。若不能完全复位，至少愈后不会突起很多。然而，斜形骨折类似上面描述过的肩撕裂伤，由于断端很难复位，因而该处出现很尖锐而突出的脊。归根到底，医生一定要记住，除非发生少见的坏死，锁骨骨折对肩和全身均无损害。确实不错，这时有畸形，而且很明显，但不久会好。锁骨断后发生联结很快，与其他海绵状骨一样，骨痂迅速形成。这样，若为新鲜骨折，患者则很重视，开业医生的处理也很恰当。不过时间一长，病人由于不觉疼痛，吃喝和活动无碍，便大意起来。医生也是这样，由于不能使伤处外观正常，渐渐地对病人的大意不再满意，不知不觉骨痂迅速发展。

这时，定型的疗法与大多数骨折一样，要用蜡膏、敷布和软绷带，还需要做一些特殊处理。医生应牢记敷布块应压在突出部，此处多用绷带并多加压力。有的人靠自己的智慧有所发明，在伤处压上一块重铅片，使突出部被压下。也许只用绷带不很明智，但是至今还没有更好的处理锁骨骨折的方法使骨折突出部明显变平。还有，另外一些人，他们看到包扎后有易滑脱的倾向，不是与其他人一样用敷布和绷带使突出部回复自然状态，而是加上皮带并在最适宜的位置和腰带系在一起。而后，他们在突起部放敷布，靠皮带的压力将它挤回原位，还有的人不使用皮带而是用绷带在近臂部绕数圈，再沿脊柱绕数圈，对锁骨骨折处形成压力。在没有经验的人眼中，这些方法似乎接近自然，但无益于患者。因为它们都不稳定，甚至患者卧床时也不稳定。病人这时即使一蹺腿，一弯曲躯干，全部绷带都会松动。此外，由于要包扎臀部，操作也很麻烦。而且全部绷带都集中在一狭小部位，若再穿入皮带，便不可能束紧，而易向上滑脱。于是全部绷带松弛（略去一句关于具体操作的叙述。——中文译者注）。

关于锁骨骨折这一题目差不多已说完了，但是还要提请记住下面几点：锁骨骨折常发生的胸骨端叫上端，肩峰端叫下端，理由如下：胸骨端上下运动幅度都不大，因为锁骨、胸骨关节小而薄弱，而且胸骨（通过肋骨）和脊柱联在一起，但是锁骨与肩关节之间由于需要大的活动自由度而联系很松。此外，锁骨骨折后与胸骨相连的部分即翘起，很难压下，这是由于此处锁骨上的空隙比下面的大。但是肩、上臂和附属部分很容易与肋骨和胸骨分开，因而可以大幅度上下运动。于是，锁骨骨折时，肩峰端因肩和臂的影响而下移。所以无论何时出现这种情况，下压胸骨端使两端对位都不是明智的，而应该上举肩峰端，这样也是出于自然。那么很显然，其他方法在复位中都没有用处。绷带包扎与其说使两端对接，不如说使两端分离。然而当肩部尽量抬高并保持不动，而且明显高过对侧时，很显然会使锁骨两断端对接。这时，若用普通包扎法以便节省时间，则应该考虑到一切注意事项中以保持上述肩高的姿势为最重要。术者需懂得这一点，而且应处理准确、快速。若患者保持卧床，情况便发生变化，这时可于十四日内愈合，否则需要二十日之多。

15. 不过，若锁骨以少见的反常方式骨折，则可见胸骨端下移，肩峰端上移并压住了胸骨端。这时并不需要复杂的处理，抬起上臂和肩部便使两断端对位，予普通包扎即可，而且数日内形成骨痂。

16. 若骨折时呈现一侧脱位，医生应抬高伤肢肩头使之复位，一旦复位至自然位置，立即包扎治疗。大多数横向移位可由抬高上肢而整复。当肩峰端横向或向下移位时，则患者平卧，双肩之间垫高，胸尽量扁平，更易于复位。这时让一名助手抓住上肢，使之与患侧躯体平行而抬高，同时术者用一只手按住肱骨头下压，另一只手整复断端。这样复位将使患者恢复自然姿势。不过如前所说，胸骨端不宜过分下移位。大多数患者包扎后肘部贴胸即可使肩抬高。但有些人如上所述，需要将肘移至胸前而将手固定在健侧肩上。这时若病人躺下，应设法将患侧肩部尽量垫高。若患者起立步行，则将患肢悬吊，吊带托住肘部、绕过颈部。

17. （桡骨小头半脱位）肘关节发生全脱位或半脱位时，若鹰嘴突位置不变，应肘部伸直牵引，将突出部推向后方。

18. 完全性肘关节脱位无论向何方向，都要像肱骨骨折包扎时那样牵引。这样，肘部弯曲部才不碍事。常见的脱位是后脱位。为尽量整复裂骨，使肱骨下端不阻碍鹰嘴突，应使肱骨下端尽量不接触尺骨，并利用回转运动使肘屈曲，不要使肘关节再回到伸直状态。同时，把两根骨头挤到一起，并使它们旋转复位。此种病例有时肘部转动掌心向上，有时需掌心向下方能成功。复位后的姿势是保持手高于肘、上臂贴胸。这种体位既适于悬吊，也适于固定，而且轻松自然，一般均采用。若真的发生关节僵直也并非坏事，不过关节僵直发生很快。绷带包扎按关节习惯包扎法进行，肘关节顶点要包扎起来。

19. 肘部损伤很容易因发热、疼痛、恶心、呕吐胆液而加剧，特别在后脱位伴有麻木（尺神经损伤）者常见，其次是前脱位者。治疗原则相同。复位方法——后脱位用牵引或对抗牵引。体征：后脱位时不能伸，前脱位时不能屈。后脱位患者若有时因肘关节屈曲过久牵引较困难，牵引后可突然屈肘使之复位。

20. 前臂骨分离可在肘前血管分岔处触知。

21. 此种患者可迅速出现关节僵硬。若系先天性患者，损伤部位下的骨头变短，前臂变短最明显，其次是手，再其次是手指。相反，上臂和肩部因营养良好而粗壮。对侧上肢尤强壮。若（骨分离）向外移位则内侧皮肉萎缩，若向内移位则外侧皮肉萎缩。

22. 肘关节内错位或外错位时，肘部伸不直，前臂与上臂恰成九十度角。应一面用带子自腋下托起肩膀，一面在近肘的前臂上向下拉，肱骨下端被抬起，这时像处理手骨折一样用手掌整复复位，而后绷扎、悬吊并固定。

23. 整复肘关节后脱位时要在突然牵引的同时用手整复复位。像整复其他骨折一样，动作必须互相配合。若系前脱位，则屈肘的同时复位，而后用宽绷带包扎。

24. 若关节偏向一侧，则整复时屈伸两种运动结合。体位和绷带使用按常规。普通的双向牵引法也可用于这种情况。

25. 实施复位有的靠上抬，有的靠牵引，有的靠旋转，有的靠快速地加大某一方向的运动姿势。

26. 腕关节有内脱位和外脱位，内脱位为主，体征很明显，内脱位时手指不能屈，外脱位时手指不能伸。复位时，把伤手放在桌子上，助手用力牵拉，同时术者用手掌或足跟加压使突出部复位。若脱位向上，手呈向掌侧屈，若向下则呈背侧屈。用绷带包扎即可。

27. 手完全脱位有向内、向外或两侧性，但以向内为主，且关节有时发生移位。（掌骨下端骨折）有时一块骨头错位。这时必须强力牵引。把凸出部压回去，而且要反向加压。这种向后和由两侧向内用力的动作必须在桌面上由手和足跟同时完成。这是严重的外伤，除非关节按时愈合，运动自如，否则，会造成残废。术后用绷带包扎全手及前臂，内衬小夹板直至手指。小夹板应比骨折时勤加更换，而且应多用洗剂。

28. 若脱位系先天性的，则手相对变短，且萎缩的组织大多出现在脱位的对侧。但成人脱位骨头不会变短。

29. 指关节脱位易于辨认，复位时直线牵引，将突出部压回，然后用带子或窄绷带两侧加压包扎。若不予复位，则畸形愈合。若系先天性脱位或发育期间脱位，脱位处以下的手指松弛、无力、变短，并有组织萎缩，脱位对侧（背侧或掌侧）尤明显。但成人指关节脱位无这些变化。

（因此论内容过多，且多与整复论重复，故第 30 – 187 条删略未译。——中文译者注）

整复论

1. 骨骼的性质各异。手指和足趾的骨和关节都简单，但是手和足的骨多种多样，关节连接也多种多样。最近端处骨关节最大。脚后跟是一块骨头，外面看起来就像是一个凸起，内有韧带拉着它。小腿骨有两根，上下两头联在一起，中段轻度分离。外侧那一根和小趾同侧，相当细，中段分离处尤细，在膝关节处有点倾斜，小腿外侧的肌腱起点便在这里。小腿骨的下端有通常的骨骺，足即在骨骺下运动，小腿上端也有骨骺，大腿的末端在这里活动。大腿骨相当长，却简单、紧凑，它呈屋脊状，下端有膝盖。大腿骨略向外、向前弯曲，它的上头是一个球状骺，韧带由此伸出，并和骨臼连接。这条腱嵌入关节内，明显倾斜，比肩关节稍垂直。髋骨与骶骨上的椎骨通过纤维样软骨韧带形成连接。

脊柱从骶骨末端始到大椎骨第五腰椎处向后弯曲。膀胱、生殖器官和直肠的弯曲部都在这一部位。由大椎骨到横膈，脊柱向前弯曲而上行，这里有腰肌。但是由此上升至肩以上的椎骨有一个向后的弯曲，而且似乎比下面弯曲度更大，椎骨向后弯曲在此达到顶点。颈关节是向后凹的，其中的椎骨一个接一个由起于两侧软骨上的韧带连接在一起。但是它们的关节在脊髓后面，而且因为软骨性的关节有一个急剧后弯的过程。韧带在此与肌肉一样向下伸出直至腰部，填满了肋骨与脊柱之间形成的沟。肋骨从颈部到腰部依次在两椎骨间由韧带连接，在前面与胸骨连接。肋骨柔软而有弹性。人肋骨的形状是各种动物中最弯曲的，因为人的胸部与其个头相较最扁平。没有肋骨的地方便出现横向宽而短的骨头，它们由小韧带与每一椎骨相连接。

胸骨是一整块，两侧有些凹陷，肋骨便在此插入连接。胸骨多软骨，有弹性。锁骨前面圆滑，胸骨端略能活动，肩峰端活动范围更大。肩峰起源于肩胛，大多数动物都是这样，但有区别。肩胛骨靠近脊柱一侧是软骨性的，有些弹性，外侧形状不规则，颈部和关节腔都呈软骨样。由于它与肋骨没有紧密连接，故运动不受肋骨限制。肱骨的头部有一条小韧带与它的窝部相联，并形成一个球面形的有弹性的软骨关节。肱骨本身向外隆起，并向前倾斜，但与关节腔不成直角。肱骨肘端变宽，若膝关节形状，中间有一条沟，很坚硬，后面有一个凹陷。上肢伸直时尺骨鹰嘴突嵌入其中。肘关节后面还有一条索状物，能使前臂发麻，它起于前臂两根骨头的缝隙里，有它的组织和终端。

2. 鼻子骨折需要立即整复。若软骨部分受损，受损处用软麻布敷盖，再用 Garthaginian 薄皮子或其他柔软的东西包扎好。把皮条粘在受伤部位即可将伤部提起。这时不宜用绷带。另一种疗法是把受伤部位用乳香或硫磺加蜡膏粘到一起，立即整复。而后为防止塌陷，可伸进手指试一下感觉，以减轻错位，也可用 Carthaginian 皮条。即使有伤口，这样做也有利于加强复位，而且即使骨头有缺损，一般也不很严重，仍可这样处理。

3. 耳朵破碎后不要用绷带，也不要用油膏。万一要用，要用尽可能轻的蜡膏油膏，而且要用硫磺粘结。耳朵一旦化脓，便烂掉一层，全部皮肉均难保存。耳朵没有多少肉和水，而富有黏液。脓肿切开并无危险，不过，能致死的脓肿的部位和性质还未讲到。在耳朵上做烧灼手术很快，但烧灼不当会使耳朵变形、变小。耳部脓肿切开后，一定要使用外伤搽剂。

4. 下颌关节经常部分脱位并自动复位。偶尔在打呵欠时完全脱位，因为只有这时口张得最大，下颌会被拉向一边。下颌关节脱位更主要的原因是韧带倾斜、歪曲、松弛。脱位的症状是：下颌骨朝健侧歪曲，患者不能闭口、对牙。若两侧脱位则凸出更明显，闭口更困难，但无偏移。两侧脱位若不立即复位，患者通常因持续发热和昏迷于十日之内死亡，这是局部肌肉受影响的结果。肠功能也受影响，大便少、消化不良，或有呕吐，这类患者一般也会死亡。一侧脱位危害性较小。两种情况复位手术相同。患者或躺或坐，头固定，术者用双手从口内外抓紧下颌骨，同时做三个动作——牵引、复位、合嘴。术后治疗：局部使用润肤剂，支持下颌，注意体位。这些措施有助于复位。

5. 肩关节向下脱位（我从未见过向其他方向脱位者）。由于关节局部肌肉消耗、萎缩，脱位的关节确实看得很清楚，就像牲口在冬天变瘦时关节隆起那样。瘦弱者及体质性干者更容易发生脱位。亦可见于局部变湿而无炎症者，因变湿会使关节拉紧。有些人在复位后用牛肋骨固定，这是错误的，他们忘记了牛腿活动时的姿势，人在同样条件下姿势也一样。荷马的诗句也含这个意思，要想一想为什么牛在那时很瘦。因为患者的关节没有复位，患侧外展是不可能的。患者只有适应脱位状态。先天性脱位患者，因舷骨短很多，结果像黄鼠狼的前腿，前臂比上臂短，手更短，缺损部位以上的骨头根本没有了。脱位的对侧尤其容易出现萎缩。萎缩一般发生在青春期患者，但比先天性者略轻。婴儿肩关节深部化脓最为常见，表现与脱位相同。成年人的骨头不可能再长长或变短，故成年人脱位后无骨头缩短，但有肌肉萎缩。青年人肩关节处的肌肉随年龄不同每天都有增有减。也要考虑到体位的影响，还有因撕裂造成的肩头凹陷的意义。因为肩峰被撕脱时，局部会出现凹陷，人们认为是肱骨脱位。如果这样，肱骨头会出现在腋窝内，患者不能抬起前臂，而且向任何方向的运动都不如前(可用对侧肩关节做对照)。复位方式；让患者把拳头放进腋窝里，用力上推肱骨头，而后上臂贴近胸部。另一种方法：用力迫使上臂后伸，以便出现旋转复位运动。其他方法：用头顶住肩头，双手置于腋窝下，上推肱骨头，另用双膝向后推肘部；或不用双膝，让助手尽可能向后抬高肘部；或自腋下将病人吊起，或用脚后跟将复位塞子蹬进腋窝内（注意右腋窝用右足跟），或用捣米杵，或用梯子架住脱位肩腋窝，或用木杠置于上臂内侧滚动。治疗和体位：上臂贴肋部，手抬高，肩部抬高，绷带包扎保持体位。若复位失败，则肩部仍然萎缩。

6. 肩峰撕裂（肩胛部分）表现如肩关节脱位，但无功能丧失，复位后不稳定。固定位置及支持法同肩关节脱位。绷带按常规使用。

（自此以下至第 19 条，英文译者插入部分介绍，内容大多前后重复，故删略未译。——中文译者注）

20. 髋关节脱位有四种形式，向内脱位最常见，向外次之，另外两种机会相等。症状：一般说来与另一条腿对比，向内脱位的特殊症状是可触及股骨头向会阴部移位，大腿无屈曲（其他脱位常有）。因足部和膝部均随大腿外展，若不将两条腿同时拉至中线对比，会出现患肢较长。然而，若脱位系先天性的或青春期即已脱位，则成年后患肢大腿变短，小腿及其余部分均成比例缩短。向外脱位时，常有组织撕裂。患者不能直立，而向健侧歪曲。若不得已直立，则步行时需用一根或两根拐杖，这样也能使小腿直立。成年人的骨头不再变样，但是此种脱位有组织撕裂。成人患者步态蹒跚，像牛行走，弯着腰，臀部向健侧抬起以便支撑身体（患侧不便支撑），将患侧腾出来，大致如脚部受伤的人走路。他们在健侧拄根拐杖支持，而用一只手拄着患侧的膝部，这样才能支持身体移步。若脱位更向下，则靠撕裂较轻的臀部移动，这时组织撕裂更重。

21. 向外脱位时，症状和姿势都反过来了。膝和足轻度内收。青春期或先天性患者两下肢发育不均衡（与内脱位类似），臀部略抬高，和拇趾（拇指）外脱位差不多。易患髋关节外脱位者脱位处常无炎症，肢体受体液影响较大。这种人天生易于脱位。有些患者基本上是全脱位，有些不易全脱位。有些可望迅速复位，有些则已不可治。对反复脱位者可以治疗。青少年或先天性患者以及因病脱位者，有些有坏死，有的没有。他们有上述全部损害，但比内脱位者轻。若照料得很好，步行时可以全脚着地，身体平衡。年龄愈小，愈要尽心照料，置之不顾只能使病情加剧，悉心照料，必能改善。脱位部分亦有萎缩，但比内脱位者轻。

22. 双髋关节脱位时，两侧骨头受损相同。除了外侧，患者的组织营养良好。他们臀部抬起，除非有骨坏死，则大腿弯曲如弓。若臀部以上变驼，他们仍健康，但身体停止发育，只有头继续长。

23. 后脱位症状。前面伛偻，后面隆起，双脚平直，大腿欲屈则疼，但也不能伸直。患肢缩短。还需注意，患者若不抬高患肢则膝部及腹股沟部均不可伸展，也不能屈曲。大多数病例的邻近关节因代偿而功能发达。这种代偿也见于其他关节、韧带、肌肉、小肠、子宫及其他器官。发生此种脱位时臀部隆起，致使髋关节不能伸直，并使下肢变短。全部病例小腿有组织萎缩，这种情况在什么病例、什么部位常见，业已说明。人体中凡能圆满完成功能的部位便健康，而虚弱的部位便退化，除非不能动是由于劳累、发热、炎症，便遵从以上规律。外脱位时由于股骨头抵入柔软组织，患肢变短；内脱位时，由于顶在隆起的骨头上，患肢变长。然而若成年人不能复位，则行走时自腹股沟部向前弯腰且健侧膝关节屈曲，脚尖着地。不拄拐杖行走时需用手扶着患肢。行走用的拐杖要短，太长了不便行走。若疼痛明显则远端肌肉萎缩，健侧亦相应变细。关节和肌腱失用性萎缩特别常见于先天性青少年患者或某些疾病（有关病种下文有说明），膝关节就是这样。患者踡着腿，靠一根或两根拐杖走路。但健侧肢体因使用多，营养发育良好。

24. 前脱位患者的症状与后脱位相反，后部凹陷，前面隆起。患者屈腿的力量很小，但伸力很大。双脚平直，从后跟量下肢两侧等长。脚尖部稍有翘起。此类患者起初很痛苦，发生这种脱位时，特别容易发生尿潴留。肢体前面伸直（停止发育且易患病，易早熟），后面则高低不平。成人患者直立行走主要用脚跟着地，而且如果他们能迈大步就一直迈大步，只是要拖着小腿。此类病例因能运动，萎缩很轻，有萎缩主要是在后侧。因患肢过直（膝关节僵直），病人须患侧靠拐杖才能行走。先天性或青春期患者，若适当锻炼结果可如成人，若照顾不好则腿变短、僵直。此类患者因关节长期伸直，可发生关节僵硬；骨缩短和组织萎缩相应发生。

25. 由于大腿需要强力牵引，复位时均需用双手或木板、木棍；内脱位用力旋转，外脱位用力拉直。外脱位最需要这样做。至于内脱位，还有一种疗法，用一些口袋置于大腿变细处，而后让另一个人用双臂攀住患者两腿间用力下拉，同时水平扭动。这种方法对前脱位等有效，但对外脱位不好。如同肩关节复位时那样置木杠于患肢下，“挑担”、滚动的方法，对内脱位较好，但不适于其他脱位。前脱位、后脱位复位时较易成功，特别有效的复位方法是用腿或手、或木板向下压，使双腿伸直。

(26 – 31 条删略未译。——中文译者注)

32. 轻度的先天性脱位患者有的腿可以放平，特别是畸形足较易纠正。畸形足不止一种。治疗时先造型（选择恰当的功能位），涂树脂蜡膏，包以大量绷带后穿套鞋或裹铅片。用绷带包扎时绷带不要直接贴肉，并将足上吊达到预定姿势。

33. 若错位时出现伤口并有骨头外露，则整复反而会加重伤情。患者暂时尚可忍受，最好是暂不复位。治疗可用树脂蜡或热葡萄酒浸过的敷布（冷布不宜用），也可用树叶；冬天要用粗毛布保暖，不要使用油膏或绷带；限食；要记住；受寒、重压、裹紧、操作粗暴、强迫保持某种姿势都是有害的。若治疗适当，虽严重致残，但可存活。残废是由于损伤靠近脚，愈后脚会严重畸形，加之其他畸形，必然影响功能。这种情况对邻近大关节有危险。唯一有效的原则是除手指、足趾外不予整复。这时外科医生要预先解释危险原因。能复位者，在第一二天进行，否则在第十天左右，决不要在第四天。整复用小木板。治疗原则同头骨骨折。保暖为要。整复后立即服一次藜芦，颇有好处。至于其他骨头，人们必须记住，骨折后整复它们即意味着死亡。骨折部位愈高，骨头愈粗大，整复时死得愈快。复杂性的足部骨折，难免出现痉挛和坏死。若复位后出现这些情况便是复位失败。因为坏死不发生在放松部位而发生在张力部位。

34. 关节附近或长骨部位的截肢若位置不高而（靠近手足）常可使患者恢复，但患者可因虚脱突然死亡。截肢后处理与头部相同，保暖为要。

35. 组织坏死的原因有：为止血压迫伤口过久，骨折时压迫过久或绷带使用不当。即使大腿或上肢坏死脱落的患者也有很多能活下来，而且患者无大痛苦。骨折患者的坏死界线很快形成，但脱落过程较慢，人们应设法小心地去掉坏死线以下最先坏死的部分，避免患者因疼痛和虚脱而死亡。大腿骨坏死时脱落需八十天，但小腿可在二十天左右切除。小腿骨中段坏死脱落约需六十天。这时可继续加压或减压、控制脱落的速度。此外，压力适当骨头不会脱落，也不会使皮肉坏死而裸露骨头，只是表浅组织可能坏死。医生应十分重视这些人，因为他们处在十分危险可怕的境地。处理时要轻柔、温暖，要限制饮食。危险情况为出血、畏寒。这时患肢应抬高，而后因脓液积聚，患肢应保持水平位或其他适当位置。此种骨折亦可因坏死或分利时发生的痢疾而出血，出血量大而时间短。出血后患者食欲尚可，亦无发热。故不必限制饮食。

36. 脊柱向内凹陷是致命的，常因尿潴留和麻痹死亡。向外凸起时大都不会造成严重破坏，但比单纯震荡而无骨折错位者要严重得多，因为脊柱弯曲会出现分利，而脊柱震荡对全身包括生殖器官影响很大。

同样，肋骨骨折少见发热、吐血或坏死。肋骨骨折（无论是一根还是多根）时，若无塌陷，治疗很简单。若不发热，亦不必限制饮食。只需常规包扎，二十天内即可形成骨痂（因肋骨有弹性）。但是，若有严重挫伤，有多个结节，有慢性咳嗽并伴有伤口化脓，则有肋骨坏死（因为沿着每根肋骨都有来自全身的脊索）。

37. 因跌落所致的脊柱弯曲矫正时不太疼。膈肌上的弯曲甚难拉直。儿童病例除四肢和头部外均不发育。成年人可因病突然出现脊柱弯曲，但有时年轻人也有此症，只是少见恶性发展。有些人患此病后无何不适，这些人多体胖，但极少能活到六十岁。脊柱侧曲是由于患者常往一侧卧的结果，预后同前述。

许多患者吐血、患脓肿，应精心治疗，一般需绷带包扎。饮食方面，开始应有限制，而后任患者随意进食。另需静养，注意体位，禁房事。不过，未见出血或瘀血的部位若比发生骨折时疼痛更厉害，则日后有发生骨折的可能。化脓后形成溃疡经久不愈，日后必出现疼痛。治疗用烧灼法，将受损骨头烧去，同时烧去其他受损组织。若病变恰在两肋间，切忌烧穿，但亦不可烧得太浅。坏死后亦试用塞药捻治疗。有关事项以后交代。事必躬亲，不要只听别人报告。凡患者的食物、饮料、冷暖、体位均需亲自过目。对于药物的干、湿、红、黑、白、酸、涩等性质，在用于伤口时必须心中有数，对食物的性质应予同样注意。

38. 复位和整复的手法有：吊、撬、劈、压。吊用于牵直，撬用于复位。待整复或复位的部位必须先牵引使之分离，直至足够高的体位。可用手、悬挂、绞车或某些圆东西做到这一点（使脱出部位居上）。手法因部位而异。腕、踝关节复位只用手即足以拉开，此时患肢前臂伸直，肘关节屈曲成直角。前臂悬吊。对手指、足趾、足、手、腕、肩峰等处骨折或脱位需用双向牵引，同时将凸出部分压回。其他病例靠手劲亦可牵开，但压回凸出部分必须用足跟或手掌，注意选择适当的软垫置于凸出部的对侧。术中另一侧需有一熟练的助手共同上下挤压。若脱位是两侧性的，则应同时在两侧使用适当手法。脊柱凹陷不可复位，可试用喷嚏、咳嗽、吸气的方法或以杯状器皿吸附，并力求改变生活方式以利恢复。人若不慎堕落深处，脊柱可能骨折。疼痛引起的弯曲类似内脱位，但不久会好，无其他严重情况。向后弯曲时，若损伤部位高则牵引脚，否则牵引上肢，牵引的同时用力复位，可坐在隆起处，或用脚踩，或用木板压。向两侧弯曲时可予牵引矫正，也可于摄生中注意姿势。

整复用具必须足够宽，软而结实，必须预先缠上布条，使用前必须检查用具的长、宽、高是否适当。比如大腿复位双向牵引时，固定在踝部、膝部的牵引物共同往足的方向牵引，另外腰部、腋下、两大腿间或胸部的固定牵引物向头侧牵引。这时要用杠杆或绞车。若在床上做此手术，患者双腿应顶在床槛上，床的另一头应横放一块厚木板，而后把这两头当作支点，利用杠杆牵拉。地面上可固定上轮子或顺着放一架梯子，使拉力同时作用于两头。适用于所有病例的用具为：一块九英尺长、三英尺宽、九英寸厚的木板，两头各有一架绞车，中间有适当的支持物，上面放上软横杆作为厚木板的支架，与臂部那一块作用相同。厚木板上应有光滑的沟槽，四指宽、四指深，以便整复时有足够的间隙自水平方向插手。木板的中部两侧应各固定一块挡板，上面横穿一木杆，以防病人滚动或滑动（见图）。使用牵引板时，将木板自一头推入，这头固定在一根木杆或墙上。压下另一头使木板翘起，在下面垫上适当的软东西。

39. 有些病例口腔顶部骨缺损，鼻子自中段塌陷。患者头部挫伤但无伤口，由于摔伤、骨折或挤压有的人自头部往咽部流有腐蚀作用的体液，同时这种体液从头内损伤处流往肝脏和大腿。

图希波克拉底所用的整复工作台

A——厚板，BB——支座；

C——轴；DD——凹槽；

E——会阴椿；FF——中央支柱；

G——横闩；

40. 全脱位和不全脱位的症状不同，是由于体位、性质、范围不同，关节窝骨折情况不同，小韧带撕裂不同，骨骺碎裂不同造成的。应知道病人怎样才发生一处或两处骨折，两处骨折时危险性较大。还应知道何种情况难治，什么情况恢复的希望较大，以及什么情况可复位或用外科治疗，什么时候、什么情况不能。什么情况下先天性或青春期脱位可治，什么人已过了青春期。什么病人恢复快或恢复慢，或最终变瘸。什么病人有萎缩，哪一侧重，哪一侧轻，以及骨折固定得早迟；畸形或骨痂出现的情况及其治疗。患者的伤口是当时出现的还是后来才有的。什么部位骨折后变短，什么部位骨折后容易隆起，何时会混淆关节脱位或关节凸出，什么人身上会出现模糊症状。从而判断病情，决定治疗。

41. 应用绷带术时，应该注意术前准备、展示、牵引、整复、摩擦(药物)、包扎、悬吊、举起、体位更换间期及患者饮食等各方面。弹性最大的骨头骨折后发生畸形最快，其余依次类推。固定应在骨弯曲的那一侧，注意皮肉和肌腱的萎缩。复位后的骨头应尽可能不移位。韧带在运动而多湿处较柔软，否则即较僵硬，一旦可能有脱位，最好立刻复位。患者发热时不要复位，也不要在第四五天复位，至少对肘关节不宜这样做。有感觉丧失者复位越快越好，否则等到炎症消退。部分撕脱常见于韧带、软骨、骨骺等组织，亦见于组织分离而不能恢复者。这时多有坏死，但肢体功能可保存。关节脱位时，愈是远端关节愈易复位且发炎最少。若复位后局部完全不发热，则易于恢复。牵引时的姿势应最有利于脱出关节（骨头）与对方分离，要注意局部结构及脱出部位。整复时注意向后拉应斜而平直。因扭搓而脱位者复位时亦需扭搓，或稍做旋转。习惯性脱位易复位。一切视韧带和骨的性质而定。扭搓脱位的发生系因相应部位的骨头长或柔软，习惯性脱位的发生则因关节面平坦、骨头圆滑。关节发生摩擦与否，要看病人的体质和年龄。黏液多的组织不易发炎。

42. 一旦发现创口，无论何时形成的均需打开包扎物，涂以树脂蜡膏。一开始若先在创口上包绕绷带，则其余未受损的部位亦会出现肿胀，这时损伤组织会迅速发生化脓、脱落，而清洁部位迅速愈合。不要在有伤口时用夹板，也不要加压包扎。夹板用于小块骨缺损。当大块骨头待清除时，由于脓液很多，这种方法便不适宜，这时应让创口暴露，以免脓液积聚。但是，所有骨头外露者无论曾否复位，均不宜用绷带包扎，这时只需要肢体伸直。踝部和膝部缠绕如镣铐。小腿侧面要平直，环状包扎要松软而结实。山茱萸木条适用于长而粗的下肢骨折，以保持其伸直。木条两端要捆上皮条，以便形成环状固定，患肢又可伸直。下肢创日用热树脂蜡膏，保持患肢于一定姿势，注意脚、臀的体位，限制饮食。凸出的骨头复位要待肿胀消退之后进行。复位时可用小杠杆。若碎片未清除，不宜做支点，则锯掉妨碍复位的骨头。由于暴露的骨头去掉了，患肢会相应变短。

43. 脱位关节有大有小，故复位有难有易。大关节脱位对骨、韧带，皮肉、关节等破坏均较大，髋关节与肩关节脱位在很多方面类似。

自然人性论

1. 有人听惯了讲演者讨论与医学无关的人性，对我的讲话将会一点也不感兴趣。因为我根本不讲风、火、水、土等显然不是人体组成要素的东西。那样的叙述留给关心那一套的人去讲好了。然而，依我看，那些给人们说教的人没有正确的知识，他们拾人牙慧，却不给统一的说明。尽管他们给自己的思想加上同样的附注——讲什么是元素以及元素既是元素，又是整体——他们连元素的名称也未能取得一致。其中一个人断言，元素和整体都是风，又一个说是火，再一个说是水，还有一个说是地，而每人给自己的讲话附注的证据却毫无价值。袭用同样的思想却不做统一的说明这一事实，表明他们的知识有很大缺陷。弄清这一点的最佳方法是去听他们辩论。对同样的听众辩论同样的题目，每个参加辩论者从来不会连胜三次。这一次是这个人取胜，下一次换了另一个人，第三次又是一个人在听众面前以口才取胜。如果一个人的知识是真正的而且他能正确地表达出来，那么正常的情况是他在争论中应一直是胜者。不过，据我看，这些人由于一知半解在讨论中自相矛盾，结果确立了麦利苏斯（Melissus，公元前40年埃利特学派哲学家，元素论代表者。——中文译校者注）的理论。

2. 关于这些人我讲得已经够多了，现在来说医生。有些医生说人体的要素是血液，另一些人说是胆液，还有不少人说是黏液。医生们和形而上学家们一样，都有同样的附注。他们说人只有一种元素，又各自按自己的愿望给这种元素起名字。于是，形式和内容都发生了变化。先勉强说成冷和热，进一步又变成甜、苦、黑、白等等。我认为这些观点也是不正确的。即或他们不完全一致，但大多数医生持与此类似的观点。不过我认为，如果人是一种元素，他就从来不会感到疼痛，正如没有一种元素受过疼的折磨一样。而且即使这种人有疼感，治疗方法也只有一个，可是事实上治疗方法很多。至于说人体内有许多组成成分因冷、热、干、湿等彼此自然属性相反作用的影响而引起疾病，可是两方面的影响引起的疾病都不少，治疗方法也多种多样。那么，我要求断言人的组成要素就是血液的人找出一个这样的人，当他不改变外形且表现各种性质时，看在什么时间、季节和生命阶段，能证明人的组成要素显然只有血。因为按他的理论应该有那么一个阶段显示血是唯一的组成要素。我觉得这种要求同样适于主张人的要素是黏液或胆液的人。对我来说，我将证明我断言的人体组成要素是什么。按着习惯和自然（英文照希文直译如此，盖伦解释为"按人们接受的看法"，中译可译为"按着常识"。——中文译者注），一个人总是一样的，无论年纪大小、天气冷热，看不出明显不同。我还将拿来证据，提出人体各种要素增加和减少的基本原因。

3. 首先，元素不能繁殖。元素不交配怎么能繁殖呢？还有，除非交配双方是同一种类，性质相同，否则便不能生育，不会有子孙。此外，如果冷的与热的结合，干的与湿的结合，双方不协调，不均衡，一种元素远比另一种多，或一种元素远比另一种元素强，均不能生育。所以，只有互相协调，而且不少于两种东西时才能繁殖。一种东西怎能那么容易繁殖呢？所以这既是其他万物，也是人的自然性质。人体内繁殖的必要条件也不是一个，体内每一种成分都起作用。还有，人死后，各种成分肯定恢复了自己的性质，即冷归冷，热归热，干归干，湿归湿。这种性质也应该适于动物和其他东西。万物之生同途，万物之死同归。因为万物的性质由上述各种事物构成，并且如前所说，万物之死仍返归其本性。所以，起点正是归宿。

4. 人体内有血液、黏液、黄胆液和黑胆液，这些要素决定了人体的性质。人体由此而感到痛苦，由此而赢得健康。当这些要素的量和能互相适当结合，并且充分混合时，人体便处于完全健康状态。当这些要素之一太少或过多，或分离出来不与其他要素化合时，人体便感到痛苦。因为当一种要素析出单独存在时，不仅使它停留的地方患病，而且必然泛滥成灾，由于积聚太多便引起疼痛。事实上，当某种要素流出人体的量超过应有的限度时，造成的空虚也使人疼痛。同样，若由于元素析出在体内漂移造成某一内脏空虚，则如上所说，人会感到加倍疼痛，因为流出和流入的地方均感疼痛。

5. 现在按照我的理论来说明人体总是保持什么要素。我认为这些要素是血液、黏液、黄胆液、黑胆液。首先我肯定，这几个名字在习惯上是能分别的，没有一个名字与另一个相同，而且它们的基本特点也不同。黏液的状态有别于血液，血液与胆液也很不同，胆液与黏液区别也很大。它们的颜色所见不同，手的触感也不同，怎么能彼此相同呢？它们的冷、热、干、湿各不相同。加之基本状态和性质是如此不同，不可能混为一谈，正如水与火互不相容。由下述证据你可能会明白这些要素根本不能混为一谈，而是各有各的功能和性质。假如你让别人服下祛黏液药，他就会吐出黏液来；给他祛胆液药就会吐出胆液来；给他祛黑胆液药结果也类似。假如你使人受伤，血液就会从伤口里流出来。而且你会发现，上述例子无论白天、黑夜、冬天、夏天，只要人还能呼吸，某种要素在他身上还没有丧失殆尽，都会重复出现。这些要素和他与生俱来（若非如此会怎样呢?），这一点已经提到。首先，只要人活着，他体内显然总是有这些要素。其次，一旦他来到人世，体内便具有各种要素，而且被具有这些要素的人类照料。这样说，系表明我已经作为证据提到这些要素。

6. 依我看，那些宣称人由一种元素构成的人们一直在受这样一些想法影响。他们看到有些人服药后因吐泻过多而死，有的人吐泻胆液，另一些人吐泻黏液，于是他们想象人就是由他们看见的死者吐泻出来的东西构成的。也有人靠这种思路认为人是由血液构成的。他们看到血液从创口中流出来，便认为血液构成人的精华。这就是他们在讨论中常用的证据。可是，还没有人单单因吐泻过多的胆液而死。一个人服下祛胆液药后，先呕出胆液，而后呕吐黏液，后来因受压呕出黑胆液，最后呕吐纯血液。同样的情况也见于服用驱黏液药之后。服药者先呕黏液，后呕黄胆液，再呕黑胆液，最后是血液，继之是死亡。因为药物进入人体后，首先驱除与自己最相近的成分，而后祛除别的成分。这正如在土地上生长的东西一样，植入土地时，吸收土地中与自己最接近的各种成分，包括酸的、苦的、甜的、咸的等等。植物首先吸收最像它的东西，而后才吸收其他的东西。这种作用与药物在人体内作用一样，驱胆液药首先驱除纯胆液，而后是不纯的胆液。驱黏液药首先绝对驱除纯黏液，而后便驱除混有别的体液的黏液。当人有创口时，流出的血先是热而很红的，而后流出的便混有较多的黏液和胆液。

7. 冬天人体的黏液增多，因为黏液是人体内最冷的成分，与冬天最相近。说明黏液最凉的一个证据是，如果你触摸一下黏液、胆汁和血液，会发现黏液最凉。还有一点很明显，排出黑胆液时需要用力挤压，而受外力挤压后运动的东西就变热。况且抛开这一切，由黏液本身的性质来推理，也说明它是最冷的。冬天，痰和鼻涕中充满了黏液。这一季节中许多肿胀发白，疾病一般呈黏液性。春天，体内的黏液仍很多，同时血液在增加。由于寒冷消退、风雨来临，血液随着阵雨和热相应增加。春天潮湿而温暖，一年中这一季节的状态与血液的性质最接近。由下列事实便可明白真象。赤痢和鼻衄最常见于春季，它们是最热且红的。夏天血液还很盛而胆液增加，一直持续到秋季，故而夏秋两季胆液在体内盛行。由下述事实你可能明白这一真理。这时人们不必用催吐药便呕吐胆液，而且服泻药后排出物也大多为胆液性的。在发热和中风病人即明显看到这一点。夏天黏液处在最低潮，因为这时气候干热，与黏液性质相反。到了秋天血液最少，因为秋天干燥并转凉。人体内这时最多最强的体液是黑胆液。冬天来临，胆液受凉，数量减少，而黏液因降雨和漫长的黑夜再次增多。所以说人体总是由这些元素组成，只是随着一年变化周而复始，它们相应地消长，按它们的性质与气候特点的关系推理，没有例外。因此，每年都有冷、热、干、湿共同作用（其实，没有宇宙内其他一切存在为前提，这些元素便一刻也不能存在。反之，若一种元素消灭，万物将随之消失。照此推理，万物因互相需要而形成、养育。即使如此，若这些先天性要素中的任何一种消亡，人便不能存活）。一年当中有时是冬天最强，有时是夏天、春天或秋天最突出。人体内也是这样，有时黏液最盛，有时是血液、黄胆液或黑胆液占主导地位。最清楚不过的证据是，假如你在一年四季当中让同一个人各服一次同一种药使他呕吐，你会发现，冬天呕出物最有黏液性，春天最湿润，夏天最呈胆液性，秋天呈黑胆液性。

8. 从这些现象可知，一些疾病在冬天增多正由于它在夏天匿迹。一些疾病在冬天匿迹正由于它在夏天增多。其中只有一种例外：有的病不在一特定季节痊愈。关于天数怎样分段，后面我将讲到。春天发生的疾病预期它们至秋天痊愈，秋天出现的疾病也应该在春天痊愈。只要一种病的病程超过这个限度，就等于告诉你，它将拖延一年。医生治疗这些疾病时也要保证使用各种最符合时令，因而最有效验的疗法。

9. 此外，医生必须知道，有余之病，治以泻法，因泻致病。治以补法。运动过度，治以休息，安逸致病，治以运动。掌握一个总原则，就是医生要与疾病、体质、季节和年龄等特点相抗衡。急则缓之，缓则急之，这样一来患病部位便得以充分休息，如此我认为必有疗效。有些疾病因摄生引起，有些因呼吸的空气引起。区别二者的界限如下。无论何时，许多人同时患同一种病，应断定病因是极常见的，人们普遍接触的。它应该是我们吸入的空气。由于此病人人难免，无论老少、无论男女、无论酒客或戒酒者同样得病，惯食大麦饼与惯食面包者均难幸免，好动者与好静者发病机会相同。很明显，这种病与摄生无关。当采取什么摄生法的人都被同一种病侵袭时，摄生便不能构成病因。然而，若同一时间出现各种不同疾病时，显然病因便是各人的特殊摄生法，因而实施治疗时应针对病因（如我随时提到的那样）改变摄生法。很清楚，病人原来的摄生法已经完全不适用了。一旦检查过病人的素质、年龄、体格，了解了发病季节以及病的形式，治疗方法便确定了。如前所说，有时泻之，有时补之。这样通过药物作用和调整摄生产生变化，以便适应不同年龄、季节、体格和疾病的不同情况。不过，当一种流行病暴发时，病因显然不是摄生，而是我们吸入了什么，就要归咎于某些不利于健康的散发物。流行期间要建议病人应该怎样做。他们不必改变摄生法，因为那不是病因，而是设法通过逐渐减少饮食使自己的身体尽可能变得瘦弱些。由于突然改变摄生法，体内有发生某些紊乱的危险，因此此种摄生法应在不对病人造成明显危害的前提下使用。而后应注意尽可能吸入最清洁的、流动的空气。居处应移至距疾病流行地点尽可能远的地方，体重应该减轻，这样会使呼吸变浅，变慢。

10. 发生在人体最强壮部位的病最危险。由于疾病会在发病处停留，当人体最强壮的肢体感到疼痛时，必然全身痛苦难忍。若疾病由最强壮处转移至较脆弱处，病痛也难消除。但是，一旦疾病由脆弱处向强壮处移动，由于强有力的部分易于消耗流入的体液，消除病痛也就比较容易。

11. 最粗的血管有下述分布特点。人体共有四对这样的血管。一对从脑后下行过颈部，沿脊柱后两侧下行到腰和双腿，而后延伸到小腿外侧、踝外侧，最后到脚。所以放血使腰背部止痛时，应在膝外、膝后或踝部切开。另一对血管自两耳附近向下伸展过颈，被称作颈血管。它们左右各一，沿脊柱前两侧下行，循腰到睾丸和大腿，而后在大腿内侧下行，穿过膝后的空腔，经小腿达踝内侧，最后到脚。因此，为制止腰部和睾丸的疼痛，应在膝后空虚处及踝内侧手术放血。第三对血管从两太阳穴下行穿过颈部至肩胛，而后在肺中相遇，右侧血管转至左侧，左侧血管转至右侧。右侧者由肺下行过乳房，再至脾和肾。左侧者，自右侧由肺下行过乳房至肝和肾。这两条都止于肛门。第四对，起自前头部和双眼下行过颈到锁骨部，一条沿上臂内侧走行至肘，穿过前臂至手掌。另一条自肋部下行分别至肝和脾，最后都穿越腹部到达外阴。这是粗血管的分布。腹内亦有很多大大小小的血管伸展至全身，使全身获得营养。大血管亦有很多分支进入腹内及人体内外其他部位。它们互相连接，内外交通。故放血时应顾及这一点。习惯上，练习切开放血均尽可能避开易发生疼痛的地方并收集血液。这样做作用产生得最慢，人们应该改变这种习惯，不在切开的地方收集血液。

12. 咳出大量痰而不发热，或尿中有脓样稠厚沉淀而无尿痛，或一些人的大便持续混有血液，如痢疾日久不愈，患者年龄在三十五岁以上，这些病病因相同。这些人年轻时一定长期辛勤工作，劳累过度，后来一旦停止体力劳动便发胖，而皮肉松软与先前不同，发胖过度与以前判若两人，以至于过于臃肿。因此，当疾病侵袭此种人时，开始身体恢复得很快，但是病后身体进入消耗期，浆液样物从大血管这种最宽敞的通道中流出。若这种流体在肠下部，大便总是排出不畅，里急后重，因为当通道下倾时流体不能在小肠停留。当这种流体流入胸内时，由于它沿血管上行，而且在胸内停留很长时间，便发生腐败，变为脓液。若此种物体倾入膀胱，因为其中温暖，则变热、变白，并从尿中析出。最轻的部分变成泡沫浮在尿的表层，最稠厚者沉在底层，称为脓。儿童患尿结石系由于膀胱或全身太热。但成人因身体变凉不患结石。因此你必须晓得人出生的第一天最热，死的那一天最凉。生长发育长力气的身体肯定是热的，但是当人体逐渐衰老时就日趋变凉。人出生第一天长得最快，身体相应最热，去世的那一天衰老得最快，身体相应最凉，就是由于这一缘故。上面提到的那种病人大多数自消耗日起，四十五日内自愈，逾期不愈者，若无其他病侵袭，一年内可痊愈。

13. 对病因清楚、发现及时的病，最有把握预言其病史。患者自身同疾病斗争即是一种治疗，病因会因此被清除。

14. 尿沉淀中有砂粒和粉笔样物的患者，先是大血管附近出现肿块并化脓，后来由于肿块破溃太慢，脓变成粉笔屑样物，它们和尿一起在血管内被挤压进入膀胱。尿中混有血的人系血管受损。如尿浓稠，排出时混有散碎毛发样的皮肉，定要明白这是肾病和关节炎的症状。若尿清亮，但时时出现麦麸样物，则因膀胱癣所致。

15. 大多数发热因胆液引起。此类发热共四种，均无疼痛，与其他伴有疼痛的疾病明显不同。它们分别叫作五日热、间日热、三日热。习称为持续热者因大量而极纯净的胆液引起，发生分利和间隔时间最短。这是由于人体太热，来不及使之变凉。引起五日热的胆液较持续热量稍少，但此病较间日热、三日热退热快，唯较持续热退热慢。退热速度取决于致病胆液的多少。此外，五日热患者呼吸有间歇，而持续热患者的呼吸根本没有间歇。间日热发热时间较五日热长，与胆液少有关系，患者的呼吸间歇也较长。三日热与间日热类似，因胆液较少，病情反而迁延更长。但间歇期长，其间患者身凉不发热。病情过重因黑胆液所致。黑胆液是体内最粘的体液，承受禁食时间最长。由此你将明白三日热含有黑胆液这种郁闷的要素。黑胆液多见于秋天，且患者多在25岁至35岁之间，这一年龄组受黑胆液影响最大正如秋天在一年中与黑胆汁关系最密切。若非秋天，这些人便肯定不会患其他长期发热的病。当然，其他疾病同样可侵袭他们。

健康人摄生论

1. 一般人的摄生应这样安排。冬天尽可能多吃、少喝，最好喝未稀释的葡萄酒，食物最好是面包，肉都要烤熟。这个季节尽量少吃蔬菜，这样身体便干燥而发热。春天来临，饮酒量增加，但尽量稀释，少量多饮。食物应较柔软而减量，用大麦饼代替面包。肉要少吃，变烤为煮。蔬菜可略吃一些。这样便为夏季多进软食、煮过的肉、生蔬菜做好准备。但酒的稀释及增量不可过急。夏季应多食软大麦饼，饮酒应味薄而量多。肉食一律煮过。必须如上摄生的人，是由于他正处于身体湿软而凉的年龄。故安排摄生法时应注意年龄、季节、居处水土、体格，以免过冷或过热。

（英译本无第 2 条。——中文译者注）

3. 冬天散步应快，夏日应慢——除非烈日当头。胖人散步宜快，瘦人宜慢。夏日勤洗澡，冬天可减少洗浴次数。瘦人勤洗为好，胖人少洗为好。冬天穿斗篷不必油过，夏天最好浸过油。

4. 胖人欲瘦，常须禁食、增加活动量。仅在自觉身凉、气短时方可进食。饮的酒需预先稀释，且略温。肉食应定时适量并添加芝麻香料，使之可口，以免完全无食欲。每日仅饱食一顿，禁止洗澡。需卧硬床，散步宜少，穿衣宜多。瘦人欲胖，与此相反，尤需注意两餐间不可增加活动量。

5. 催吐剂和灌肠剂应当这样使用。催吐剂用于冬天的六个月（约指以冬至为中心的六个月。——中文译者注）。因为这一阶段，人体内新生的黏液较夏天多，且病多在头部或膈肌之上。灌肠剂应在热天使用，因这时人体胆液多，自觉腰膝沉重，持续发热，腹内绞疼。人体需要凉爽，并将多余的体液自下部排出。多肉多湿的人用灌肠剂应咸而稀薄，少肉性干而虚弱的人用的灌肠剂宜多油而浓。多油而浓的灌肠剂用牛奶、开水、大豌豆等制成。稀而咸的灌肠剂用盐水或海水制成。催吐剂应当这样应用：多肉的人禁止在中午跑步或快走之后使用催吐剂。催吐剂用一份海索草加十二份水，再加适量的醋和盐制成。这样制成的药混合度最佳。病人服用时，先慢后快。瘦弱者在服用催吐剂前，应少吃些食物，并照下列规则服用。热水浴后让病人先喝一科泰尔（一 cotyle 约半升。——中文译者注）纯葡萄酒，而后随意进食但不许饮用汤水。进食后等待约半日让患者口服三种葡萄酒（纯酒、甜酒、酸酒）合剂，开始喝一小口，不加水，隔一会，即多加水并频服、多服。惯于每月服两次催吐剂的人觉得连续用两次比每隔十五天用一次效果好，不过大部分人仍半月服一次。吐出食物、大便不畅者，应注意每天进食要多样化及服用两三种葡萄酒。无呕吐而大便稀者，应采用完全相反的方法。

6. 婴儿若在温水中多浸洗一段时间，并少喂些淡淡的微热的葡萄酒，便不易胀肚子。这样做婴儿亦可能不易发生抽风且愈长愈好看。妇女宜采用偏干的摄生法，因为干食物更宜于她们那柔嫩的肉体。而不加水的酒，对子宫和孕妇比较好。

7. 摔跤、跑步等体育锻炼宜在冬天进行。夏天宜少摔跤，禁止跑步。天气较凉爽时，代以散步。跑步后的疲劳与摔跤一样。摔跤后的疲劳也如同跑步。由于人们这样锻炼身上会发热，疲劳的部位会恢复得很好。训练期间患腹泻、消化不良者，训练强度至少减轻三分之一，进食减半。因为显然他们的肠子产生的热不足以消化那些食物。这时的食物应为烤得很好的面包，捏碎泡进葡萄酒里，饮料应该是尽量不稀释的少量葡萄酒，而且饭后不宜散步。患者每日最好只进一餐，但一次训练可使他们体内产生足够的热量以消化摄入的食物。这种腹泻最常侵袭皮肉结实的人。这种体质的人应练习吃肉，因他们的血管收缩太紧，其他食物不能进入。此种素质既易于变好也易于变坏，而且此种体质只能短时间处于最佳状态。皮肉稍松软而多毛的体格更能多食、耐劳，且最佳状态持续时间较长。这样的人呕出了前一天吃下的食物。由于食物未消化，两季肋部仍胀满，就是受益于长时间睡眠。此外，这些人容易疲劳，他们应多喝些少加水的葡萄酒，进食减少。因为，很明显他们的肚子太虚弱，太凉，不能消化那么多食物。人们口渴、不欲食及疲劳时，给他们喝尽量稀释的葡萄酒。锻炼或劳累后腹疼者应予禁食、休息。他们应喝极少量的酒，排出最大量的尿，以免穿过腹外的血管胀得太紧。因为肿瘤和发热会因后者而发生。

8. 病起于脑时，首先感到头部麻木，并且尿频尿急，小便淋沥。这种情况拖延九天。而后，若耳内或鼻孔流出清水或黏液则尿急尿痛消失。此后二十天，患者将排出大量的白色、无痛性尿。患者头痛停止，而视力受损。

体液论

1. 生命力旺盛的体液，颜色如同鲜花。无论在什么地方，除非及时消化排除，必然附于适当部位。体液消化排除视人体需要的不同，可向外或向内，方向不定。经验不足者宜慎言之。单凭经验则易失之毫厘，谬以千里。肠上段充实、下段空虚，营养全身。或趋于上升，或趋于下降，自发的上下运行，利害随之发生。升降运动因先天素质、出生地域、生活习性、年龄、季节而不同。疾病因体液过盛或不足而形成。过盛或不足各有量的差异，故病与病不同。医疗旨在纠正偏差。偏差主要趋于头部和身体两侧。向下太过者应诱导使之向上，向上太过者应诱导使之向下，此为诱导疗法。洗净其上部或下部使之干涸，不要封闭体内的渗出液，而要使之排泄干净，此为干燥疗法，亦称安抚疗法。体液失调会出现体液溢出流淌，比如臀部脓肿即如此排毒。它如疖肿、体液凝结、肿瘤、腹胀、停食、蠕虫、炎症或其他疾病，均因体液紊乱而生。

2. 注意观察那些自己消失的症状，比如烧伤后出现水疱。应观察什么情况对什么病人有害或有利，如体位、运动、起立、卧倒、入睡、坐立不安等，一定要采取措施趋利避害。要描述呕吐、腹泄、咯痰、黏液、咳嗽、打嗝、呃逆、腹胀、小便、喷嚏、流泪、搔痒、撕扯、触摸、口渴、饥饿、饱胀、睡眠、疼痛、止疼、肉体、精神、听觉、记忆、声音、沉默等各种症状。

3. 子宫有病时，使用体液净化法（主要是吐泻法。——中文译者注），吐时伴有绞疼，吐出物如油污，不混合，起泡、发烫、辛辣，为铜绿色，随后变为碎片、酒糟样或血样物。无气泡的、不调和的、调和的、干燥的，这是流体的性质。患者危重前应有舒适或不适感，以及其他应出现的症状。消化和排除包括体液下降及体液上升，如由子宫流出为月经，存于耳内为耳垢。有些病例有精神亢奋、子宫口张开、子宫排空、阴道内部或外部发热或发凉，但另一些病例则没有。当引起绞痛的原因在脐下时，绞痛轻而间歇长，否则相反。

4. 无论何处的排出物，若无泡沫则已经过消化，未经消化者发凉、恶臭、发干或多湿。非疟性热病例，若出现前所未有的口渴则热敷和其他原因均不会使小便畅通及鼻孔湿润。虚脱后，全身干燥或憋胀，呼吸急促，季肋部、肢端和双眼出现病态，面色大变，上腹搏动，畏寒，颤抖，皮肤发硬；肌肉、关节、声音、神态及体位均不自主；毛发、指甲亦有变化，力气大不如前。皮肤、口、耳、大便、虚恭、小便、疮疡、汗、痰及鼻息的气味，皮肤、痰、鼻涕、泪水及各种体液的咸味，这些也是体征。这些体征既可表示有利，也可表示有害。若病人听觉敏锐，而且听从医嘱，要询问他梦中所为。判断时要看更重要的、更突出的体征，这些体征比别的体征更有助于推断患者是否能恢复。若病人神志清楚，五官动能正常，比如嗅觉、对话、衣着、体位等均无异常，则病情缓和。这时的发炎即使症状很明显（有时会导致分利），也是有利的，肠胀气和尿的类型、量和时间等都会有利于病愈。与此相反的症状应坚决遏制。与病变部位接近或同属一器官的部分最先受累且受累严重。

5. 检查疾病的构成时，初期要注意排泄物，比如尿的性质。

此外，虚脱状态、面色变化、呼吸变弱等症状也要注意。必须了解月经、痰、鼻涕、汗，以及尿道、双眼、肿块、伤口和皮疹的分泌物是否正常，什么是自然的，什么是人为的。所有关键症状均有一定限度，在一限度内有助于病愈，超出即有害，更过分即致死。一定要知道，不良症状可以避免或逆转，良好结果可以力争，病人会因此受到鼓舞，医生会因此受到欢迎。同其他症状一样，皮肤、肢端、季肋部、关节、口、眼、姿势、睡眠等方面的症状也可暗示分利何时来临。此外，良性脓肿患者的饮食、嗅味、视觉、声音、意识、排泄物、冷暖、干湿等情况须令人满意。医生涂油膏、用止疼药和包扎，适宜于从不同方向吹风（按英文译者注释。——中文译者注）。然而，当疾病突然发作且危急时以及双腿发凉时便没有上述表现，只是在疾病将愈时方如此。

6. 周期性发作时不要加强营养，勿勉强病人进食，而要减少食量，直至分利。分利期间或分利刚过不要扰动病人。勿用吐泻药或予其他刺激，也不要进行检查，而是让病人静卧。（病情改善的关键征象不会立即出现）

除非发生少见的极度兴奋，用吐泻药或相反疗法使紊乱的体液调和，能阻止发病。结果，需排出的体液会由习惯通道朝与体液趋近的方向排出。评判排泄物不看量多少，而是看是否适度，以及病人是否能够支持。当时机成熟时，要减少病人的体液，若有必要，可使病人处于虚弱状态，直至医生认为达到目的。若这时仍需要进一步处理，应改变方针，若患者能够承受，应使体液干燥或湿润或制止排泻。以下症状可检验治疗效果：干的部分变热，湿的地方变凉；泻药的作用适得其反。以下是通常出现的情况：若发作周期和突然发作的规律是奇数性的，则奇数日的排泄物应该上行。若突然发作出现于偶数日，则偶数日排泄物应该下行，因为即使自然发生此种排泄对病愈也有利。然而若先决条件发生变化，则偶数日排泄物宜上行，奇数日排泄物宜下行。这种情况少见，而且分利更不规则；迁延不愈的病治疗方法必然类似。比如那些持续达三十或四十天的病例，在第十三天用泻法，第十四天用吐法（这样做有利于分利），对迁延二十天的病亦可按类似原则治疗，但不用泻法。净化法要求排出体液量大，不要在接近分利时采用，而要在此前一段时间应用。急性病一般不必大量排出体液。

7. 一般说来，热性病伴有虚脱时，很易在关节和颌面部发生脓肿。脓肿大多在先有疼痛的地方出现，上半身比下半身多见，若该病为慢性且趋于下半身，则脓肿也聚集于下半身。双脚发热对下半身脓肿特有意义。双脚发冷则示脓肿在上半身。患者病后起立时，若随即感到手或脚疼，则手足部有脓肿。此外，若某部位发病前即有疼痛，那是由于体液停滞于其内，波林查斯［Perin thus，见于《希波克拉底全集·流行病论（四）》，本书未载。——中文译者注］地方的患咳嗽和咽峡炎那一病例便属此类。因为咳嗽和发热一样会引起脓肿。无论因体液失常还是由于身心交瘁，结果都是一样的。

8. 要知道体液为什么溢出，各种体液分别导致什么病以及在每种病中会引起什么症状。至于全身一般情况，要知道其体质最易患何种疾病。比如，脾肿大对人体造成损害时，人体素质便起着某种作用。面色难看或身体干燥等和某些疾病的关系更大。要熟知这些情况。

9. 肉体方面的症状包括暴饮暴食、睡眠失节和劳累过度。无论出于感情需要（如嗜赌）还是为了技艺，或者不得已而长期忍受有规律的或无规律的沉重负担，均可出现病态。心理方面的变化也迟早发生。精神方面的病态表现有：精神兴奋，爱询问，爱动手，爱观察，爱说话，有强烈的欲望，遇见伤心事时感情容易激动。无论是听见还是看到意外事故都很伤心。身体方面的病态表现有：紧张不安，咬牙切齿，在悬崖上行走双脚发抖，手举重物力不支时发抖，突然看见蛇时面色苍白。对恐惧、害羞、痛苦、高兴、热情等各种情感，人体内均有相应的器官起反应，这些反应有出汗、心慌等。

10. 对疾病有利或有害的外用药物或用品包括涂抹剂、灌洗剂、涂擦剂、糊剂及毛制绷带等。人体内部对外用药和疗法的反应和人体外部对内服药物的反应相同。此外，用未洗过的毛布铺床，并看到或闻到小茴香，可称最佳。净化头部的东西扰乱人心，影响说话、发音等。乳房、精液、子宫等在不同的年龄有不同的症状。咳嗽或窒息时有黏液流向扁桃体。

11. 土壤对于树木正如肚子对于动物。肚子使动物得到营养，使之变热或变凉。肚子空虚时变凉，充实时变热。正如冬天的土壤内养育着虫子，动物肚子里也长虫。树木外有轻而干的树皮，但其中的组织干燥、结实、耐久、不腐烂，同样动物有乌龟壳之类的东西。不同年龄的动物如同一年分做四季。它们不是一次耗尽（腹中所有），而是适当采用并加工。比如一个水壶，新的时候出水顺利，随着时间流逝，出水便受限制。肚子也是这样，营养物从中通过，会在这个容器中产生沉淀。

12. 有些疾病是先天的，可由询问知道。也有的是由于水土的缘故。由于大多数人长期居住于某地，他们了解的东西很多。有些疾病是体质原因造成的。其他还有的疾病是由于摄生或季节原因造成的。地区的方位与季节不相宜，引起季节性疾病。比如，天气每天冷热不均时，发生的疾病是秋天性的，其他季节依次类推。有些泉水来自有气味的泥浆或沼泽，另一些来自河水、石缝中，这种水引起脾脏病。水的好坏要看风的好坏。

13. 对季节性疾病的特点和构成必须由下述征象做出预测。若季节开始正常，符合常规，出现的疾病容易分利。该季节特有的疾病表现典型。随着一季的逐渐变化，该季节的季节病的特点也发生变化。若该季节开头正常或接近正常，疾病也接近正常。比如秋季黄疸，这是由于冷、热循环交替的结果。夏天原属胆液性的，而且胆液增加有余，也会发生脾病。所以，春天也带胆液性，也有过黄疸病例。这种自然运动与某种性质的季节密切对应，当夏天逆转如春天时，则发热时出汗，这种出汗较平和、不急剧。而且不见舌焦。当春天由于初春的暴风雨而逆转如冬天时，疾病也呈冬天样，有咳嗽、肺炎和咽峡炎。因而，若秋天突然出现冬天样气候，症状也不再继续表现为秋天性，因为它们出现在一个错乱的季节，只能不规则。所以，季节与疾病一样，可能不出现分利，也可能保持原型，可以突然变化，也可能迅速被阻止，或推迟出现。季节也可以反复并导致疾病。此外，还必须考虑到某季节来临时的身体状况。

14. 缓和的南风引起耳聋、眼黑、头疼、头沉。南风流行时其特点波及病人。这时疮疡发软，特别是在口腔和阴部及类似地方。北风引起咳嗽、咽喉疼、便秘、排尿困难伴寒战、胸胁部疼痛等。这是北风流行时医生必须料到的疾病。若北风的优势进一步加强，伴随干旱和下雨而出现的发热，则因以前的优势情况、上一季造成的身体状态以及体内流行的特殊体液而终止。干旱既可伴随南风也可伴随北风。不同方向的风在各个方面引起不同的结果，这一点非常重要。因为体液的力量随着季节和地域而变化，比如，夏天产生胆液，春天产生血液等等。

15. 疾病的变化主要归咎于天气的变化，特别是季节的急剧交替和其他剧烈变化。所以，季节渐变最为安全，因为随着温度和摄生的逐渐变化，人的生命从一个阶段渐渐进入另一一阶段。

16. 人的体质对季节的适应能力不同。有些人喜欢夏天，有些人喜欢冬天。此外还有地域、不同的生命阶段、生活方式以及变化多样的疾病的性质等因素影响人对季节的适应能力。人在不同的生命阶段对地域、生活方式、季节变化和各种疾病的适应能力也不同。因此，生活方式和饮食应随季节而改变。冬天无事可做，食物熟而简单，这是要点。秋天劳作多，晒太阳多是好事，宜常常喝水，食物多变，常喝葡萄酒，吃水果。

17. 因为由季节可以推断出疾病，所以偶尔也可由疾病推断出下雨、刮风和干旱，比如可推断南风或北风。仔细而准确留心症状的人可以发现灵验的兆头。比如某种皮肤病或关节疼，在快下雨时加重。这是众多例子中的一个。

18. 雨可以隔日下、每日下或按其他间期下，有时下个不停。风可以持续刮许多天，而且是刮来刮去；也有的持续时间短；有的像下雨一样呈间歇性。这些情况同季节性质类似，只是不那么明显。如果一年中季节交替和变化特点明显，则疾病的相应特点也达到明显程度，甚至极为明显。这种年份会出现很严重的疾病，且疾病会广泛传播，持续很长时间。若久旱后下雨，则第一场雨后可断言将出现各种水肿，而且发生在其他轻微症状出现又沉寂一段时间之后，或出现于天气变化之际。医生一定要预知不同风雨伴发何种典型疾病，而且一定要听取那些了解春、夏季特点及此前的冬季特点的人的意见。

19. 面色和肤色随季节变化。刮北风时与刮南风时不同，人与人不同，同一个人在不同年龄时也不同。判断肤色要根据平时的肤色判断，并知道不同年龄和季节时的肤色特点。

20. 痔疮患者不易患胸膜炎、肺炎、广泛溃疡、疖肿以及皮肤病。但是，若治疗不合时令，很多人要患上述疾病而且多数丧命。同样，其他脓肿——如瘘管也可治疗别的一些病。若别的病发生在瘘管之后则症状缓和，若发生在瘘管出现之前，则瘘管防止其发展。可以设想，由于先前的疼痛、压迫或其他原因，人体另一些地方的痛苦缓解。在另一些病例中有共鸣反应。月经病出物可凝结成一种血液，而病人的吐出物也与血液有关。有些病例可适时的放血，但另一些病例放血便不适宜，可能会妨碍病愈。吐血可因季节变化引起，也可因胸膜炎、胆液引起。若耳御肿胀分利后不化脓，肿胀变软而复发；若复发循常规出现，则肿胀再起并持续发热，复发后又出现同样的间期。此种病例应预知有关节处脓肿。浓稠、白色的尿，有时在第四天排出，发热衰竭的病人可因此得救。若再有鼻衄且出血量大，则尤有把握。右侧肠子痛的人若伴有关节炎则疼痛减轻，但腹疼好转之后关节炎又加重。

格言医论

第一节

1. 生命短暂，艺术永存，机会转瞬即逝，经验极不可信，判断准确，实在难能。医生之责，非一己可完成，无患者及他人合作，则一事无成。

2. 呕吐、腹泻属自然疗能。若吐泻物无异常，患者便因而受益，自觉轻松。若吐泻物异常，当作别论。用药吐泻，原则相同。吐泻恰如其分，患者即感轻松。若有意外，自当别论。故医生务须注意季节、年龄、地域、病情，治疗与环境相宜，方可奏效。

3. 运动员之最佳竞技状态极不稳定，此种状态不可能保持不变，不会变得更好，便只能向坏处发展。有鉴于此，促其迅速恢复普通状态，给身体以新的生机，则应视为进步。但是，实施减肥不可走向另一极端，节食过度亦有危险，应视对象的体质控制在最佳界限。控制人体排泄与此类似，达到极限即有危险，应适可而止，并将止点作为下次治疗的起点。

4. 死板的摄生法对急性病和慢性病都很危险。极端禁食的养生法同样危险。随意进食的摄生法也很危险。

5. 摄生限制过多，患者每易出错，故受苦反多。若摄生法适当灵活，患者便不易出错。健康人摄生与此同理，过分死板的摄生法有害无益。有鉴于此，健康人对摄生法应适当灵活掌握。

6. 病已至极端，取极端治疗之法最为灵验。

7. 病情愈急，痛苦愈剧，愈需严格限制的摄生法。病情稍缓，痛苦减轻，摄生限制可适当放宽。

8. 病情发展至顶峰，愈要求规定最严的摄生。

9. 对病人亦需全面权衡，以判明其是否能坚持限制摄生至病情高峰。患者既可因精疲力竭致摄生法半途而废，也可因病情先缓解而轻松。

10. 病情一旦发展至高峰，摄生限制应立即严格实行。若病情之高峰期出现稍迟，严格限制的摄生法可先行一步。然而提前应用的摄生法可稍微灵活，这样患者也更易坚持实行。

11. 病情恶化时少进食，此时进食会有坏处。病情总是呈阶段性加重，每次加重均需节食。

12. 疾病的恶化与平素体质的关系因疾病、季节而在相应阶段中变得明朗化。疾病变化和季节变化可以在一日内交替出现，亦可逐日、间日或隔一长时间交替出现，而且病人可有意外症状。如胸膜炎患者，若意外症状在病一开始就出现，说明病程较短，若发病后过些时间出现，说明病程很长。根据尿、大便、出汗的意外情况预知疾病转归的顺利或困难，以及病程的长或短。

13. 老年人最耐禁食，中青年往往不支，儿童则难支持，生机旺盛者尤难耐禁食。

14. 生长发育中的儿童先天之火丰富，故需要大量食物，食物不足便会消瘦。老人先天之火不足，只需少量食物，多进食反有害处。老人发热不太急骤，亦因其先天之火衰弱之故。

15. 冬春两季肠子自然最热，且此时常人睡眠最多，故此时需要更多的食物。聪明的青年和运动员因先天之火旺盛，亦需要大量食物。

16. 流质食物对发热者有利，倘患者为儿童或惯进流食者，尤为相宜。

17. 有人每日一餐，有人每日两餐，食量或多或少，有时近乎绝食，差异极大。必须承认时令、地域、习惯、年龄在其中起作用。

18. 夏秋两季，食物最难消化吸收，冬季最易，春季次之。

19. 病情阶段性加剧时，除危象发生前限食外，无计可施。

20. 患者出现危象或危象刚过时，不宜扰动，应任其静卧，且莫试服吐泻剂或给予其他刺激。

21. 什么东西应予排出，顺其自然便无错误，排出途径亦需三思。

22. 用吐泻药或用别样方法打乱协调，并非是清除原始的体液。除非安排周密，很有把握，均应顾忌旧病未除，新病又起。

23. 评判排泄物不看量多少，而看是否恰如其分及患者是否因而感到舒适。随意用吐泻剂会使病人虚弱。若患者体力充足，则仍可吐泻。

24. 急性病发病之初可少量应用一次吐泻药，而后，未经彻底检查不可轻用。

25. 吐泻物如合乎预料，患者必受益而轻松，否则痛苦加剧。

第二节

1. 睡眠后反而痛苦则病难治，睡眠后患者舒适则病易治。

2. 谵妄后患者入睡是佳兆。

3. 睡眠或警醒失其常态，均系不良症状。

4. 无论饱食或禁食，超过自然一步即非好事。

5. 忽然欲添衣服则疾病来临。

6. 身上有疼痛性损害，患者却不觉疼痛，则患有精神紊乱。

7. 人体缓慢消耗即应缓慢复原，若快速消耗可望快速复原。

8. 若康复期营养充足患者反而虚弱，说明营养过度。若不能进食而虚弱，说明仍需排泄。

9. 净化身体（以吐泻为主。——中文译者注）时必须补液。

10. 净化不彻底时，补益愈多愈有害。

11. 喝饮料比吃固体食物更易饱。

12. 疾病出现分利后，残留的东西不常使疾病复发。

13. 分利出现的前一夜病情往往加剧而患者不适，出现后的夜间患者相当舒适。

14. 肠内的排出物发生改变是好事，除非此种改变为变坏的征象。

15. 咽喉有病或身上长肿物时要检查分泌物。若分泌物为胆液样，则表明全身受损。若无异常，则可安全进食。

16. 禁食时，勿劳作。

17. 营养过多，人体不能承受时便会生病。此种情况常见于治疗过程中。

18. 若食物的营养全面且被迅速吸收，则废物迅即排出。

19. 对急性病病人，预言其死亡或痊愈均无把握，而有风险。

20. 年轻时便溏者，年老后易便秘。年轻时便秘者，年老后则便溏。

21. 烈酒能解除饿感。

22. 有余之病治以泻法，不足之病治以补法，此谓常用的反治法。

23. 急性病十四日内发生分利。

24. 病后第四日是第七日的预兆，第八日是下一星期的开始。第十一日作为第二星期的第四日应注意观察，第十七日自第二星期末数又是第四日，第二十日又是第七日，亦应关注。

25. 夏季的三日热病程短，秋季的则较长，初冬的更长。

26. 发热出现意外痉挛比痉挛出现意外发热好。

27. 一定不要相信无规律的好转，也不必畏惧多余的无规则症状。这两方面一般均无特定含义且不会持久不变。

28. 若发热从整体看不轻，而身体大致如前，无明显消耗，或出现过分的消瘦，均非预后良好的症状。前者预示病久不愈，后者象征着虚弱。

29. 发病之初如需要可用峻药。若病已至高峰，让患者静养可能更好。

30. 病初及病将愈时一切症状均轻，疾病高峰期各种症状均重。

31. 康复期患者食欲很好而身体情况无改善为不良之兆。

32. 一般而言，患者开始食欲好者，若病情无改善，最后便无食欲。反之病情渐渐好转者，均为开始无食欲，而后食欲良好者。

33. 患者神志良好、饮食有味，无论患何种病均为佳兆。反之，则为恶兆。

34. 当疾病的性质与病人的体质、年龄，发病季节等特点更相近时，危险性小。反之，危险大。

35. 凡病以脐周及腹部充实为佳兆，以格外消瘦为恶兆。后者会不得已冒险服泻药。

36. 健康人服泻药后迅速乏力系因平时饮食不佳。

37. 身体好的人服泻药亦略有不适。

38. 饮食质劣而味美较质美而味恶更可取。

39. 老年人常较青年人得病少，但病一变成慢性对老年人来说往往致命。

40. 年纪很大的人患嗓子疼或感冒不见体液调和。

41. 频繁严重虚脱无明显原因者，每突然死亡。

42. 中风严重者不能治愈，中风轻者不易治愈。

43. 自缢者若口吐白沫，虽卸下时未死，亦不能救活。

44. 体质素胖者较体质素瘦者濒死期短。

45. 青年人患癫痫主要靠改变居处、气候、生活方式及随年龄增长而治愈。

46. 两处疼痛同时发生，严重者可掩盖较轻者。

47. 化脓期间比脓成之后更常见发热与疼痛。

48. 各种活动引起的疼痛，一旦休息立即缓解。

49. 惯于体力劳动的人，即使年老体弱也比不常进行体力劳动而身强力壮的年轻人能吃苦耐劳。

50. 人长时期习惯的事物即使严酷，引起的痛苦也比不习惯的事物所引起的小。然而，改变习惯可能还是必要的。

51. 剧烈吐泻、饥饱不节、冷暖不均及一切突然扰乱人体之变故都是有害的。其实，一切过分都是反自然的。而“渐渐的”——特别是由一事物转向另一事物时，则是安全的原则。

52. 按常规采取的疗法未见预期效果，若最初看法无错，不要采取其他疗法。

53. 幼年人肠子松弛者比肠子结实者大便通畅，但年老时肠子都变坚硬，故大便很困难。

54. 青年人身材高大令人自豪而高兴，但年老之后便不如身材小的人行动自如。

第三节

1. 疾病发生主要由于四季变化，而一年四季的最大变化总是由寒变暖、由暖变寒。

2. 因体质不同，有些人耐冬不耐夏，有些人耐夏不耐冬。

3. 某些疾病和某些年龄的人在某些季节采取一定的摄生法很有好处。其他疾病和其他年龄的人则不然。

4. 同一季节，一日之中忽冷忽热，则可预言发病如秋天。

5. 南风会使人耳聋、目盲、头沉、麻痹。南风盛行时其性质传给病人。北风会使人咳嗽、咽喉疼、便秘、排尿困难伴有寒战、胸胁疼痛。北风盛行时必须想到这些病症。

6. 夏季如春时，一定要预知发热时会大量出汗。

7. 若该年特别干旱，则发生急性热病。倘按流行规律推算当年应有此病，则此病将在大部分地区流行。

8. 四季正常则病轻而容易分利，四季失常则病重不易分利。

9. 秋季发病最急，最易死亡；夏季最益于健康，最少死亡。

10. 秋季最不利于痨病。

11. 若冬天干燥多北风、春天湿润多南风，夏天必多见急性发热、眼病和痢疾，体质多湿的妇女尤易发病。

12. 然而，若冬天多南风、阴雨或无风，春天干燥而多北风，则春天分娩的妇女会因极轻的刺激流产。若幸而生下孩子，孩子亦体弱而不健壮，他们或迅即夭折，或勉强活下来。其他人多患痢疾、干眼病，而老年人常因感冒丧生。

13. 若夏季干燥且多北风，秋季降雨且多南风，则冬季多见头疼、咳嗽、咽喉疼、感冒，有些人患痨病。

14. 但是，若（秋天）多南风且无雨，对体质偏湿的妇女有利。其他人将患干眼病、急性发热、感冒，有些人患忧郁症。

15. 一般说来，人们在干旱年份较多雨年份更健康而少死亡。

16. 常在多雨天气发病的有迁延热、腹泻、坏疽、癫痫、中风和咽峡炎。气候干旱时常见的有痨病、眼病、关节病、尿急痛和痢疾。

17. 每天的天气对疾病影响也不同，比如北风使人振奋，活泼，心情、听力改善，使肠子干燥、眼刺疼，此外会加重已有的胸痛；南风使人体缓和而湿润，易引起头沉、听力迟钝、眩晕、两眼和全身动作迟缓、水样便。

18. 至于四季情况，春天和初夏时儿童和青年感到极舒适而健康，夏天和初秋有利于老年人，冬天有利于中年人。

19. 一年四季都可见到各种病，但各季节的多发病和恶化病不同。

20. 春天常见忧郁症、躁狂症、癫痫、鼻衄、咽峡炎、感冒、咽喉疼、咳嗽、发疹。皮疹常转为溃疡、疮肿和关节病。

21. 到夏天，春天的一些病仍发生，同时多见持续热、疟性热、间日热、呕吐、腹泻、眼病、耳疼、口腔溃疡、阴部坏疽、多汗症。

22. 秋天可见到多数夏天的病，另有三日热、不规则热、脾大、水肿、痨病、尿急痛、滑泻、痢疾、腰腿疼、咽峡炎、气喘、肠扭转、癫痫、躁狂症、忧郁症等。

23. 冬天常见胸膜炎、肺炎、嗜睡、感冒、咽喉疼、咳嗽、胁疼、胸疼、腰疼、头疼、头晕、中风。

24. 不同年龄常见病症不同。婴幼儿多见口疮、呕吐、咳嗽、不眠、惊吓、脐周炎、耳内流水。

25. 快出牙时有齿龈刺激、发热、抽风、腹泻，特别常见于犬齿生长期及体胖而大便干的孩子。

26. 年龄稍长者则常见扁桃体炎、脊柱弯曲、气喘、尿结石、蛔虫、蛲虫、疣、耳部肿胀（腮腺炎）、瘰疬和肿瘤。

27. 大孩子和接近青春期者可患以前讲过的各种病，常见的有迁延不愈的发热和鼻衄。

28. 儿童患病，转归大都发生在第四十日、七个月内、七岁内以及近青春期。若男孩至青春期、女孩至月经初潮时病仍不愈，便成为慢性病。

29. 青年多见吐血、痨瘵、急性热、癫痫等。

30. 成年人多见气喘、胸膜炎、肺炎、脑炎、嗜睡、疟性热、慢性腹泻、霍乱、痢疾、滑泻、痔出血。

31. 老年人多见呼吸困难、卡他性咳嗽、尿急痛、关节疼、肾病、头晕、中风、恶病质、全身瘙痒、失眠、水泻、流泪、流口水、眼呆滞、白内障、听力减退。

第四节

1. 怀孕四至七个月，孕妇可能有性欲亢进或精神兴奋，但可迅速自愈，若不愈可适当用泻剂。但对怀孕初期及临产期妇女的治疗应慎重。

2. 在净化疗法（以吐泻为主——中文译者注）中，排出某些物质应对人体有利，若对人体不利，则不宜排出。

3. 倘排出物无意外，则病人受益，自觉轻松。否则病人感到痛苦。

4. 使用净化疗法，夏季宜吐，冬季宜泻。

5. 天狼星出现时及稍前，用净化疗法会有些不适。

6. 瘦人易吐，宜用吐法，但冬季应慎用。

7. 胖人不易吐，可用泻药，但夏天慎用。

8. 有痨病倾向的人慎用吐法、泻法。

9. 性格忧郁者，宜泻不宜吐。

10. 病情危急时，第一日用吐泻药后应有兴奋，因此种情况下吐泻的不良作用推迟出现。

11. 患绞痛、脐周疼及腰疼者，不会因吐泻等法治愈，应使用干热敷法。

12. 滑泻者冬日催吐有危险。

13. 对不易吐的人，服藜芦前宜先进食并适当休息。

14. 服藜芦后应常摇动患者使之少休息，必要时可乘船至海面使身体摇动。

15. 欲使藜芦更有效即摇动身体。欲使呕吐停止即嘱患者静卧、休息。

16. 因藜芦可致痉挛，故对肌肉健壮者有危险。

17. 患者无发热而无食欲，烧心、头晕、口苦，即宜吐。

18. 疼痛位于膈上宜吐，位于膈下宜泻。

19. 无口渴的患者用吐、泻法净化时，未见口渴便仍宜吐泻。

20. 患者无发热而腹内绞疼、双膝沉重、腰部疼痛，宜泻。

21. 大便如黑血，或发热，或不发热，排便无痛苦，此为凶兆。量愈大，色愈恶，预后愈不良。若因服吐泻药所致，则预后稍好。若颜色混杂，预后益佳。

22. 若病初即排出黑胆液，无论吐泻均系死证。

23. 若患者或因急性病或慢性病、外伤或其他原因日渐消瘦，排出黑胆液或血液，则二日内死。

24. 痢疾先排出黑胆液是死证。

25. 无论吐出何种特点的血液均非佳兆，若便血或黑便则稍好。

26. 痢疾患者大便如烂肉，是死证。

27. 恢复期发热患者无论何处大量出血，则易腹泻。

28. 若大便呈胆液样，可因意外的耳聋痊愈。耳聋亦可因胆液样大便意外地痊愈。

29. 发热第六日寒战，则不易出现分利。

30. 发作性热病，若发作隔日出现，则不易出现分利。

31. 患有关节，特别是下颌关节脓肿者，发热期间自感极度疲倦。

32. 恢复期热病患者任何部位若有疼痛，则表明痛处已化脓。

33. 倘病前某处久有疼痛，则病变即在此处发生。

34. 发热患者无咽部肿胀，忽然呼吸困难不能平卧，是死证。

35. 发热患者颈部突然扭曲且吞咽困难，而颈部无肿胀，是死证。

36. 发热患者于第三、五、七、九、十一、十四、十七、二十一、二

十七、三十一、三十四日出汗，会促成分利，故有益。其他日期出汗则或有疼痛，或有复发，病迁延不愈。

37. 大热出冷汗是死证，热不甚重有冷汗，则病久不愈。

38. 人体何处出汗则何处有病。

39. 人体何处异常发热或发凉，则何处有病。

40. 若全身变化明显，如变凉、变热、交替变色，则预示病将迁延不愈。

41. 无原因之大量盗汗，示进食进多。若发生于未进食者，则示需促其排泄。

42. 大汗不止时，冷汗示病较危重，热汗示病略轻。

43. 持续发热而隔日加剧是险证，有间歇者无危险。

44. 患者发热持续迁延，可并发肿疡或关节疼。

45. 患肿疡或关节疼者发热愈后有贪食。

46. 发热日久，体弱而有寒战，是死证。

47. 发热不退，瘤色紫或如血或恶臭均不佳，但排出顺利仍系佳兆。大小便预后大略同此。若不能由这些通道顺利排出致病体液，则非佳兆。

48. 发热久不退，若体表厥冷、体内灼热，并有口渴，为死证。

49. 发热久不退，若眼睑或眼眉或鼻移位，若视听不聪，且病体已衰弱，此均为死证。

50. 发热不退，复喘且谵妄，为死证。

51. 发热未因首次分利时出现脓肿而愈，则迁延日久。

52. 热病或其他疾病时，患者好哭不属异常，乃是不自觉地哭泣。

53. 发热而牙齿多积黏液，则病重。

54. 疟性热，干咳日久，胸中不疼，则渴不重。

55. 发热伴鼠蹊肿胀，若肿胀不迅速消退，即非佳兆。

56. 发热而汗出，汗出热不退，非佳兆。此因多湿，发热将迁延不愈。

57. 惊厥或破伤风伴有发热，病可因发热而愈。

58. 疟性热可因伴随的寒战而愈。

59. 完全间日热之转归以七日为期。

60. 发热中耳聋，见鼻衄或腹泻，病自愈。

61. 热退不在奇数日，仍易复发。

62. 发热后七日内有黄疸，若无水样便即非佳兆。

63. 发热期间，每天寒战，则每天热退。

64. 发热后于第七、九、十一或十四日并发黄疸，若无右季肋部紧张则系佳兆。若黄疸不按时出现，或有右季肋部紧张，即非佳兆。

65. 发热、腹中大热、烧心，是凶兆。

66. 发热急、惊厥、腹中剧疼，是凶兆。

67. 发热，醒来恐惧，或痉挛，是凶兆。

68. 发热、呼吸时停，是凶兆，因其预示惊厥。

69. 发热，尿浓稠，满布凝块而量少，热必不退。若随之尿稀而量多则热退。此常见于病初即现尿中有沉淀者。

70. 发热患者小便浑如牛马尿，则迟早有头疼。

71. 若第七日出现分利，第四日尿中会有红色云状物，其余症状如常。

72. 尿透明、无色，非佳兆，此最常见于脑炎。

73. 季肋部胀满，肠鸣者会伴有腰疼及水泻，否则便有大量虚恭及大量排尿。此类症状见于热病。

74. 关节部化脓可因排出大量白色浓稠尿而解除，某些发热亦可于第四日因此消退。若再有鼻衄则病将速愈。

75. 尿中有血或脓均说明肾或膀胱内有溃疡。

76. 尿浓且其中有毛发样散碎皮肉时，则肉样物自肾脏排出。

77. 尿浓且排出时似麦麸，说明有膀胱癣。

78. 若排尿时血随尿出，说明肾中小血管破裂。

79. 若尿中有泥沙样沉淀则膀胱内有结石。

80. 若尿中有血及凝块，且尿急痛，则会有下腹部及会阴部疼痛，此系膀胱部位受损。

81. 若尿中有血、脓及脱落物，且尿味难闻，说明膀胱内有溃疡。

82. 若肿物发生于尿道且化脓破溃，则诸症缓解。

88. 夜间尿多，意味着肠子消耗体液量少。

第五节

1. 服藜芦后惊厥是死证。

2. 外伤伴惊厥是死证。

3. 惊厥或呃逆伴随大量出血是凶兆。

4. 惊厥或呃逆伴吐泻过多是凶兆。

5. 酒客突然不语，谨防惊厥后死亡。若不死，必随之发热，或酒醒而能言。

6. 患破伤风四日不死，则可望恢复。

7. 青春期前之癫痫可治，若不愈或成年后发病者，迁延至死。

8. 胸膜炎十四日不愈则成为脓胸。

9. 痨病主要发病于十八至三十五岁之间。

10. 患咽峡炎者，若病传入肺，七日死。七日不死，成为脓胸。

11. 痨病患者吐的痰液倾于火炭上臭味难闻，且常见脱发，是致命之症。

12. 痨病脱发患者，再有腹泻则死。

13. 血样泡沫痰出自肺。

14. 痨病患者发生腹泻，是死证。

15. 胸膜炎导致之脓胸，可于四十日内因溃破后脓液清除而病愈。否则，即转为痨病。

16. 下述症状均因无节制地产热过多而起：皮肉松软、肌肉无力、精神迟钝、各种出血和虚弱。某些病例随之死亡。

17. 寒冷可导致痉挛、破伤风、青紫、发热寒战。

18. 寒冷能伤害骨骼、牙齿、肌腱、脑和脊髓，但是温热对它们有益。

19. 人体宜凉的部位发热，便有出血的危险。

20. 寒冷使疮疡刺疼，皮肤僵硬，它引起疼痛但不引起化脓。它使皮肤紫黑、全身发热寒战、惊厥及角弓反张。

21. 有时破伤风患者无伤口，患者为肌肉发达的年轻人，发病多在盛夏，用大量冷水冲洗后产热。热能表现出破伤风的症状。

22. 当温热引起化脓（并非每一例疮疡都能化脓）时，疮疡即告痊愈。温热使皮肤柔软、变薄，使疼痛消失、寒战平息、痉挛和角弓反张停止、头沉缓解。温热对骨折特别是开放性的头部骨折特别有好处。它对于坏疽、冻疮和带状疱疹，对臀部、阴部、子宫、膀胱等都有好处，而且促进分利。寒冷却有害，能使组织坏死。

23. 冷敷应在以下情况应用：用于出血或易出血的部位，不要直接敷在出血处而是环绕其周围；用于炎症或发炎的小脓包发红或因新鲜血而出现充血时（已发黑的旧炎症不宜用）；用于出现丹毒而无疮疡（疮疡冷敷不利）时。

24. 雪和冰之类的冷东西，对胸部有害，会引起咳嗽、吐血及感冒。

25. 关节肿疼而无疮疡，不管是痛风还是扭伤，大都可以用大量冷水冲洗以减轻肿胀、消除疼痛。因为适当的麻木可消除疼痛。

26. 能迅速变热，又迅速变冷的水是最轻的水。

27. 夜间极渴想喝水，喝水后即能入睡，是佳兆。

28. 芳香蒸汽浴能促进月经来临，若不引起头沉，尚可用于其他多种目的。

29. 若孕妇极度兴奋，怀孕后四至七月间可用吐泻法，但少用于七个月以后及四个月以前，此时须谨慎。

30. 孕妇患急性病往往致命。

31. 大月份孕妇出血，流产危险性较大。

32. 妇女吐血，来月经后可自愈。

33. 月经逾期不至，见鼻衄为佳兆。

34. 孕妇反复频繁腹泻有流产的危险。

35. 孕妇患歇斯底里或难产，打喷嚏则有利。

36. 月经色不佳且不规则，应以吐泻法净化。

37. 若孕妇乳房突然变小则已流产。

38. 怀双胎的孕妇，若右乳房变小则流产者为男孩，若左乳房变小流产者为女孩。

39. 若妇女有奶水，无论正在怀孕还是已生下小孩均可闭经。

40. 妇女的乳房充血时预示躁狂症发作。

41. 欲知妇女是否怀孕，让她喝蜂蜜水（不吃晚餐），待欲睡时若有腹绞痛即为怀孕，否则为未孕。

42. 将生女孩的妇女面色好，若生男孩则面色不好。

43. 孕妇患子宫丹毒，是死证。

44. 孕妇若异常消瘦易流产，发胖后可自愈。

45. 胖瘦适中的妇女，怀孕后二至三个月无明显原因而流产系因子宫腔内充满的黏液裂开，不能承受胎儿的重量。

46. 过胖的妇女不孕因子宫口被脂肪压迫，除非变瘦不可能受孕。

47. 若子宫邻近臀部关节处化脓，必须使用塞条（系一种错误的处理方法，其意不在引流，具体操作不明。——中文译者注）。

48. 男性胎儿通常居右，女性通常居左。

49. 产后为排出恶露（胎盘?），可设法使产妇打喷嚏，并捏紧鼻孔、捂住嘴巴。

50. 欲使月经停止，可用很大的玻璃杯放在（吸在?）两乳房上。

51. 妇女怀孕后子宫口紧闭。

52. 孕妇大量流出奶水，说明胎儿有毛病，若乳房胀大而硬不流奶水，则胎儿健康。

53. 孕妇将发生流产时乳房变小。若乳房再度变硬即应有疼痛，疼痛发生于乳房、臀部、关节、双眼、双膝，表明并未流产。

54. 发硬的子宫口必然是紧闭的。

55. 孕妇无端发热且过于消瘦，则有难产或流产的危险。

56. 月经期惊厥且虚弱，为凶兆。

57. 月经过多，随即致病。妇女经闭，则可发生子宫病。

58. 直肠发炎及子宫发炎随之有尿急痛，肾脏化脓亦随之有尿急痛，肝脏发炎随之有肝区肠鸣。

59. 妇女不孕欲知其是否能受孕，试以熏法。以毯子数条将受试者罩住，而后于试验处地下焚以香料。若香味穿过人体达到口鼻，则可肯定不孕原因在女方自身。

60. 孕妇又见月经，则胎儿不可能健康。

61. 妇女经闭，既无寒战又无发热，但恶心，应系怀孕。

62，妇女子宫肥厚而凉者不孕，子宫内多水样物者不孕（因精液会被冲跑），子宫过干、过热者不孕（精液因缺乏营养而不萌生），倘无以上偏差皆可受孕。

63. 男子与女子略同，或因体质单薄，吸入之气外泄无力下行至其精液，或因体质坚实全身精液无法聚集至一处，或因体质素寒，精液不受热无法聚集，或因过热而精液不能产生，以上情况均不能生育。

64. 有下述症状者不宜喝奶：头疼者，季肋部胀满肠鸣不断者，口渴者，发热急而大便呈胆液样者，尿血多者。但痨病热不高时喝奶有益。迁延性低热、过分消瘦、无上述禁忌证状者喝奶亦有益。

65. 若创口肿胀，则少见惊厥及谵妄。若肿胀突然消退，创口在背侧时则发生惊厥及破伤风，伤口在身体前方则发生谵妄及严重疼痛。若肿胀发红，则将化脓或发生痢疾。

66. 创伤重而不现肿胀，预后极恶。

67. 创口软为顺，硬为逆。

68. 后头疼，切开额部直上下血管可缓解。

69. 妇女寒战起自腰部，由背部至头。男子寒战亦多起于背部而少有起于胸腹部的。比如前臂和大腿，皮肤薄弱，可由毛发看出（后一句与上文不连贯，英文译者亦看法不一。——中文译者注）。

70. 三日热患者少见惊厥，若先有惊厥随之发生三日热，则惊厥停止。

71. 皮肤平展、发硬而燥者，为无汗，易死，皮肤松弛者，为有汗，难死。

72. 易患黄疸者，不易患肠胀气。

第六节

1. 慢性滑泻者，出现前所未有的反酸是佳兆。

2. 鼻涕及精液均稀薄如水者不健康。反之，很健康。

3. 厌食对慢性痢疾患者不利，若发热尤不佳。

4. 疮疡处之毛发脱落，因其毒性强。

5. 医生应观察胁部、胸部及它处之疼痛有何明显不同。

6. 老年人的肾病和膀胱病难治。

7. 腹部之肿疼若表浅则不重，若位置深则严重。

8. 水肿患者发生疮疡不易愈。

9. 大片皮疹，不很刺痒。

10. 耳、鼻、口中出脓或血，可使头疼停止。

11. 抑郁症或肾病伴有痔出血是佳兆。

12. 慢性痔出血经长期治疗过程中，若病情不能控制，则有发生水肿或痨病的危险。

13. 连续打喷嚏可治愈呃逆。

14. 水肿患者，水液若能从血管流入腹部，则愈。

15. 不可自制的呕吐可使慢性腹泻停止。

16. 胸膜炎或肺炎患者伴发腹泻是凶兆。

17. 眼炎患者发生腹泻是好事。

18. 膀胱、脑、心脏、横膈、小肠、腹部或肝脏严重外伤均为死证。

19. 骨、软骨、肌腱、下颌的凹细部或包皮断裂时，既不能再生，也不能愈合。

20. 血液非正常地进入腹内则出现化脓。

21. 躁狂症患者并发痔出血或下肢血管曲张，病可治愈。

22. 自背部至肘部的疝（有译作疼痛或皮疹者。——中文译校者注）可因出血消失。

23. 恐惧和伤心使忧郁症拖延不愈。

24. 小肠断裂后不能愈合。

25. 丹毒由外向内扩散时不佳，但内部丹毒向外扩散是好事。

26. 疟性热之寒战，出现谵妄即止。

27. 水肿或积脓切开或烧灼时，若积脓或积液迅速一次排尽，可有致命的后果。

28. 阉人不患痛风亦不长秃疮。

29. 妇女无闭经，不患痛风。

30. 青年不性交不患痛风。

31. 多年的眼痛可因喝纯葡萄酒或洗蒸汽浴或放血或吐泻而愈。

32. 口吃者易患慢性腹泻。

33. 好反酸者不易患胸膜炎。

34. 秃疮患者不易患大血管曲张，若患此病则头发复生。

35. 咳嗽伴水肿非佳兆，若水肿在先则为佳兆。

36. 放血治疗排尿困难，切开内侧血管。

37. 气管外面出现肿胀对咽峡炎患者是好兆头。

38. 癌症以不治疗为好，治疗加速死亡，不治延长寿命。

39. 惊厥既可因过饥引起，也可因过饱引起，它们又可引起呃逆。

40. 季肋部疼痛而无炎症，若发热则疼止。

41. 化脓物存于体内而不知，因脓或周围组织太厚密。

42. 黄疸患者见肝硬变，不佳。

43. 脾大者患痢疾，若痢疾久不愈，随之发生的水肿或滑泻会致命。

44. 尿急痛后患肠绞痛，若非发热或大量排尿则七日内必死。

45. 疮疡经年不愈，必因骨头破坏而瘢下有腔。

46. 青春期前因咳喘而成之驼背不能恢复。

47. 春季不忌放血和吐泻，宜放血和吐泻者应及时实施。

48. 脾大患者伴发痢疾则有利。

49. 痛风者炎症四十日内消退。

50. 严重脑外伤必伴有发热及呕吐胆液。

51. 健康人突然头痛、不语、打鼾，若不随之发热，七日内死。

52. 应注意观察入睡后眼的表现，若有白睛外露，且非腹泻或用药吐泻所致，即非佳兆，极易致命。

53. 有笑声的谵妄并不比更严重而无笑声的谵妄危险。

54. 急性病伴发热见叹气样呼吸，是凶兆。

55. 痛风病在春秋两季活动。

56. 忧郁症患者的体液可按以下方式损害人体：全身中风，痉挛或惊厥，疯癫或失明。

57. 中风多发于四十岁至六十岁之间。

58. 若网膜脱出便难免坏死。

59. 患髋关节病，若髋关节脱位后又复位则形成黏液。

60. 患慢性髋关节病，若关节脱位，除非将脱出部分烧灼掉，下肢必然残废或成为瘸子。

第七节

1. 急性病中极端畏寒非佳兆。

2. 有病的骨头上长有紫肉是凶兆。

3. 呃逆而眼发红，又伴呕吐，是凶兆。

4. 出汗后寒战非佳兆。

5. 疯癫患者再患痢疾、水肿或痴呆，是佳兆。

6. 慢性病，无食欲且大便溏，不佳。

7. 酗酒所致寒战、谵语为不良症状。

8. 脓肿内溃即导致虚脱、呕吐及衰竭。

9. 出血后见惊厥或谵妄是凶兆。

10. 肠绞塞疼患者见呕吐、肠鸣、呃逆、惊厥或谵妄是凶兆。

11. 肺炎并发胸膜炎是凶兆。

12. 脑炎并发肺炎是凶兆。

13. 惊厥或破伤风见于严重烧伤后是凶兆。

14. 头部受风后昏迷或谵语是凶兆。

15. 咳血后必咳脓。

16. 咳脓后患痨病和泻泄，若痰少，必死。

17. 肝脏发炎时，见呃逆不佳。

18. 患者不眠，见惊厥或谵妄是凶兆。嗜睡者，见躁动是凶兆。

19. 丹毒致骨头裸露，不佳。

20. 丹毒患者见坏死或化脓则病重。

21. 创伤后，因剧烈震动而出血，预后不佳。

22. 腹部疼久不愈，发生化脓，预后不佳。

23. 便溏者患痢疾，难治。

24. 骨折后，若（颅）腔被穿破，则发生谵妄。

25. 用药吐泻后惊厥，是死证。

26. 腹部剧疼，有四肢厥冷，是凶兆。

27. 孕妇见里急后重，会发生流产。

28. 骨头、软骨、肌腱切断后不能愈合。

29. 早期水肿会因剧烈腹泻消退。

30. 腹泻泡沫样大便，则黏液来自头。

31. 发热患者，尿中有粗糙的碎片形成，说明病情迁延不愈。

32. 尿先稀薄后变为胆液样，说明有急性病。

33. 尿液静置后分层，说明有严重疾病。

34. 尿中有泡沫，说明肾有病，且久治不愈。

35. 若尿中泡沫如油且聚集成团，说明有急性肾病。

36. 上述症状出现时，背部肌肉可有剧疼。疼痛表浅，则表浅部有脓肿；疼痛在深层，则深层化脓。

37. 呕血而不发热，可治。若发热，难治。治以止血、冷却法。

38. 感冒使黏液流入胸腔，二十日内化脓。

39. 患者尿中有血及凝块时每有尿痛，若疼痛位于会阴及阴阜部，则病变在膀胱。

40. 若舌头突然麻痹或身体某一部位中风，则病变因胆液不足而致。

41. 老年人用药吐泻剧烈时，若出现呃逆，是不良症状。

42. 若患者发热非因胆液过多，则用大量热水冲洗可退热。

43. 妇女不会两只手同样灵活自如。

44. 积脓切开或烧灼穿透时，若流出白色均一脓液则患者痊愈。若脓液如泥浆，味恶，病人不治。

45. 肝脓肿切开或烧灼穿透时，若流出白色均匀脓液，病人即恢复，因为脓液已被一层膜包裹。若流出物若油垢，是死症。

46. 治眼病，给患者喝纯葡萄酒，冲热水浴，放血。

47. 水肿患者若出现咳嗽，则无望。

48. 喝纯葡萄酒或放血可消除尿急痛及排尿困难，应切开内侧血管。

49. 咽峡炎患者若有乳房发红或肿胀，此为病向外传，是佳兆。

50. 若脑发生坏死，患者死于三日内，三日不死即能恢复。

51. 打喷嚏发生于头部，是由于脑受热或头内的腔充满水气（或变凉）。体内空气大量外流通过狭窄的出口便发出声音。

52. 肝疼严重时，若随之发热，则疼止。

53. 若实施放血术有利，应于春天放血。

54. 黏液停滞在膈下胃上，不能进入胸腔和腹腔，则引起疼痛。倘黏液能由血管进入膀胱。则病愈。

55. 若肝脏因病充满水，肝破裂后水流入腹腔，腹内充满水，患者即死。

56. 纯葡萄酒与等量的水混合口服，可治疗寒战和呵欠。

57. 尿道内的肿物化脓破溃后，疼痛消失。

58. 无论何种原因使脑震荡，患者即不能说话。

59. 皮肉多湿者应嘱其用饥饿法治疗，使身体变干。

60. 患者发热无咽喉肿胀，若突然喘息不能平卧，不能饮水或饮水困难，是死证。

患者发热，若颈部不适而无肿胀，不得饮水，是死证。（以上三句，原译编号有误，故作更改。——中文译校者注）

61. 若全身情况变化，如平素凉而变热，或全身皮肤变色，均表示有慢性病。

62. 大汗不止，汗或热或凉，说明体质多湿。身体健壮者大量泻泄，或身体虚弱者大量呕吐意义同此。

63. 发热持续不退，若间日加剧，是险证。若有间歇，便无危险。

64. 患者迁延发热，关节处多有肿物和疼痛。

65. 热退后关节处发生肿物和疼痛，则患者贪食。

66. 病人与健康人同样进食，则健康人长力气，病人病加剧。

67. 必须验尿看是否与健康人同，若与健康人大异，则示有病。

68. 然后将尿静置不要摇动，若沉淀如碎屑，则患者需要缓泻。若不予缓泻而嘱服大麦粥，则愈服愈重。

69. 便溏因黑胆液异常引起，黑胆液愈多，溏便愈多。

70. 发热无间歇，痰色紫或含血、或如胆液，或恶臭均不佳。

若痰液排出顺利，患者好转，则系佳兆。大小便排泄异常时，判断原则同此。体内无论何处隐藏排泄物均不利。

71. 欲用药吐泻而净化身体，需使体液畅流。若欲使之吐，不可有大便。若欲使之泻，先使肠子湿润。

72. 睡眠或不眠时间异常，均将使病程延长。

73. 发热持续不退，患者表凉里热、口渴，是死证。

74. 发热不退，若唇、鼻或眼移位，若视听不聪，身体虚弱，是死证。

75. 股自肿可继发水肿。

76. 腹泻后易见痢疾。

77. 痢疾后易见滑泻。

78. 皮肉腐烂之后易见骨头剥落。

79. 痨病吐血后即吐脓，痨病之后，头部有黏液流下；黏液流下，随之腹泻；腹泻之后，呕吐停止；呕吐停止，死亡来临。

80. 查大小便及汗液可知病情，三者轻度异常则病轻，重度异常则病重，若相当异常，则死。

81. 四十岁后患脑炎，少有恢复者，若体质与年龄均与此病相宜，危险较小。

82. 病中流泪而舒适是佳兆，若流泪不自知或不适，是凶兆。

83. 三日热见鼻衄，是不良症状。

84. 非分利日见额上冷汗淋漓，则病情危急。此种汗必因剧烈疼痛或长期郁闷而致。

85. 慢性病大便多而稀，不佳。

86. 病有药不可治者，刀能治；刀不能治者火能治；火不能治者，可断其不治。（原文插入一段注解及补充，删略未译。——中文译者注）

摄生论一

1. 我想，假如前人对摄生与健康的关系已经论述得很透彻、很正确，人们对这个题目已经心领神会，那么，对我来说，接受前人的劳动成果，照前人的规矩运用它们就够了。可是，事实上，虽然很多人论述过这个题目，却没有人真正懂得应该怎样对待它。确实，有的人在某些方面取得成功，但是，前人还没有成功地、全面地研究过这一课题。这不是说他们应该为未能完成它而受到谴责，相反，他们进行研究的动机应予赞赏。因此，现在我不准备批评他们的错误论述，而是相反，我已决定接受他们的正确思想。前人的正确论述再用别的方式写出来是不必要的。对错误的论述，仅仅揭露它们也无济于事。然而，如果我说明他们的论述与正确论断之间的差距，我的目的便达到了。预先作这些说明出于下述理由。大多数人往往先入为主，不知道要判断某一论述是否正确，需要与创论者具有同等知识。因此，如我所说，我将接受正确论述，同时揭示一直被错误叙述的那些事物的真相。我将对前人从未想到的事物的性质进行解释。

2. 我坚持认为，要想正确地研究人类摄生，必须先一般地认识人的性质，即了解人的基本要素，辨别控制人体的成分。因为，如果对人的素质无知，便不可能了解其功能，如果不知道控制人体的物质，便不能对病人进行适当治疗。所以，作者必须先了解这些东西，而且，还须了解摄生中涉及的各种饮食的功能。既要知道它们的自然功能，又要知道永恒的医学艺术赋予它们的功能。因为抓住一切机会随时了解某一物质自然功能的强弱，以便在其功能变化时予以调整，显然是必要的。即使了解了这一切，还不算全面，因为人单靠饮食还不能保持健康，还必须运动。因此，食物与运动具有相对的性质，却共同作用使人健康。运动自然会消耗物质，而饮食则补充消耗造成的不足。很显然，弄清各种运动（自然的和人为的）

的功能，了解哪一种使肌肉增加，哪一种可使之减少，是必要的。不仅如此，还要按各人的食量、体质、年龄以及季节、风向，地域和各年的气候特点把握运动。人们必须观察星辰的升落，以推断饮食是否过量、风向如何及整个宇宙的状况，看人群中将出现何种疾病。不过，了解了这些，还不完备。因为此外，确实还能发现每个人的体质适于何种食物及运动，怎样才能为保持健康把食物和运动把握得恰如其分。然而，尽管上述所有内容均可了解，但最后一点却难能做到。假如观察一个人，让他脱掉衣服进行锻炼，便可知由于某处消耗、某处加强而保持了健康。然而现实并非如此。嘱咐病人掌握准确的进食量和运动量是不可能的。我已指出，我们距离做到这一点是太遥远了。事实上，摄生过程中，哪里出现即使轻微的缺陷，人体都必然受累而患病。现在另一些研究者有意进行研究以达到上述水平，但他们还没有获得进展。不过正如患者未病时预言其疾病一样，我已经发现了这些东西，同样基于是否有节制。人们得病，并不都是一下子得的。突然发病前，发病因素逐渐积聚。所以，我发现，有些症状表明病人尚属健康时即被疾病控制。我也发现健康状态是如何战胜疾病的。对这些早已写过的东西不断加以补充，我给自己提出的任务即将完成。

3. 一切动物，包括人，是由功能不同但一起发挥作用的东西——水和火组成的。二者在一起互相充实，而且使万物满足。但是只有一方则本身不充实，也不能满足万物。它们各自具有的功能如下：火总是消耗一切，水能够滋养一切。然而它们轮流做主人，或者被最大限度地控制或者尽可能不受控制。它们都不能完全制服对方。因为，火，它的进展受水限制，它缺乏营养，于是转向容易获得营养的地方；水，它的进展受火限制，不能再前进，于是停在这一点上。水停止时，不再有力，从而被消耗转作火的营养，受火的煎熬。然而，由于下面的原因，二者谁也不能完全变成主人。假如曾有过一方先被制服，它们便都不是现在的状态。像它们这样的东西，总是以老样子存在，既不会单独地也不会共同地自然消亡。所以，如我所说，水和火，上至极大，下至极小，赡足宇宙中的一切。

4. 这两种元素，各有如下性质。火性热而干，水性冷而湿。它们也相互为用。火从水中获得湿性，因而火中有湿。水从火中获得干性，因而水中也有干。它们就是这样，可以分别形成很多种状态。既是种子，又是生物，彼此的外表和性质都不一样。因为它们从不停滞在同一状态，而是变来变去，由这种元素独立出去的东西也必然不同。于是（万物中无一会灭亡，也不会出现从前不存在的东西）万物无生、无灭。事物的变化，仅仅是由于混合和分离的结果。可是人们流行的信仰是，一种事物增加并来到哈德斯神（Hades）之光下，同时另一种事物减少并消灭于哈德斯神之光中。尽管这甚至不足以判断他们看见的东西是怎样的，但是他们宁可相信理智而不相信眼睛。然而我要用理智解释这种现象。假如在另一个世界上有生命，正如这个世界一样。如果有生命，它便不会死亡——除非一切东西随之而死。无论哪里都会有死亡吗？那就什么东西也不会存在。（死亡）它从哪儿来呢？然而，万物有极盛或极衰。我说到“变化”或“灭亡”时，仅仅指它们的通俗含义。我的真正意思是“混合”或“分离”。其实，变化与灭亡，混合与分离，增加与减少，“灭亡”“减少”和“分离”均是同一回事。个体与全体（万物），全体（万物）与个体的关系也是这样。不过万物互不相同。关于这些事物的习惯认识是反自然的。

5. 然而万事万物，包括人和神灵，都处于上下流动状态。日有昼夜，月有圆缺。水与火互有消长，故日照时间有最短和最长——一切事物相同又不相同。光明属于宙斯（Jeus），黑暗属于哈德斯（Hades）；光明属于哈德斯，黑暗属于宙斯。另一个世界的事物来到这个世界，这个世界的事物往那个世界去。一年四季，无论何处，另一世界的事物作用于这一世界，这一世界的事物也作用于另一世界。并且人们不知道自己干了些什么，他们也不想知道。而且他们不懂自己看到的事物。他们认为，无论他们愿不愿意，一切事物的发生，都是神灵为他们安排的。由于另一世界的事物来到这个世界，这个世界的事物去向另一世界，他们把两者结合起来，或多或少地把它们归之为命运。而且一切事物的毁灭和破坏也是相对的，它们只是由多变少，由少变多，由小到大，由大到小。

6. 其他一切事物，包括人的灵魂和肉体，都遵循一定的秩序。人体的全身和局部，甚至局部的局部、全身的全身都由水火混合而成，只是有些地方管消耗，其他的地方管供应。消耗的地方增加了，供应的地方便减少了。一伙人看见一根大木头，一个人去拉，其他人来推。此间，他们做的是一件事，不是减少便是增多。这是人的天性。一个成员推，其他成员拉，一个成员给予，其他成员收取。自然，取之于彼，施之于此，彼处之减少，恰是此处之增多。各被限制在自己的位置上，即将减少的部分，给它们较小的地方。发展的部分，得到很大的混合，走向更高的等级。陌生的部分，已不合时宜，从原不是它们的地方突然提出。各人的灵魂，内在部分有多有少，都护卫着这些成员，既不需要给予，也不需要摘取。只是需要与已形成的增加或减少相适应的空间。

灵魂赋予所到之处以不同的职责，并接受由此招致的攻击。因为事物不能在不宜于它的地方久留。现在这些流浪者没有头脑，只是互相结合，它们认识到它们在聚合。相宜者互相结合了，不相宜者争斗一番又分开。据此推理，人的灵魂只在人体内存在，不会在别的动物体内，其他大动物也是这样。如若不然，就有强力把非彼所属之灵魂驱逐出去。

7. 我的注意力限于人，不再谈其他动物。人体内的灵魂，是水与火的混合物，与人的肉体相当。各种各样的男人和女人，靠饮食营养和繁衍。进入人体的东西，必然含有各种成分。由于不管给予的营养多少，根本不存在不生长的部分，所以，没有什么事物无故生长。然而，各自在自己的位置上生长，各种营养被附以干水，以及湿火，其中生了一些东西，也失去一些东西。当木匠看见木头，便一个人去推，其他人去拉，尽管他们做的是一件事。一头受压在下，另一头翘起，不然便无法下锯。若不用力，他们什么也得不到。人体的营养与此相同。一部分推，另一部分拉，在内部受力的东西，跑到外面。但是，若不适时地剧烈用力，也一事无成。

8. 营养过程能够承受时，各自保持不变的姿态。待到极度扩展原地再无空间容纳，而后，排入更大的空间。女人和男人，在力量和欲望的驱使下，也按着同样的方式被驾驭。比如最先被充盈的部分，也最先分散，同时，它们也混合在一起。即最先分散出去的每一样东西，也同时是混合的。而如果由于变化姿态，它们达到正确的协调，这种协调有三种比例，共同覆盖了八音度，它们像往常一样靠同样的东西生长、发育。然而，若它们达不到协调，低部和声达不到第四、第五音程，或一个八音度，那么，失败的一方便使整个音阶无意义。因为可能没有共鸣，只是多少改变了他们的命运。原因是他们不知道自己在干什么。

9. 关于男人和女人，在以后的讨论中我将说明为什么会有男有女。但是双方无论谁偶然达到和谐，都是湿润的。并且被火驱使不断运动，在运动状态中获得了激情，并且从食物和女人吸入的空气中汲取了营养。一开始，时机未成熟，这种情况双方同样普遍发生，但是，由于运动和火的作用，火干燥而坚硬，随着它变硬，周围变硬。火被束缚，不能再汲取足够的营养，而且由于外皮发硬，它不能排出空气。于是它开始消耗内部可用的水汽。现在这些紧凑的部分，这些干燥而坚硬的物质，因为营养的缘故未能被火消耗掉，但是它们是有力的，而且随着水汽的减少变得紧密，被称作骨头和肌腱。同时，火除掉了其中的水汽，出于下述需要，使人体恢复自然。它不能通过干硬的部分得到持久的通道，因为它得不到营养，但是它可以通过湿软的地方获得营养。还有性干但未被火消耗的部分，经过互相作用，变得紧密。于是，火从最中间的部分喷射而出，其量最大，造成的通道也最大。由于其中水汽最丰富，这个地方就叫肚子。火便从这里喷出，因为它没有营养，必须为呼吸、为提供营养打通通道。火在其他地方射出，形成了三个通道。最湿的火所处的部位叫中空血管；中间状态的部分保存了水，变得紧密凝结，叫作肌肉。

10. 一言以蔽之，万物受火的影响，在体内找到适合于自己的位置，形成一个整体。小的仿效大的，大的仿效小的。肚子形成最大的主宰，主管全身干水、湿水的进出。如同大海的力量，照料着适于它的生物，摧毁不适于它的一切。环绕着它的是一层凝结的冷水和水汽，一条冷热风的通道，一份使落入其中的一切都会变化的土。消耗和增长，使最细的水和微妙的火消散。这些可见的和不可见的物质，从紧密的物质中分泌出来，它们带走某些东西并变轻。

每个部分都占据着一定的比例。火自身形成三个互套的圈子。最内为潮湿圈，代表月亮的特性；最外为固体圈，代表星星的特性；中间为内圈的外环境和外圈的内环境。最热和最强的火控制着一切事物，按照很难看到和摸到的特性安排着一切事物。这些特性包括：机体、大脑、思想、成长、运动、减少、变化、睡眠和散步。它们常支配着一切事物，永不停息。

11. 但是，人们不知道如何从看得见的事物中去观察看不见的事物。虽然它们应用的艺术很像人类的特性，但人们并不了解它们。在神让人们复制自己的功能时，虽然人们知道自己在做什么，但却不知道自己在复制什么。所有的事物又像又不像、和谐又不和谐、聪明又不聪明、认识又不认识。虽有一致的地方，各种形式又都是相反的。借助既相同又不相同的习惯和特性，我们创造了一切。人们在不了解这类事实的情况下，形成了自己的习惯，而一切事物的特性均是由神安排的。人们的安排经过一段时期就受到怀疑，只有神的安排永远是正确的，而正确和错误的区别很大。

12. 但我将表明，艺术就像人类对事物的影响一样，包括可见和不可见的。随之而出现了预言家，通过可见事物获得不可见事物的知识。反之亦然。通过已有的知识，通过常识，了解人们不能理解的东西：知道的、不知道的，错误的和正确的。从这里，预言家描绘出人类的特性和生活，男人与女人结合获得后代。从可见事物，人类知道将要发生的事，并得到了不可见的智慧，这种智慧从儿童期至成年期在不断变化；通过现在获得将来的知识。死尸不同于活的生物，从死者可了解活人。腹部没有意识，但我们通过它知道饥饿和口渴。预言家和人类的特性是：对于知道的事物，常可正确地解释出来；而对于不知道的，我们的解释有时对，有时错。

13. 铁器手艺人用空气助燃以旺火熔化铁块。他们烧化铁本身固有的养分，当其养分稀少时，他们就敲打焊接它。用水中的养分使之坚硬。这正如教练员训练一个人一样。用火将其已有的养分除去，并迫使其呼吸。当他身体亏空时，敲打、摩擦和泻泄。补充水分使病人身体变得强壮。

14. 这些做法也适用于漂洗工。他们踩、敲打和漂洗着。劳作使他们更加强壮。砍断绳索或进行编织使他们更健美。人体亦如此。

15. 鞋匠把整块皮子切成几份，将小块片缝成整块。剪去坏的部分，使之更坚固。人也有同样的经验。整个机体被分成各部分，各部分相结合构成整体。医生切除病人患病的部位使机体恢复健康。这也是医生的艺术：清除引起疼痛的原因，切除折磨病人的原发灶，使病人痊愈。人们自身天然知道如何做这些事情。当人坐着时，为站起而做功，当活动时则为休息而做功。在其他方面，自然界也与医生的艺术一样。

16. 木匠可看到，一人推而另一人拉，两种情况做功一样。他们使用工具时这边下去，那边抬起。有消有长，这表现出人类的特征。有呼气就有吸气，两者做的是同一事情。部分食物被排除，另一部分被吸收。把一个机体分解后，会出现较多、较少、较大和较小的现象。

17. 建筑者用多种多样的物质建筑和谐的构型。他们将干的东西润湿，将湿的东西弄干，将整体分割，将分解的部分组合起来。若非如此，结果就会异样。这是人类饮食的真实写照。使干燥的湿润，使潮湿的干燥，把整体分解，又把分解后的部分组成整体。各样的物质组合得和谐统一。

18. 首先，必须是件乐器，方可弹出诱人的曲调。但同一琴的键可奏出不同的乐曲。从高到低，键相同而声音则不同。最多样化的琴键会奏出最和谐的乐曲。反之，奏出的曲子最糟。如果一位音乐家用一个键子奏出一首乐曲，无人会欣赏。变化最大、手法最多的乐曲会博得绝大多数的人欢心。

厨师准备菜肴时，将不同性质的配料调和到协调状态。把性质相同和相异的混合在一起，就制成了我们的食品和饮料。如果厨师把所有相似的物质一起烹调，则毫无美味可言。如果他把所有的东西做成一个菜，那是错误的。演奏音乐时打击琴键，出现时高时低的声音。管乐器的舌片发出的音乐是不同的，这取决于接触舌片的物质是甜的还是酸的。协调中有不协调。打击琴键出现高低音，乐曲好听并不是我们打击高琴键出现低音，也不是打击低琴键出现高音。当舌片使音乐动听时，令人悦耳。舌片失调时就会令人厌恶。

19. 马毛需要伸展，摩擦和梳洗。儿童也应如此照料。制篮子的工人把篮子翻转过来以便打褶，他们在原来结头处结束。身体中的循环也如此，在起始处终结。

20. 黄金制品工人要敲打、冲洗和熔化黄金。与硬火相比，软火可使黄金的密度加大。黄金经煅烧后，可制作成各种物品。人处理谷类也是如此。打场、冲洗、碾碎、火烤，然后食用。强火不能使谷物在人体内吸收，故而应用文火。

21. 雕塑家塑造没有头脑的人体，因为他们不创造有智慧的物体。把湿泥晒干再把干泥弄湿。他们取下多余部分贴在缺少的部位上。使他们的创造物从最小发展为最大。这与人类的情况雷同。人从最小长到最大，排出多余的东西，补充缺乏的部位。使干燥湿润，又使湿润变干。

22. 陶工旋转轮子既不向前，也不向后。只是同时向两个方向运动，从而复制出万物。在旋转的轮子上，他们制造出各种形状的陶器。尽管这些陶器取材相同、工具相同，但没有两个是完全一样的。人和动物也是如此。在同样或不同的情况下，他们用同一些物质和工具造出一切东西，没有两个是完全一样的。

23. 写作艺术亦然。把符号和人类音符组合起来，回顾往事，提出应完成的事情。七个元音便构成知识。所有这一切都是由认识字母和不认识字母的人类创造的。七个元音可表达人的意识。听觉听声音，视觉看东西，鼻孔用来闻，舌头可品尝愉快与不愉快的味道。嘴用来说话，身体用以接触物质，向外与向内的通道进行冷与热的呼吸。通过这些获得知识或缺乏知识。

24. 训练者的艺术是这样的：他们根据法律教人如何违反法律条文，

如何正大光明地不合法，如何欺骗，如何恶作剧，如何抢劫，如何最公平地使用肮脏的暴力。不做这些事者则是坏人，而做这些事者则是好人。这许多都是愚蠢的表现。他们注视着这些事情，并判断仅有此人是好人，而其他人则是坏人。许多人欣赏这点，几乎无人知道这是错误的。人们来到市场，便是这样做的。他们买卖时进行欺骗，而骗人者受人钦佩。当喝酒和胡言乱语时，人们也是这么做的。他们狂奔、摔跤、斗殴、恶作剧和欺骗。所有人中只有一人有判断力。演员的艺术欺骗了他熟悉的人。他们说的是一样，想的却是另一样。他们要么突然袭击，要么落荒而逃，但同一类人也不尽相同。有人能说一套而做的却是另一样。同一个人会表现出不同的特性。因此，所有的艺术与人的本性相同。

25. 正如我已叙述过的那样，人体是水与火的混合体。人类在形成的各个阶段上，无论是年轻还是年老，都是会呼吸动物的个体，特别是人。但总的来说，人体生长得并不均衡。年轻人，由于变化快且机体又在生长中，它吸收火，变细，为使机体成长而消耗。年老个体，由于活动慢和身体凉，消耗较小。壮年和有生殖力时期的机体都能提供营养，使自己生长。就像强有力的统治者可以养活许多人一样。但当人们不拥护他时，他就变得软弱无力了。即使是身体特别强壮能够养活许多人时也是如此。而当这种能力丧失时则变得更软弱了。

26. 无论将什么与另一些东西混合，都不会生育。但把某些东西与一个妇女相结合，如果与其相适应就会生育。所有肢体都是相分离的，却能同时生长，而不是有先有后。虽然按特征而论，较大的比较小的更容易辨认，但他们的形成过程是一样的。并不是所有的物质需要相同的时间来生长。有些所需时间稍短，有些则长些。根据他们与火和营养相遇的程度而论，有些在40天内可以看到所有东西。有些需两个月，有些需三个月，另一些则要四个月。同样，有些比另外一些形成要早，另一些生长较迟的则要七个月才能形成。他们以其本来的面目而出现。

27. 男性和女性极可能是按下列方式形成的。女性喜水，靠食物、饮料和寻求冷、湿、柔和的物质而生长。男性喜火，靠食物和干而暖的摄生法而成长。因此，如果一个男人想要一个女儿，就要采取属水的摄生法。如果他想要一个男孩，就要依赖喜火的物质而生活。不仅男人需要这样做，女人也如此。因为从生长的归属上看，不仅取决于男性的分泌，而且也取决于女人的分泌。其原因如下：水分的大部分和火的小部分，单独哪一个部分都不足以消耗和使即将来临的水凝结在一起。但是当此过程开始后，两部分被发散到一个地方。它们互相结合，火与火、水与水相结合。如果火进入一个干燥的地方，它就开始活动起来。如果它同与其一起发散的水相结合，它就生长，以使它不能被汹涌澎湃的洪水吞没。它接受了先头的水，并在原地与它牢固地结合在一起。但如果它进入一个潮湿的地方，从一开始就立即被吞噬，并被分解成较小的物质。每个月有一天它可以与先头的部分相结合、凝结。只是当双亲的两部分被发散到一个地方时，才发生此过程。

28. 男性和女性均具有融合在一起的能力。原因是：虽然每个机体各不相同，但它们都是营养物质，而且所有生物机体均如此。大生物体和小生物体很相似，因为它们都不是通过自然或暴力而发生变化的。但是，一切生物体又都不相同，这既不是自然也不是暴力作用的结果。因为它们本身既可分也可结合成所有物质。如果从双亲处来的分泌物质均为雄性，他们就发展出雌性的性格和雄性的机体，除非他们受后天的饮食所损害，否则他们将异常聪明且身体强壮。如果来自男性的分泌物质是雄性的，而来自女性的分泌物是雌性的，那么，雄性的物质会占优势。较弱的与强的相结合，这是由于没有比它更相近的东西了。由于较大的物质与较小的物质同时靠拢，结合后便形成了相应的物质。雄性物质不断发育而雌性物质不断缩小。当然，其特征没有前面所述例子明显。由于来自男性的雄性物质占据优势，于是它们就成长为勇敢的、名副其实的雄性。但如果母体分泌出雄性物质，而父体分泌出雌性物质，那么，雄性将占优势，它如前所述例子那样成长起来，而雌性逐渐变小。这就产生了两性人（雄雌同体），这种命名极其正确。这三种男人的出生，其男子气概的程度取决于与多少水相混合，取决于营养、教育和习惯。以后我还将讨论这些情况。

29. 女性也以相似的方式传宗接代。如果双亲的分泌物质均为雌性，生下的就是女孩，很漂亮，并达到最完美的程度。但是，如果女性的分泌物质是雌性的，而男性的分泌物质是雄性的，那么，雌性占优势，这些女孩比前面提到的更勇敢，但也最羞怯。但如果男性的分泌物质是雌性的，而女性的分泌物质是雄性的话，雌性将占优势，成长过程与其他女孩一样，但比前面所提到的两种女孩更胆大，人们会说她们有“男子气”。如果有谁怀疑一个机体会与另一机体结合，就让他想想煤炭。让他把未烧过的两块煤炭放在一起，强的放在弱的上面，再给它们提供营养，它们就会以一个物质的形式而存在，无人能把这两者分开，它们并且以一个火焰在燃烧。当耗尽营养之后，它们就分解为看不见的物质。

30. 我下面的论述将解释双胞胎是如何出生的。原因主要在于妇女子宫的特性。因为，如果两侧子宫的小开口生长相同，并一起张开，而且在月经之后干燥程度一样的话，子宫就可给予它们同样的营养。当它接受了男性的分泌物质时，就会立即平均分配到子宫的这两个部分中去。如果来自双亲的种子很丰富且健壮，它就会在这两个地方同时生长，因为它得到了应得的营养。其他任何情况下都不会形成双胞胎。如双亲的分泌物质均为雄性的，两处形成的必定都是男孩。若双亲分泌物为雌性，就形成女孩。但是，当一个分泌物质为雄性，而另一个分泌物质为雌性时，占优势者将决定胎儿的性别。双胞胎相像的原因如下：首先，它们处于类似的生长环境；第二，它们被分泌在一起；第三，它们在相同的营养中发育；最后，出生时它们接触的是同样的光线。

31. 重孕以下列方式发生。当子宫自然的热和干燥时，孕妇也感觉到热和干。进入子宫的种子也如此。因此，子宫中没有多余的水分来控制再进入其内的种子。虽然刚开始时第二批种子也凝结和存活，但它不能持久，而且毁掉了已经存在于子宫内的胎儿，原因是相似的物质不能相容。

32. (1) 最好的水和最差的火在人体内混合后，可产生最佳健康状态。其原因如下，在每年各个季节的剧烈变化中，水和火均不能达到极限；水冲击水不能达到最大密度；火冲击火也不能成为优质的火。这不知是否系由于年龄或构成饮食的食物和饮料的变化所致。这是因为两者（最好的水和最差的火）都要求最充分的遗传和成熟。正是最软、密度最低的青铜促成最彻底的结合，并形成最漂亮的物质。最优质的水和最差的火被混合在一起时也是如此。具有这种特性的人保持健康直到40岁。其中有些人可直到高龄。40岁以后遭受过疾病折磨的人往往并不死于该病。

(2) 由最旺的火和密度最大的水混合成的机体可发展为强壮的机体，但需要非常谨慎。因他们易受各方面变化的影响，而在水与火的侵袭中患病。因此，这种类型的人遵循一种饮食法来抵御季节变化是有益的。当受到水的侵袭时，应用一种倾向于火的饮食；当火的侵袭出现时，应用一种倾向于水的饮食。随着季节的剧烈变化而逐渐改变饮食的种类。

(3) 当最好的水和最旺的火在体内混合时，我们必须考虑到这种机体具有冷和湿的特性，这些人在夏季比在冬季、在秋季比在春季身体更弱。

至于说年龄，这种人在儿童期最健康，青年期次之，老年和暮年期状况最差。这种体质的人易很快变老。这种人应该用暖而干的摄生法（包括运动和饮食），运动时要多用向体外而不是向体内的锻炼法。

（4）如果是最湿的火和最密的水在体内混合，就应根据下列征兆判定其具有潮湿和温暖的特性。这种人最易在春季，而最不易在秋季患病。因为春季过分潮湿，秋季高度干燥。谈及年龄，最年轻的身体也最弱。他们的机体发育迅速，但事实表明，这些人易患黏膜炎。他们的摄生法应由干、冷性质的物质组成，包括饮食、饮料和运动。如果指导他们注重机体内部的锻炼，他们将大为受益。

（5）如果混合物是由最强的火和最好的水组成，这种体质的性质是干和暖。这类人在火的侵袭下易患病，而在水的侵袭中则健康。壮年期身体最强壮，也最易患病，老年时最健康。接近此年龄的人也如此。摄生法应以冷和湿为主，运动以暖性为主，尽量不使肌肉分解，排出尽可能多的冷气。这种体质的人寿命长，老年健康。

（6）如果最不旺的火和最干的水结合，就具有干和冷的特性。秋季体弱而春季健康。“秋季”和“春季”指的是一个大约的时期。他们在 40 岁左右时体弱，而儿童期前后为最健康的时期。摄生法应为暖、湿性的。运动开始时宜中等强度，以后逐渐增强，慢慢使身体复暖，用力不可过度。以这种方式，我们可判断某人原有体质的特性。

33. 各种年龄取决于各种因素的相互关系。由湿和暖混合成的孩子，因为是由这两种因素构成的，所以也要在这两种因素的环境中生长。最湿和最暖、或稍差些的条件最接近于出生环境，因此这种孩子在此处发育得最好。年轻人是由暖和干组成的。暖是因为火的侵袭控制了水。儿童期体内的湿已耗尽。这有些是因为机体的生长，有些是因为火的活动，部分是由于运动。当一个人的生长过程停止时，他就具有干和冷的性质，因为暖的侵袭不再占有优势，但仍维持原状。由于冷在生长中还有剩余，因此身体是冷的。但年轻人体内的干依然存在，因此他被干因素所控制。这是因为他没有在以后的年代中得到过这些，而水的侵袭又带来潮湿的缘故。老人易冷、湿，这是因为火已退去，而还有水的侵袭，干因素消失而湿因素已在体内立足。

34. 所有种类的男性均具有较干、暖的性质，而女性更多具有湿和冷的特性。原因如下：开始时他们就在这种状况中出生和成长。而且，在出生后，男性应用的是更严格的摄生法，以便使他们的身体更暖、更干。而女性用的是更湿、更松弛的摄生法。此外，每个月女性还从体内排出一定的热量。

35. 关于机体的特性和需要的知识，事实如下。最湿的火与最干的水混合后，产生最大的能量。因为火从水中得到了湿，而水从火中得到了干。每种因素都得到了最大的自我补充。火并不需要营养来运动，水也不因营养就会减缓运动，因每种因素本身都已得到了最大的自我补充。正如两者混合在一起时一样，都已得到了满足。因为最不需要对方，它们对即将来临的事反而更重视。火运动得最少，并不是必要的；水运动得最多，也不是被迫的。这些因素混合成的机体最聪明，而且记忆力最好。但如果附加某种影响，就使其中某个因素增加或减弱。结果，这样的人最笨，因为最初混合的物质已经自我满足了，再容不下任何东西。

如果是最纯的火和水混合，而火比水少些，这样的人最聪明，但缺乏前面所述那样的混合。因水控制了火而引起动作迟缓，思维也极其贫乏。但这种人注意力持久。他们的摄生法若正确，就能比生来具有天资的人更聪明、思维更活跃。这类人用倾向于火的摄生法有益，而且，其饮食或饮料不可过多。因此，他应快跑，以便能使机体能排除潮湿。潮湿在被排除后，还能很快地贮存起来。然而，进行角力、按摩或类似的运动则不利。因为害怕毛孔排得太空，所以他吃得和喝得过多。机体的运动必定因这类物质而负担过重。于是，有益的措施是晚饭后、清晨以及跑步后散步。晚饭后，机体可以吸收进入体内较干的营养物质；在清晨，身体中各种通道可能缺水，而机体的毛孔还未被阻塞；运动后散步，为的是使跑步后的分泌物不停留在体内而污染机体、阻塞通道以及妨碍营养过程。施行呕吐也很有益，能使机体清除因缺乏运动而存留在体内的杂质。呕吐后，至少要用四天多的时间逐渐增加饮食量。涂油比洗澡对人类更有益。在水的侵袭发生时，可进行性交；而在火的侵袭发生时要适当节制。

若火吸收的热量比水少时，这类人动作愚笨，人称“蠢人”。因为，当他体内的循环速度缓慢时，活跃的思维就常与其动作相矛盾，这种结合是不完美的。通过听和看进行反应的人思维均很迅速；而通过触摸进行反应的人思维缓慢，但能留下较深刻的印象。因此，这种人只能对冷、热等感觉做出反应，不能对看和听到的事物做出反应，除非对这些已经非常熟悉。因为除非人体被他所接触的热所振动，它不能理解其特性。这种人的体格不具备这些特性，其原因是他们粗俗。但是，假若他们的摄生法正确且有规律，这些均可改善。有益的摄生法与前面所述相同，食物要干些、少些，运动量要大些、更富活力些。蒸气浴也很有利于健康，之后再进行催吐。呕吐后，食量的增加要比前面所述的时间间隔更长些。遵循这类摄生法，可使人更健康、更聪明。但若在很大程度上火被体内的水所控制，人称这样的人为“无思维”和真正的痴呆者。这种低能人倾向于低等动物，他们可能会无任何原因地哭泣，害怕不值得害怕的事情，为与他们不相干的事情而痛苦。他们的思维根本不能为正常人所理解。有益的措施是：用蒸气浴，再用藜芦通便，饮食同前所述。并要求使肌肉减少和干燥。但如果水的能量不足，而且与之混合的火很纯，这样的机体是健康的。这种人聪明，理解事物快，没有与客观事实相悖的、经常不断地变化。这种特性表明身体很正常。然而，纠正摄生法会使身体状况更佳，错误的摄生法有损于健康。这类人用倾向于水、避免过度（无论是食物、饮料还是运动）的摄生法有益。运动包括角力、环跑和双轨跑，以及各种形式的运动，但绝不能过量。如果身体处于健康状态，任何外来因素都不会使其患病。

这种体质的人很聪明，但如水的能量被火所控制，其头脑是敏捷的，与更快的活动成比例，对事物反应较快，但不如上述示例者持久。因为大脑对其中显现的事物做出判断较快。速度过快，所经历的客观事物便过多。这种人使用倾向于水的摄生法更为有益。除十分必要外，他必须吃大麦饼，而不吃小麦饼，必须吃鱼而不吃肉；饮料必须充分稀释；性交频率要低；运动应尽可能顺应自然，运动量要大，剧烈运动要少。一旦过度，应进行催吐。这种排空机体的方法消耗热量最少。减少这类人的肌肉，有助于增长他们的智慧。因为肌肉丰富将导致血液出现炎症。一旦发生这类情况，他们会变疯，因为水被控制而火又很具有吸引力。这种人如果不是空腹，而是饭后工作，更有益。因为体内有营养时，比缺乏营养时更加稳定。但如果水被火控制，大脑运动太快，这种人不可避免地要做梦。人称其为“半疯”。事实上，他们的状况已近于疯人。一个并不会引起炎症的兆头会使其变疯，无论是醉酒，还是肌肉增多，还是肉食量过多。这种人应避免所有这些情况禁止任何事物过盛和剧烈的运动。他们的饮食应包括未经揉制的大麦饼、煮熟的蔬菜（通便的蔬菜例外）、沙丁鱼，饮用最好的水。另外，如可能，最好饮用柔和的白葡萄酒。早晨宜多散步，但晚饭后不可弯曲肢体，做到这些就可以了。目的是通过早晨散步排空机体。但是不能让晚饭后的散步导致食物变干燥。使人感到舒适的是温水淋浴。夏季偶尔的短时间的午睡很有益，可以防止机体因季节关系而过分干燥。春季在蒸气浴后用藜芦通便也很好。日常的饮食要逐渐增加，因为如前所述，这类人不必空腹去工作。应用此方法，会使人特别聪明。

36. 正如我已解释的那样，这种混合才创造了才智和欲望；摄生法既可使这种混合更好，也可使其更糟。在此过程中，火优胜时，无疑它将加入水中，当水占优势时，则将加强火。这些物质或多或少是机体智慧的源泉。但这种混合不是产生下列特性的原因，易怒、懒惰、狡猾、单纯、好斗和仁慈。所有上述特性是通过精神的通道产生的。精神的这种性质，取决于其通过的管道，取决于与之接触的客观事物，还取决于与之混合的物质，因为看不见的性质不能形成差异。同样，声音的特性也取决于呼吸道。声音的特性必然取决于空气流通的通道，取决于与之接触的物质的特性。的确，声音很可能变得很好或更坏。因为呼吸就可以使呼吸道更平滑或更粗糙。但是，前面所述特性不可能通过摄生法而改变。

摄生论二

37. 广义讲，了解了各种地域的状况和自然条件的方式如下，南方比较热、干，因离太阳近，这些地区的人和植物种类必然比北方地区要干、热和强壮，例如将利比亚人和庞梯人（Pontic）相比，以及相同种类的植物相比。有关的因素如下：地势高、黑色、面向南面的地方比地处相同的平原干燥，因为湿度不够，还因为它们存不住雨水，其他地方则存水。沼泽和多水地带潮湿、干热。干热是因为它们有洼地，周围被环绕，空气不流通。潮湿是因当地人所种植和生长的东西很湿，而呼吸的空气很厚，还因为水不流动。没有水的洼地干而热。热是由于中间是坑，周围不通，于是食物干燥、呼吸的空气干燥。我们从体内汲取水分作为自己的营养，而他们本身没有任何含水物质可营养自己。在西南的山区，刮来的南风干燥，不利于健康。面北的山区，北风引起紊乱和疾病。城镇北面有洼地，或它北面面向岛屿时，这个区域被夏风吹热，令人患病，因为北风从不带来纯净的空气，夏季的风也不会使大地变凉。靠近大陆的岛屿冬季很冷，而远离海岸的岛屿上冬季气候要温和得多。原因是大陆上的雪和冰还未融化，把冷气带到邻近岛上，坐落在大洋中间的岛屿冬季没有积雪。

38. 你可用下述方式区别每种风的特性和力量。所有的风均可使动物和果蔬变冷、变湿，因为这些风都来自雪或冰，或结冰的地方、或河湖、或潮湿和寒冷的陆地。当上述状况加剧、扩散就出现强风，当情况减弱时出现弱风。由于动物需要呼吸，因此，风力的大小也有例外的情况。所有的风都具有使人体变冷、潮湿的特性。但各种风因所刮过的国家和地方的不同区域而有所不同。例如，较冷、较热、较湿、较干，有损于或有利于健康。按下列方法你应知道每种状况的原因。北风带来的冷和湿，因为它所经过的国家和地区太阳离地较远，而保持了湿气。除了受当地的状况影响外，北风以自己的风力吹到适宜的地方。离这些地方最近的居住地最冷，远处的最热。南风有时来自与北风具有共同特点的地方。因为当它从南极刮起时，它来自雪、冰和大雾地带，所以必然和北风一样吹到附近的区域。但它并非对每个国家都如此。例如，当它吹过南部接近太阳时，湿气被太阳吸收，风干后变稀薄，因此到这里时一定变成干热的风了。所以，在最邻近的国家，它具有干热的性质。在利比亚，它烤焦了植物，缓慢地煎熬着居民。因它既不能从海上也不能从河里汲取湿气，它只能吸取动物和植物中的水分。但炎热而稀薄的风吹过大洋时，它给这个地区带来很多在海面吸收的水。南风肯定是干湿的。南部国家地区不可能使南风具有其他特性。其他风的力量也有类似的情况。各地区的风的特征如下。来自海上、雪、雾、湖或河中的风均使植物、动物变湿、变冷。此时由于使体内冷和热发生巨大变化，是有害的。这些情况易受存留在沼泽和靠近大河地带的变化的影响。来自前面所述其他地方的风是有益健康的，因为它们所给予的是纯净、柔和的空气，以及调节大陆热置的湿气。来自陆地的风较干，因为太阳和土地使其干燥。无处吸收营养、也不能从生物体内摄取水分的风对动植物均有害。经过山脉到达城市的风不仅干燥，而且使我们呼吸的空气混浊，使人体出现紊乱，因而引起疾病。这是判断各种各样风的特性和风力的方法。我将在下面的陈述中阐述我们必须如何预防每一种有害风的侵袭。

39. 无论是从特性还是从艺术角度讲，你都应该判断出各种食物和饮料的特性。那些常常对糖类、脂肪类或盐类或其他任何物质进行分类的人犯了一个错误。同一个能量并不仅仅属于糖类、脂肪类或其他种类的任何物质。因为有些糖类是缓泻的，有些是导致便秘的，有些使机体干燥，有些使机体湿度增加。所有其他种类的物质也如此。有些是收敛的或缓泻的，有些是利尿的，有的则不能。使人烦热的物质和所有其他物质有别的特性或作用。因此，泛泛而论这些物质是不全面的，我将说明每种物质有特殊之性质或作用。

40. 大麦的特性是冷、湿、干。但大麦皮的汁液具有泻下作用。煮开未经筛扬的大麦可证明此点。煎好的汁促进通便，但如果筛过了，则可使体温下降，并具有便秘作用。大麦经过烘烤，通便和潮湿的特性便消失，仅剩下冷和干的性质。因此，当需要冷干特性时，无论大麦饼的做法如何，大麦类饮食即可起这种作用。事实上，这就是大麦饼的特性。麦与糠类同食营养作用变小，但大便会更通畅。从糠中清除的物质更具有营养作用，但通便作用差些。先把大麦饼做成糊状，再喷洒上水，如揉和充分，则易于消化，通便力强，使人感觉凉爽。使人凉爽是因为系用凉水喷湿的；易于消化是因为大部分营养物伴随空气在体外已被分解。由于消化道太狭小，营养物质难通过。因此，部分营养物在体外与空气结合而被分解、变小，未被分解的那部分会引起胃肠胀气，有些气向上排出，有些向下排出。以此方式大部分营养成分被排出体外。如果大麦饼一做好就吃，会使人干燥，因为大麦饮食本身就是干的。和面的水与大麦混合在一起，进入胃肠后，因胃肠是热的，就汲取了其中的水分，热吸收湿、湿吸收热是很自然的事。腹部的潮湿被消耗尽后，就变热。当混合在大麦饼中的水分进入腹部时，又使其变凉。因此，当有必要通过变冷或变热使承受人摆脱腹泻或其他炎症时，大麦饼是最好的物质。干的和揉和充分的大麦饼不太干，因为它业已压缩，但营养性较强，因为它稍加分解后就可通过消化道，因此它不受向上或向下气体的影响而缓慢向下移动。事先揉制和混合较好的大麦饼营养性差，但是通便，并导致膨胀。

41. 用水和大麦做成的 cyceon 使人体变凉，有营养。用酒与大麦做成的食物使人体变熟，有营养，促使便秘。用蜂蜜做的使人变热，营养性差。蜂蜜与大麦混合均匀，使人缓泻，若与蜂蜜混合不均则使人便结。用牛奶做的 gceon 营养性强，用绵羊奶做的使人便结，用山羊奶做的缓泻作用更强，用牛奶做的则缓泻作用差些；用马和驴奶做的有很强的缓泻作用。

42. 小麦比大麦使人更强壮，营养性更强，但小麦与小麦粥的缓泻作用均差。与壳混制的面干燥，可通过消化道。筛干净的小麦营养性更强，但缓泻作用差。各种面食的酵素易消化和排泄。易消化是因为酸性发酵剂很快耗尽了水分，发酵剂是营养物；易排泄是因为它很快被消化，但未被发酵的部分不易从大便中排除，而这部分营养性甚强。酵素与小麦粥混合最易消化、供给营养物质，且易从大便中排出。有营养是因为它是用纯小麦制成，易消化是因为它是与最易消化的物质揉和在一起，并经过发酵和烘制；易排出是因为是皆混合有糖和小麦的缓泻成分。绝大部分面食营养丰富，因为其中的水分被火耗损得最少。用烤炉烤出的面食比用壁炉或铁叉烤出的更富有营养，因为受火的破坏较小。平锅或在灰中烤制的最干，后者是由于灰的原因，前者是由于泥制的平锅吸收了其中的水分。除了去壳谷糠外，用叫作“similago”的上等面粉制作的面食最能使人强壮。它营养性强，但通便性不佳。与水和饮料混合的好面粉使人精神振奋。水与斯佩利特（Spelta）小麦（一种红色小麦——中文译者注）混合起来也是如此，水分被火吸收。小麦壳粥易消化和通便。在奶中煮好的面食比在水中煮的易从大便排出。因为内含乳清。特别是与缓和剂混合则更佳。所有用蜂蜜和油煮或煎的食物都使人发热并产生肠气。产生肠气是因为它们的营养性强，不易排出。发热原因之一是其成分是不能用这种方式制作的脂肪、糖和不同类的物质。“similago”和煮熟的去壳谷糠使人强壮，供给营养，但不易排泄。

43. 斯佩利特小麦比大麦更易消化，制法同样简单，并且缓泻作用更强。燕麦无论是煎后吃或煮后喝，均富含水分、性凉。

44. 新鲜的熟食和面食比陈旧者为干。因为制作中它们离火更近；陈旧时，热消而变冷。热面包干些，冷的则次之，昨天的面包则较干，且营养含量减少。

45. 豆类富有营养，也具有收敛作用并引起胃胀。消化道不能吸收所有摄入的丰富营养，因而产生胃胀。营养物质中有少量的残渣，因而导致收敛作用。豌豆很少引起腹胀，吃下后排便顺利。名为“ochrus”的鹰嘴豆和叫作“dolichus”的豆类易排出，较少引起腹胀，营养性强。白鹰嘴豆通过粪便和尿排出，甚有营养。实质部分有营养。糖类通过尿排出。盐类通过粪便排出。小米粒和其外壳干燥者可能引起便秘。与无花果合用，对重体力劳动者来说是高级营养物质。小米单煮也很有营养，但很难排出。小扁豆属热性物质，会引起肠道疾患，它们既不是缓泻剂也不是收敛剂。苦巢菜属植物，使人便秘、脂肪增加、胃满，使皮肤色泽自然。亚麻籽具有营养、收敛和使人振奋的作用。鼠尾草籽与亚麻籽作用相同。白扁豆属植物为健身、热性物质，但做熟后比生食更易消化，性凉，易排出。蔺芥籽属湿性物质，易排出，黄瓜籽更易从尿中排出。未洗的芝麻籽易从便中排出，使人有胃满感，增加脂肪。从便中排出，是由于未洗的芝麻籽表面具有向外泄的性质，增加皮下脂肪，系其本质。它洗过后不易从便中排出，但使人发胖、有胃满感，因为属油性物质，且发干、性热。野番红花由便中排出，罂粟属植物使人便秘，黑色比白色者更甚，但白色者也有此作用。此外，它也有营养、健身作用。所有上述物质的汁都比籽更有腹泻作用。因此，当欲使身体干燥，制作时应去除其汁液，用其实质物质，若欲使身体松弛，多服汁，少食实质，并只服含汁多的物质。

46. 关于可食用动物，你一定知道牛肉健身、收敛、不易吸收。因为这种动物富有浓郁、油腻的血液。就肌肉、奶和血液而论，肉类机体难以消化，奶和血液都很稀薄。动物肌肉也有同样的性质。山羊肉较易吸收和从大小便排出。猪肉比绵羊肉，小山羊肉比大山羊肉易于吸收。因为后者较前者丰富，水分较多。本身属于干性且强壮的动物，很幼嫩时易从大便排出。老动物则相反。与牛肉相比，小牛肉也是如此。但小猪肉比成年猪肉硬，因为这种动物的丰富成分在肉中而不在血液中，年幼时湿度较大。因此，当消化道不能再吸收营养物质时，它停留在肠道中变热并扰乱腹部。驴肉从便中排出，驴驹肉较好，而马肉较易吸收。狗肉干、热，可以壮力，但不从便中排出。小狗肉水分大，从便中排出，但从尿中排出较多。野猪肉干，健身，从便中排出。鹿肉性干，从大便中排出较难，更易从尿中排出。野兔肉干，易引起便秘，但利尿。狐狸肉水分较多，从尿中排出。豪猪肉利尿，水分多。

47. 鸟类情况如下，所有鸟都比家禽类性干。这是由于这些生物既无膀胱，也不产生尿和唾液，且腹部热的缘故。所有需要湿的地方都很干。斑尾林鸽最干，鹧鸪次之，鸽子、公鸡和斑鸠第三。鹅肉水分最大。吃种子的鸟比其他鸟干性大，鸭子和其他在沼泽和水中喂养的家禽均含湿性。

48. 关于鱼肉。这些肉类最干。在多石地带的鱼类几乎都易吸收，这些鱼比从一个地方游到另一个地方的鱼易吸收。因为安静待在一处的鱼肉薄而易消化。游来游去的鱼肉厚而坚实，因为它们常受渔网的侵犯。在沼泽和泥地中喂养的鱼难以消化，因为它们喝的是泥水和其他在此地生长的物质。进入体内的空气也可使人受害。河水和池塘中的鱼比上述鱼重，它们既不易消化（一般认为它们易消化），也不从便中排出，而且会使眼睛疲劳。然而这些鱼的汤可从便中排出。纳西河鱼较易从便中排出。软骨鱼水分大，从便中排出。各种河鱼较易从便中排出，且有利尿作用。最干的鱼是海鱼，其次是河鱼，含水分最多的是湖鱼。

49. 至于驯养的动物，在树林和草地上喂养的比家养的干燥。因为它们在太阳下活动，而且寒冷吸干了它们，它们呼吸的空气也是干的。野禽类比驯养的性干；吃水果的比不吃水果的干，饮水少的比饮水多的干；血液充足者比血液少的或无血的干；壮年的比老年或幼年的干；雌性的比雄性的干；健全的比阉割的干；黑色的比白色的干；多毛的比少毛或无毛者干。与这些相反的都是湿性成分多。同一类动物的肉，活动最多的肉最硬，血液最充足，他们正是依靠这些血液而生存。活动最少的肉最易吸收，含血量最少的则最逊色，在动物中最受欺。脑和骨髓含血量较少，也最难消化。最易消化的是头、脚、生殖器官部位和肌腱。鱼最干的部分是上部，最易吸收的是腹部，下面的部分和头部因有脂肪和脑而含水量较多。

50. 鸟蛋硬，有营养，生肠气。蛋硬是因为它是一个动物的原始状态；有营养是因为它是动物的乳剂；产生肠气是因为它可以从小体积扩展为体积大的物体。

51. 乳酪难吸收，属热性，有营养，易致便秘。难吸收是因为它最接近于生物的原始形态；有营养是因为奶中的实质部分保留其中；热是因为它是脂肪；易致便秘是因为它由无花果汁或制干酪用的小牛胃内膜制成的。

52. 水给人以冷和湿，色酒热而干，并具有来自其原始物质的通便作用。色黑而粗糙的酒更干，它既不通过粪便、尿，也不通过唾液排出。由于其中的热量消耗了体内的水分而使它具有干性。柔和的黑色酒水分较多，可引起肠胃胀气，通过粪便排出。甜黑酒水分较多，易吸收，因其能产生水分而导致肠胃胀气。粗糙的黑酒热而不干，而且从尿比从便中排出的多。新色酒比其他酒较易从粪便排出。因为越是新酿的酒越有营养。有酒香的比没有酒香的易从粪便排出，因为前者更熟。浓酒比稀酒要好。稀酒从尿中排出较多。白酒和稀甜酒从尿中比从大便中排出多。它使身体变凉、湿润、抵抗力减弱，体内与血液作用相反的物质增加。新酿的酒因性热可引起胀气，使肠道功能紊乱，因而通便，使肠道空虚。肠道功能紊乱是因为它在肠道发酵又从大便排出所致。胃肠被色酒中的水分所湿润。醋使人振奋，是因为它吸收和消耗了体内的水分，它的便秘作用大于缓泻作用，因它不供给营养，刺激性强。煮开的酒凉后使人体温暖、湿润和通便。使人温暖是因为它是酒；湿润是因为它是滋养性物质，通便是因为它是糖类且经过煮沸。葡萄酒也具有滋润、通便、胀气作用，因葡萄汁的作用就是如此。

53. 未混合的蜂蜜暖而干，与水混合后水分大，将具有胆汁特性的物质排出，使具有黏液质特性的物质在肠中发酵。甜酒也促进胆液质物质排出。

54. 蔬菜特性如下：大蒜使人暖，能从尿和便中排出，虽对眼睛不利，但对机体有益。由于可使机体净化，就使眼睛疲劳；它可改善大便和尿，是因为其具有净化特性。这种作用熟时较生时为弱。由于可以阻止肠气，因此可引起胃肠胀气。洋葱对视力有好处，但对身体不利。因它性热，使人有烧灼感，可产生大便。它不提供营养，对身体无益。洋葱汁暖而干。韭菜的暖性差，但经尿和大便均可较快排出，有同样的促进通畅的作用。它滋机体，阻止胃灼热感产生，但必须最后吃。小萝卜有刺激性，融化黏液后可滋润身体，但其叶子此作用略差。其根对关节有害，食后留有口臭，并难以消化。

水芹有热性，可融化肌肉。它使白色黏液凝结，从而引起痛性尿淋漓。芥末性热，从大便排出，几乎不从尿中排除。芝麻菜的作用类似芥末。芫荽性热，引起便秘。它可阻止胃灼痛，如最后吃时可诱发睡眠。莴苣在制成汁以前颇具凉性，有时它可使体力减弱。茴香性热，可引起便秘，其味可阻止打喷嚏。芹菜易从尿中排出，其根部比茎部更容易从尿中排出。罗勒干燥，性热，易引起便结。芸香容易从尿中排出，具有一定有凝结特性，如果预先饮用可预防中毒。芦笋性干，使人便秘。洋茄叶也一样。茄属植物性凉，可预防夜间遗精。新鲜的马齿苋性凉，贮藏后性热。荨麻属通便。薄荷属植物性温，易从尿中排出，可止呕吐。如经常食用会导致遗精，阻止勃起，使肌体抵抗力减弱。卷心菜性温，从大便中排出，并排出胆汁类物质。甜菜汁从大便中排出。虽然其根部以上使人便结，但其根部有较强的轻泻作用。南瓜性温，虽不经尿但从大便中易排出。萝卜性热，滋润，使身体功能紊乱，不易由大小便排出。除蚤薄荷性温，易由大便中排出。牛至属植物性温，并使排泄胆汁性物质。卷心菜也有同样的功能。百里香性热，易从大小便排出，可使排出黏液质的体液。海素草也性热。并使排出黏液质体液，在口中发暖。味甜的野菜性暖，易从尿中排出，具有滋润、寒冷和使人发懒的特性。有强烈味道的野菜易从大便排出。那些粗硬的野菜可引起便秘，刺激性强；有甜味的野菜，易从尿排出，刺激性强的、在口中发干的野菜使肌体干燥。酸性野菜使机体发凉。利尿的蔬菜有海蓬子、芹菜、大蒜、三叶草、茴香等。发凉的有薄荷、苣荬菜、荨麻等。通便的有大麦、小扁豆、卷心菜等。这些均有助于排便。

55. 下面是水果的特性。一般讲新鲜的水果较能使人放松。我们现在就讲水果的特性。桑属植物发暖、滋润，易由大便排出。熟梨也如此。未熟透的梨则可引起便秘。熟野冬梨易由大便排出，并可清洁肠道。甜苹果不易消化，但熟的酸苹果易于消化。榅桲有收敛作用，不易从大便中排出。苹果汁可止吐、利尿。苹果的味道有利于呕吐。野苹果有收敛作用，做熟后易从大便中排出。每天都吃苹果对身体有利。苹果经烹调后收敛作用就从汁中消失。草莓果等类植物引起便秘和收敛。甜石榴汁有缓泻作用，但引起一定的烧灼感。酒石榴引起胃胀、胀气。酸石榴发凉。所有上述植物的籽均为收敛物质。未熟的葫芦不消化，熟葫芦易从大小便中排出，但引起胃肠胀满。葡萄性暖、滋润，易从大便排出，尤其是白葡萄。甜葡萄性较热，因在变甜的过程中吸收了很多的热量。未熟的葡萄次之。不过每天吃未熟的葡萄可通便。葡萄干性热，易从大便中排出。青无花果滋润、性热，可由大便排出。滋润是因为它有分枝，性热可由大便排出是因其汁液为糖类。首批无花果最不好，因此时的分枝最多，后几批的果实最好。干无花果性热，易从大便中排出。杏仁性热，有营养。前者因它为油类物质，后者则因为它肉厚。圆坚果也如此。熟的扁坚果有营养，去皮后吃易从大便排出，但引起胃肠胀气，而其皮会引起便秘，冬青属植物和橡树果可引起便秘，煮熟后此作用则减弱。

56. 肥肉性热，易由大便排出。泡在酒中的肉性干，有营养。性干是由于酒的作用；有营养是由于其肉的性质。泡在醋中热性减弱，这是因为醋的作用的结果，但仍有营养。咸肉的营养性差些，因为盐水耗去了其中的水分，使之分解和干燥，易从大便中排出。可用下列方法使食物中的能量增加或减少。正像人们所知，水、火组成一切物质及一切动植物。所有物质在水火中成长，也在水火中分解，通过多次的煮沸和冷却，烈性的食物可丧失能量；通过烘烤，食物可丧失水分。可浸泡和滋润干燥食物。浸泡和煮沸咸食物。加糖可使食物味甜，刺激性增强。收敛性食物可与油类食物混合在一起。以上所述，对其他食物也适用。烤熟的食物易导致便秘，这是因为火耗尽了食物中的水分、汁液和脂肪。食用这些食物时，它们要吸收人体内的水分方能消化，不要烧灼静脉，使之干燥、发热，从而使液体流动。来自无水、干旱及沙漠地区的物质均干燥、性暖、强身。这是由于此类物质要比其他地区来的更有营养，密度更大、更重。多水和寒冷地区的食物水分较大、质轻。因此有必要不仅了解食物（无论是谷类还是水、肉类）的特性还要了解食物的产地。想增加体力、营养，而不增加食物量的人，必须摄取干旱地区的食物；当人们需要质轻、水分大的营养食品时，就要食用多水地区的产物。那些甜、辣、苦、咸、涩或肉质的食物，无论是干的还是湿的，其自然属性均属热性。那些本身大部分为干的食物性暖、干燥；那些含大量水分的食物比干燥食物更发热、潮湿，易从大便排出。因此对身体更有营养。上述食物可造成胃肠胀气。发暖、干燥的食物和饮料不产生唾液、尿和粪便，使身体发干。这是由于下列原因：肌体变暖而消耗水分，这部分是食物本身消耗的，部分是吸取营养时消耗的，另外一部分水分则在发热和消瘦过程中通过皮肤排出。糖、油类食物可使人有饱感。因为尽管食用量小，却会广泛扩散。在散热和消化过程中身体变暖、平静。酸、辣、涩、干燥、收敛的食物不引起饱感。因为它们开胃，又可使静脉口彻底畅通。它们有些起干燥作用，有些起刺激作用，另一些起收敛作用。它们使肌肉块中含有水分，而肌肉本身又压成小块，所以身体中的空隙增大。因此当希望吃少量食物就饱时，或吃很多而仍感腹空时就吃这种食物。新鲜食物更能强身，因为它们更近于活的生物体，但陈旧和腐败的食物更容易从大便中排出。因为它们更近于腐败。生食物会引起酸痛、打嗝。因为这类食物本应由火来消化，在人体内却由胃肠道来承担。后者的功能不足以使人体内的物质消化完全。酱汁中的肉类使人有烧灼感，含水分大。这是因为油类、温热的以及与它们具有相反特性的物质混在一起。经盐水和醋处理的食物较好，无烧灼感。

57. 至于洗澡，有关的特性是，饮用水发凉、潮湿，所以使人体滋润；盐水发暖、干燥，因为盐有自然热，它要从人体内吸取水分。热水浴在禁食时可降低体力，使人体发凉。这是由于其中的热量在人体内吸取了水分。人体缺乏水分时就发凉。饭后热水浴使人体发暖，湿度增加，这是由于人体内水分增多；冷水浴的效果相反。对空腹者来说，冷水浴可增加热量。饭后冷水浴可使人体内水分被吸去，干燥取而代之。为了不至于浴后干燥，应避免水分消耗，也要控制油脂的消耗。

58. 脂肪性暖、发软。太阳和火引起干燥的原因如下：因为热和干燥夺走了人体内的水分。凉爽空气使人体湿润，这是由于它们给予人体的要比从体内提取的多。出汗使人体干燥、体重减轻，这是由于人体内失去水分的缘故。性交使体重下降，使人发热、湿润。发热是因疲劳和水分消耗；体重减轻是由于消耗；湿润是由于疲劳使体内残渣融解。

59. 呕吐使营养损失，从而导致体重减轻。但它不引起机体干燥，除非第二天进行适当的治疗，还可能导致水分增加。这是因为饮水和疲劳导致了肌肉的分解。但此后如果增加营养，热量随之增加，从而使水分挥发，这又导致了营养增加。呕吐可促进人体干燥。便秘后的肠道因呕吐而松弛，因此松弛的肠道进一步出现阻塞。呕吐导致便秘后的肠道湿润，又使松弛的肠道阻塞。所以当人们要阻塞肠道时就尽快进食或服用催吐剂，但需在食物吸取水分并向下排泄前进行。食物最好是收敛的和干燥的。但当人们要想缓解肠道时最好食用不易消化的食物，如辣、咸、甜或油腻的食物和饮料。

60. 人们禁食时要睡觉、减体重、降低体温，但时间不宜太长。这是因为睡眠消耗水分，如果时间过长就会发热，融解脂肪，使身体虚弱。饭后睡觉发温、湿润。这是因为营养物质扩散至全身。清晨散步后睡觉会引起便秘。饭后睡觉不利，因为食物不易消化。但对禁食者来说，这种作用差些。虽然睡觉减轻体重，但也使人产生惰性，并且潮湿使身体虚弱。因为人在不运动时不消耗体内水分。劳动使人体干燥、强壮。每日一餐可减轻体重，使人干燥，使肠道阻塞。因为通过发热，人体内水分减少。进午餐的效果与每日一餐正相反。饮用热水常可使体重减轻。凉水也有同样的效果。但过分凉时，无论是呼吸、进食还是饮水都会使体内水分凝结，甚至会导致人体失去扩散作用。不提供营养而使肌体温暖的物质，以及饮食不过度却使体内水分排空的物质会使人体发冷。这是因为体内水分减少，经呼吸来充填，因此体温下降。

61. 现在我将说明运动的性质。有些运动是很自然的，另一些则是剧烈的。缓慢运动是视觉、听觉和思维的运动。视觉的性质如下：人体由于看见事物而运动、变暖，随着人体变暖而出现干燥，水分排出。通过听觉，声音传入体内，人体受到震动而进行运动。随着锻炼机体发暖，出现干燥。人们进行的一切思维导致人体发暖，出现干燥，消耗水分。人体得到了锻炼，肌肉出现了空隙，人变瘦。发音锻炼，无论是说话、朗读还是唱歌，均使人体得到运动。随着运动，机体变暖、干燥、消耗水分。

62. 散步是一种比其他运动更缓慢的运动。但其中也有剧烈的时候。几种散步的特点如下：饭后散步使腹部肌肉干燥，原因是防止腹部脂肪增加。当人体运动时，人体和腹中食物均变暖，因此肌肉在摄取水分时可防止腹部脂肪堆积。这样锻炼，人体结实而腹壁很薄。干燥是这样形成的：因人体运动使热量增加，营养成分中最好的部分或被人体中固有的热量所消耗，或通过尿和呼吸分解。体内剩余的只是食物中最干燥的部分。因此腹部及肌肉干燥。清晨散步也不能减肥，但可提取头内脂肪，使头轻、眼亮、听力增强，还可使内脏缓解。减肥是由于人体运动产生热量。水分部分由呼吸，部分由喷嚏、清嗓而消耗，还有一部分由于人体内营养物质产生热量所消耗。内脏缓解是由于在内脏热时吸入的冷空气由上而下运动，热被冷取代。头轻、眼亮是因下述原因：空腹时内脏常因热而从体内摄取水分，特别是从大脑中摄取水分，当大脑丧失水分时，视与听觉均增强，思维能力提高。锻炼后散步可使身体正常和减肥。锻炼使肌肉运动灵活自如。

63. 关于跑步运动。假如不是双轨跑（沿一双向跑道跑至终点，然后再跑回原来的起点）和长距离跑，而是逐渐增加运动量，则会增加热能，调和与分解肌肉，吸取肌肉中的能量，可促使身体较环形跑步时逐渐变得健壮起来。但这些运动对食量大者有益，尤其是在冬季。穿外衣跑步需消耗同等热量。由于身体迅速变热，因此机体更多地排汗，但皮肤很少晒黑。因为不是吸入更多的新鲜空气，而是在运动中保持相同的空气，故未达到清洁的目的。因此这种跑步对干性的人体、对想减少过多肌肉的人以及年龄大的人（他们的身体性凉）有益。只穿短衣裤进行双轨跑，肌肉分解较少，但可减轻体重。因为与机体内部有关的运动通过诱导法将肌肉中的水分消耗掉，使机体消瘦、变干。双轨跑分解肌肉最少，但在减轻体重、促进肌肉和腹部收缩方面效果最佳。因此，伴随运动，呼吸加快，体内吸收水分也加快。

64. 对干性体质者而言，颠簸中摆动手臂并不明智，因为这会引起扭伤。已经温暖的机体如此摆动手臂。皮肤会变薄。但此时环跑，肌肉收敛较小，潮湿的肌肉出现空隙。拳击和抬高身体（或手臂）使肌肉变热最不明显。但它们能促进肌体和大脑发育，使全身肌肉缺乏力量。角力和按摩使肌体的体表部分运动增多，但使肌肉变硬、变热和增强。原因是本来就坚硬的部分因按摩而更结实。空隙部分也有增强，例如静脉。因为热而干的肌肉经通道为自己吸取营养，然后增大。在土地上角力与普通角力有同样的效果。但因为是在土地上，它更促使肌体干燥，而使肌肉膨胀度减低。用手进行角力时要牵拉向上的肌肉。击球和胳膊锻炼具有同等效果。屏住呼吸可迫使全身通道开放，减少脂肪，驱除水分。

65. 在土地上运动与抹油后运动不同。灰尘性凉，油性温。冬季，油可促进人体生长，因它防止冷从机体中排出。夏季油可产生过多的热量，溶解肌肉，而后者由于在夏季被加热。在夏季，在土地上运动可促进生长。因为它通过使机体变凉，可防止机体过度变热。但冬季土地发凉，甚至结冰。由于土地的促凉特征，在夏季运动后继续在地上停留片刻是有益的。如时间过久，身体将过度干燥，并变得像树木一样僵硬。用水和油按摩可软化身体，防止身体过分变热。

66. 体内出现的疲劳痛如下，不运动的人轻微运动后便感到疼痛。因为身体的各部分均不习惯于任何运动。但是，受过训练的人在不经常运动后也会有些疲劳痛。疲劳痛多种多样，其特征如下，未运动过的身体，若肌肉潮湿，在运动后随着机体变暖而出现肌肉融解现象。无论被融解的是何种物质，均将转化为糖类，或者随呼吸排出。这都能引起不习惯运动的部位发生疼痛。不仅如此，疼痛还发生于吸收水分的部位。因为这些部位与机体不协调，同机体相对抗。体液以引起疼痛的方式聚集在一起，直至经过一段时间后方消失。因为它不能循环，因此待在原处产生热量。同接触它的物质一样，如果分泌过剩，会使本来健康的部分能量更多，使全身发热之后出现高热。因此，当血液被浓缩、加热时，体内物质循环加快，而且机体通常由呼吸清除废物。由于变热，聚集在一起的水分稀薄，并从肌肉向皮肤外运动。此谓之“热糖”。当这种分泌停止后，血液被贮存在正常循环运动中。高热减退，疲劳痛在第三天停止。

这种疼痛应如此处理：用蒸气浴和热水浴将聚集的水分驱散；用缓慢的散步、严格的饮食和屈身运动将软弱的肌肉结实起来，以达到净化作用。长期少量地在身上抹油（使发热过程不太剧烈），应用发汗软膏并卧于软床上。常运动的人从事其不习惯的运动而出现疲劳痛，其原因如下：机体任何未运动的部位必定出现汗液，就像不运动的人全身湿透一样。因此，必定引起肌肉融解，本身出现分泌、聚集，像上面的例子一样。此种情况恰当的处理方法是：习惯的运动应继续做，以便使聚集的体液变热、变稀并排出，使整个机体达到既不湿，也不处于未运动的状态。这时，洗热水澡也很有益。如前所述的按摩一样，但不必要洗蒸气浴。因为运动就是使机体变暖，运动足以使聚集的体液变稀薄并排出。因习惯的运动出现疲劳痛乃由下列方式引起：适度的劳累不出现疼痛，但不适度时，肌肉变得特别干燥。因缺少水分，肌肉变热、发痛、痉挛，并出现长期高热。除非进行适当的治疗方可避免。首先，病人应用不热也不凉的水洗澡，然后饮用柔和的甜酒，尽可能精神愉快地进晚餐，喝充分稀释过的淡色酒之后间歇较长时间，直至静脉充盈、膨胀为止，再使其呕吐，经过一段短暂时间后，在软床上睡觉。然后，用六天时间逐渐增加饮食量和运动量。此期间，要吃和饮用平常的食物与饮料。这项治疗的特征是：不过分地使已经干燥过度的机体滋润。如果能确定过度的量，采用加大食物量的方法进行治疗也是良策。但实际上这是不可能的。另一种方法更容易。因为处于干燥状态的机体，在摄入各种食物后，各个部分从几种食物中提取了对身体有利的物质。当身体充盈和湿润后，腹部用催吐而排空。机体排出了过量的东西，使腹部得到了调节。因此，机体能够抵制过量的水分，但它并不排除相等数量的水分，除非在药物、运动或某种调节方法作用下，通过有步骤的过程，方可使机体和缓地保持原有的摄生状态。

摄生论三

67. 如上所述，要想保持运动与饮食平衡关系，一丝不苟地落实养生之道是不大可能的。因为摄生受多种因素的制约。首先，人们的体质不同。例如体内分泌物有多有少，因人而异，因时而异，并且所分泌的物质也不尽相同。其次，不同年龄有不同的需要。而且一年中人的体质还要受到地区、风向、季节等不同因素的影响。食物本身也存在差异。麦子和麦子不一样，酒和酒也不一样，各种各样的食物都不可能用同一个僵化的尺度来衡量。然而，我认为我们应能判断：机体内的决定因素是什么，是运动过多还是饮食不足；除非常严重的和一些大的病外，如何克服饮食过度，保持健康，预防疾病。有时需要用药，而有些情况下，甚至用药也不能治愈。我的上述发现，虽不能说已达到了登峰造极的地步，但迄今为止尚无人获得比我更加完全准确的结论。

68. 首先，我在此为众人阐述应用普通饮食和饮料的方式。必要的运动、散步和航海是增强生命力的有益方法——有些人奉行着一种无规律的摄生法，因而遭到不益健康的热和不必要的冷的伤害。以下是有益于生存的摄生法，其中包括必要的生活环境。我把一年按最易辨别的方式分成四部分——冬、春、夏和秋。冬季从昴星团消失持续至春分。春季从春分至昴星团出现。夏季从昴星团出现至大角座出现。秋季从大角座出现至昴星团消失。在冬季，根据如下摄生法抵御寒冷和冰冻是有益的。除腹部非常干燥外，首先，应一天只吃一餐。这样，午餐吃得少些，所吃食物应是干性、热性的，有混合性的也有单纯性的。吃小麦面包比吃大麦饼更好些。煮过的肉要烤熟，饮料最好是色深，稍稀释的甜酒。质量要严加限制，除了热和干性者外，蔬菜要减少到最低限度。所以，应以大麦水和大麦粥为主。运动应量大，多样化。在环形跑道上跑步的量应逐渐增加，开始运动量宜小，逐渐延长距离，加速后要全力以赴；运动结束后宜快走。晚餐后应在阳光下作短程散步。许多人在清晨散步，平静地开始，逐渐增加强度，然后再慢慢地结束。在硬床上睡觉、晚间散步和跑步有益。因为所有这些都可使身体变暖，使惰性减少，丰富生活情趣。在体育场运动后，如欲淋浴，宜在身体凉爽后进行。任何运动后洗热水浴均有益。在此季节，性交可稍频繁，成年人应比青年人次数多些。湿性体质的人每月要服三次催吐剂，干性体质者则服两次，当然宜在一次丰盛的饮食之后进行。服催吐剂三天后，缓慢增加饮食量直至正常为止。在此期间，运动要减少且不可剧烈。在食用牛肉、猪肉和其他可能引起过饱的食物之后，应用催吐剂于身体有益。此外，其他如乳酪、甜食或脂肪，食用过量后也应当如此。推而广之，在酗酒，改换食物、迁居后也可用催吐剂。除饮食和运动之后外，我们应使身体凉爽些。达到此目的的时机很多，如当身体开始变暖时在清晨散步，但在清晨或其他许多时候，应避免过度。在冬季的寒冷中裸露身体对身体不利，就像没有感觉到冬季寒冷的树木一样，既不能结果，也不能茁壮成长。在随后出现的疲劳痛表明，这个季节应进行各种大量的运动。这样做，没有过分危害。这是我教给外行人的一种做法，下面我就解释其原因。由于此季节气候寒冷并出现结冰现象，动物体内也随之有这个季节的性质。机体在运动中慢慢温暖过来，只有很小部分的水分被排出体外。因为冬季白天短而夜间长，几乎没有运动的时间，休息的时间则较多。由于这些原因，运动种类受到限制，运动量也不可能过度。于是，这个季节就以这种方式度过。从昴星团消失到冬至共44天。接近冬至时需非常谨慎。冬至后又有相同的天数，要采取相同的摄生法。这个期限之后，为刮西风之时，气候也较柔和。因此这40天的摄生法与上述同。之后，大角座出现，为燕归之日。从这时起身体变化较大，持续32天至春分。此时，摄生法与季节相适宜是非常重要的。与季节相应的摄生法为：食用少量柔和的食物，运动量宜小，使身体维持缓和的状态，直到春天来临。春分后，白天变长、变暖，夜间变短。此季节热而干，实际上这个季节是万物复苏、气候宜人的季节。因此，就连没有理智的树木，也在春季生长、萌芽，这有助于它们度过炎热的夏季。人也如此，由于人类具有智慧，更应该时刻注意增强机体的健康。为了使摄生法不至于突然发生变化，有必要把这段时间分成六份，每份为八天。在第一个八天中，要减少运动量。例如，我们要采取较柔和的方式：食物要软、要纯，饮料要较淡、较稀，在阳光下运动至身体发热。在每个季节，各种项目的摄生法都应逐渐变化。早晨散步应减少，晚餐后散步宜多些。食用大麦类而不是小麦类食物，吃煮过的蔬菜，肉类煮的和烤的可各半。午餐要少吃。性交和催吐剂都应减少。首先，在同一阶段内可催吐两次而不宜三次；之后，要有较长的间隔期。为使机体保持元气，这一时期的摄生法宜为柔和性的，直至昴星团出现。接着，是夏季，此后的摄生法要适应季节的气候。因此，当此星座出现时，所吃食物应较软、较纯、量宜少，多吃大麦少吃小麦食物。大麦食物应是手工揉制的而不是机器压制的。饮用温和、白色、稀释的甜酒，午餐食量宜少，午餐后应休息片刻，应尽可能避免饮食过量和饭后喝大量饮料。除非机体非常需要，白天尽可能少饮。应吃热的食物和煮过的蔬菜；除热菜和干菜外，也可吃生菜。除非饮食过量，一般不宜服催吐剂。性交要减少到最低限度，洗温水澡。但是，季节性水果对人体体质作用太强，因此以慎食为佳。如食用，最好就着食物吃，其危害性可减少到最低限度。运动方面，在环形跑道和双轨道上锻炼要适当减少，距离应短些。应在树荫下散步，在土地上格斗，以便避免出汗太多。因为在土地上格斗比环形长跑有益，它能通过吸收机体中水分而使身体保持干燥。晚餐后的散步宜短，而清晨散步则要坚持，但要防止阳光的直接照射和早、晚来自河、湖或下雪带来的冷风。这种摄生法要坚持到夏至，此期间的摄生法的目的是消除干燥。如果愿意的话，可吃一些小麦类制品。

下一个阶段为93天，摄生法应以保持一切事物的柔和、湿润、凉爽、白色和纯洁的性质为目的，直至大角座出现和秋至到来。从秋至开始，摄生法为：在秋季至冬季这一阶段，应穿厚外衣，以防止天气冷热突变。穿外衣过一段时间后周身会发热，此时即可以进行大运动量运动了，但应逐渐增加运动量。要在阳光下散步，洗热水澡，白天不可睡觉；食物要热些，湿度要小些，质量要纯些；饮料以浓些、软性且未稀释者为佳；蔬菜要干，数量要少。从各方面来说，要采取一种逐渐从夏季过渡到冬季的摄生法，要避免在从秋分到昴星座消失这48天内就达到几乎接近冬季摄生法的做法。

69. 以上是我给大多数人提出的建议。这些人过着因循苟且的生活，没有机会摆脱其他琐事而集中精力保护自己的健康。但是，当一个人身体状况良好，并认识到最宝贵者既非财富亦非他物，而是健康时，我会祝福他，并把我的发现奉献给他。我的发现可能是最接近真理的。我将在后面加以叙述。这些发现可证明，我自己就是发现者，而且，它对于想学会掌握它的人是有用的。虽然我认为其他事物的许多方面都具有很大的价值，但我的先辈们无一人试图理解它。它包括病前的预兆，诊断；发病是由于食物过剩还是运动过量，或两者形成的比例失调。因为，只有一方过剩才能引起疾病，两者平衡时身体则健康。现在，我将说明各种不同的状况，并解释它们的特性和它们在体内的反应。这种说明和解释基于处于健康状态、有食欲、能从事体育运动的人。

70. 晚餐和睡觉后无明显原因的鼻塞，并且看来鼻孔塞满，且不擤鼻涕。当这些人清晨开始散步或进行锻炼时，他们擤鼻涕。打喷嚏，不久眼睑沉重，前额出现疼痛；食欲不佳，很少饮水；身体状况衰弱。由此引起的不适损害了健康，引起高热。但是，这些病人往往不恰当地抱怨系患病初期的正常行为引起了疾病。然而，事情不应颠倒到如此地步，而应积极采取行动。我们一旦认识到出现了早期症状，即不断摄入的食物在体内积存过剩，就应想到它会带来不适感。因为黏液和唾液增多都是不良的征象。机体在休息状态时，若关闭呼吸通道，体内必然产生不适感。当运动使身体产生燥热时，黏液、唾液的稀薄部分和体液会自行排出去。因此，这样的病人应接受治疗。他必须经常进行锻炼，但不可过劳。宜洗热水澡，在饮食过量后立即进行催吐。呕吐后，用粗制的甜酒冲洗口腔和喉咙，以使口腔静脉收缩，防止以后催吐无效。之后，应在阳光下做短距离散步。第二天，做同样的散步，但运动要比以往轻微些。夏季不要吃午餐；如不是在夏季，则可少量进食。把晚餐量减少到通常的一半。第三天，恢复常规运动和散步，逐渐增加食量，直到呕吐后的第五天恢复至原来食量。如结果病人状况令人满意，对其处理应是减少饮食，增加运动。如果不适感未消除，可在病人恢复正常饮食量后的第二天再行催吐，依同样的步骤处置。假如需要第三次催吐，可继续进行，直至不适感消失为止。

71. 运动或饮食过量时，有些人会出现下列症状。倦怠，嗜睡初期一天睡眠可达半日。这种睡眠是全身水分增多的结果。血液不断分解，呼吸很平稳。当机体不再有不适感时，血液向内通过循环变成分泌液，与来自食物的营养作用相反，这种分泌液扰乱大脑。因此，这个阶段的睡眠并不好，病人受到扰乱，思想处于矛盾状态。正如机体受累一样，大脑、视觉也受到损害。于是，处于这种状态的人已接近病态了。将是什么病不得而知，因它取决于分泌液的性质和分泌液侵犯的部位。然而，聪明人不会让事情发展到如此地步，当他意识到最初征兆时，就应像第一个病例那样，用同样的药物进行治疗，当然，这需要较多的时间以及严格节制饮食。

72. 有时出现如下不适状况，身体疼痛，有些人全身痛，有些人则是某个部位痛。这种痛与疲劳时的疼痛类似。对有这种“疲劳痛”感觉的人，用休息和大量放血的方式进行治疗，直至出现发热为止。对此，目前仍不清楚这是怎么回事。由于滥用沐浴和进食，疾病可发展为肺炎，病人会遭受悲惨的折磨。重要的是，在疾病侵袭之前，预先进行运动，并采取以下治疗措施。先进行柔和的蒸气浴，再洗热水澡，尽可能使机体扩张后，吃大量粗糙的食物，再吃其他种类的食物。饭后，通过催吐使机体彻底排空。接着，在阳光下散步，再上床就寝。早晨散步开始可短些，以后逐渐增加。运动量要少，与前者同时逐渐增加。如果未料及而病人出现发热，除饮水外三天内不要吃任何东西。如果热退，则佳。若不退，则可饮大量大麦水治之。在第四或第七天，病人发汗后可逐渐平复。在显露危象时，可给予发汗药，效果会很好。

73. 在某些情况下，不适者会出现以下症状：头痛，头沉，饭后眼睑下垂，睡眠不好，发热。有时有肠道秘结。性交后似可暂时恢复，但不久又出现沉重感。这是不适感的沉重反应，会使肠道秘结和头沉加重。不适感也损害身体其他部位，因而是非常有害的危险征兆。因此，需格外谨慎避免之。如需迅速治疗，在温和的蒸气浴后可用藜芦通便。在十天内逐渐增食易消化、软的食物，以及易通便的肉类。用下面的诱导疗法可使下腹部功能改善从而减轻头部症状。进行慢跑，延长清晨散步距离，直至大汗淋漓，午餐后小憩，晚餐后散步。洗澡和应用药膏，洗温水澡，杜绝性交。这是收效最快的治疗方法。但如果病人不希望服药，他应洗热水澡，然后吃粗糙的、水分多的、甜和咸的食物后催吐；催吐后散步片刻。早晨让他开始慢慢散步，逐渐增加运动量，做上面所说各种运动均可，持续六天。第七天吃大量食物后催吐，继之开始与前述相同的逐渐增加运动量的过程。此种摄生法要持续四周，因为病人处于恢复阶段。然后，逐渐增加食量和运动量，再催吐。间隔期间，缩短增加食量至正常量的时间，以便使机体恢复正常水平。

74. 不适感也表现为以下几种症状，当胃部消化食物时，存在胃内的营养物质引起胃肠膨胀。午餐后膨胀减轻，由于较柔软的食物被较坚硬的食物所驱逐，痛苦似乎消除了。然而，次日症状复发且更为剧烈。由于白天延长，因此不适感增强且占了绝对优势，引起发热，使机体发生紊乱并导致腹泻。腹泻是食物的残渣在排便前在体内引起的异常状况。但随体内热量的增加，排出过程加快，肠道排空，形成尿液。排出的粪便呈血性者，此种异常称为痢疾。这是一种非常危险的疾病。此时应注意不能吃午餐，晚餐要减少到三分之一。大量、较剧烈的运动，跑步和散步，均应在运动后和清晨时进行。十天后，方可增加缩减食量的二分之一，再服用催吐剂，在四天内逐渐增加食量。再过十天，恢复到正常食量。再服催吐剂，逐渐增加食量。可放心大胆地进行严格的体育锻炼。

75. 也会发生下列各种不适。在第二天，没被吸收的食物下行，排出大量粪便，但没有所吃食物的那种比例，而且无疲劳感。在这种情况下，由于寒冷，腹部不能在夜间消化食物，因此，当腹部出现不适时，它及时清除未消化了的食物。对于这些人来说，摄生法和运动使腹部温暖是很必要的。因此，一个人首先应利用温度。充分发酵的馒头，制成黑色的酒或肉汤。鱼也煮成咸的。还可吃瘦肉，例如煮的很烂的猪蹄、烤的牛肉，但宜少食乳猪、幼犬和小山羊肉。蔬菜应选韭菜、洋葱（熟的和生的）、熟的藜草和胡萝卜。饮料应冲淡些，而且先不吃午餐。运动后，在双轨跑道上跑，过后要睡觉，运动量要逐渐增加。缓和的运动会使全身发热。应少洗澡，比平常多用润滑油，清晨多散步，但晚餐后要少散步。无花果与食物并用非常好，之后饮用干净的甜酒。这种治疗可使机体恢复活力，当然恢复得快慢不一。

76. 有些病例有下列症状：皮肤苍白，饭后迅即出现吞酸，酸性食物可涌入鼻中。这时，机体不纯净。因为过度疲劳引起的肌肉软化远比通过循环清除者为多。这种存在于机体内的过剩，对营养具有反作用，迫使它在体内运行，把它变为酸性的。因此，营养物质通过打嗝排出，过剩物质被推至皮肤下，导致病人苍白和生水肿性疾病。应采取下列措施：较快的治疗方法是服用藜芦类药物，继之可采用我已说过的饮食疗法。然而，更安全的方法是如下的摄生法。首先，洗热水澡，然后服催吐剂，再通过七天多时间逐渐增加食量，直至达到正常的食量。催吐后第十天，施行第二次催吐。仍用相同的逐渐增加饮食的方法。治疗应重复三次。应在环形跑道上快速短跑，甩动双臂，长期按摩，以及在土地上格斗。运动与晚餐后，尤其是清晨时，宜多散步，身体积灰时应涂油。洗澡时水要热些。在此期间，不吃午餐。如果一个月内恢复健康，可进行适宜的治疗；如果疾病未痊愈，则继续进行治疗。

77. 有些病例在翌日出现胃灼热。此时，由于不适，夜间分泌物增多。于是，当醒后机体活动时，呼吸加快，并随呼吸呼出热、酸性物质。除非及时注意采取措施，加以保护，否则便继发疾病，这时，按前述方法治疗是有益的，但病人应增加运动量。

78. 下面的症状也可发生。一些肌肉坚硬的人，睡眠初期肌肉变热，糖类分解。由于食物和睡眠，肌肉更热，变得潮湿，这表明有大量的分泌液。坚硬的肌肉不能吸收营养物，而来自肌肉的分泌液因阻碍营养物的排出使肌肉变热，人被闷得透不过气，直至把它呕出去。虽然肤色苍白，但呕吐后即可缓解，疼痛感消失。然而，在此期间会发生疼痛和疾病。有些人会出现相同的症状。这些人在停止锻炼后，突然剧烈运动时会发生肌肉大量溶解。这种人须这样治疗：减少食量至三分之一。食物应是辛辣、干性、收敛性、芳香性和利尿的。最好往返跑步，不穿外衣，还可脱去衣服环形跑步，进行按摩和角斗。运动后，清晨和晚餐后进行长距离散步。嗓音练习是有益的，因为通过排泄湿气肌肉可纯化。停用午餐也有益。如此治疗十天，食量再减半。维持六天后，再用催吐剂。催吐后四天内逐渐增加饮食量，催吐后十天饮食达正常量。同时坚持运动和散步，病人即可恢复。这种性质的体质，需要更多的运动而不是食物。

79. 有些病人会出现下列症状。他们的食物水分多，未被吸收，虽未引起消化不良性腹泻，亦无疼痛感，但具有肠道寒冷和潮湿性的症状。寒冷妨碍了吸收过程，潮湿使肠道松弛。因此，机体功能因为没有吸收适当的营养而减退，而肠道出现障碍与疾病。必须注意，此时食量减少至三分之一是有益的。食物应是未发酵、面粉未经筛过、在炉中或灰中烘烤、蘸过甜酒的面包。也可吃鱼的某些部位，如背和尾部。鱼头和腹部太湿，不应食用。鱼可用盐水煮或用酣烤。狗肉、鸽子肉和其他鸟类的肉可烤或烘熟食用。蔬菜要尽量少吃。甜酒要浓的、干的，不应稀释。晚餐后和清晨宜长距离散步，之后睡觉。双轨道跑步要逐渐加量。多做按摩，少进行角斗（既要涂油，也沾满灰垢）。如此方可使肌肉变干、变热，从腹中排出潮湿。涂油比洗澡更有益。病人不应吃午餐。七天后，把减少的食量回增一半，之后应用催吐剂，在四天内逐渐增加食量。一周后，食量达到最初水平，再用催吐剂，以后便可逐渐增加食量。

80. 另外的情况下可出现以下症状。未被吸收的大便排出，机体因未从食物中获益而衰弱，因而人患病。这些病例，肠道冷而干。因此，当他们既未摄取适当的食物，又未进行适当的锻炼时，就出现所说过的症状。这种人吃筛过的食物、烤或炖熟的鱼、煮熟的牛肉、烤的肥肉、辛辣的及咸的食物（湿性较大）、非常开胃的罐制食品皆非常有益。甜酒要浓些，柔和的。应吃些葡萄和无花果。运动方式如上所述，双轨跑步应逐渐加量，最后应在环形跑道上跑步。之后应剧烈运动直至周身发热。运动后要短距离散步，晚餐后散步宜少，但清晨应长距离散步。洗澡水要热，要用些润滑油。在软床上睡眠，睡眠要充足，适当性交亦很必要。减少食量至三分之一，用十二天时间把饮食恢复到正常量。

81. 有些人便稀，含大量杂质，这说明健康状况良好，经常运动，无疼痛感。然而，有些人则非如此。此时，由于其腹部热而肌肉干燥、有疼痛感、无食欲，尿在腹内形成溃疡，腹泻不止。要及早引起注意。应知道系因腹部热量和水分过多，而且进行不适宜的大量运动所致。因此，摄生法应以冷却和干燥腹部为宜。先将运动量减少二分之一，食量减少三分之一，吃揉制充分的大麦饼，吃煮熟的干食（既不很油腻也不很咸）。也可吃烤的食物。至于鸟肉、斑鸠和鸽子均可煮熟吃，鹧鸪和小鸡可烤着吃，依季节而定。野兔用水煮食，野生水果和蔬菜可生食，甜菜煮烂蘸醋吃。色酒应以色暗和浓的为宜，快跑应在环形跑道上进行。按摩可少做，不可多做。不宜进行剧烈角斗。但徒手格斗、肩部运动、打吊球和在土地上角斗，如运动量不大，可以进行。运动后散步以不疲劳为度。晚餐后散步应尽可能考虑饮食情况，清晨散步应符合自身的习惯。应洗温水澡，洗时要安静。此摄生法持续十天后可将食量增加二分之一，运动量增大三分之一。吃干性食物之后施行催吐。不让这种食物在胃中停留时间过长。事实上，催吐可在任何情况下应用。催吐四天后，逐渐增加部分食物、饮料和运动，再过十天把饮食增加到正常量，但运动量不可全恢复正常。像已谈过的那样，按步骤进行催吐。在此期间，每天只吃一餐直至康复是很有益的。

82. 有些病例，大便干而热，口腔干燥，久之，口苦，肠和肾的活动停止。因为当小肠无水分时，肠壁膨胀，通道阻塞，引起疼痛，发热，摄入的饮食全被呕出，最后出现便秘。此时危及生命。对此应及早察知。病人为干热所累，因此，他的饮食应以揉制得很充分、撒上荞麦面的大麦饼为主。除辛辣和干性者外，可食各种水果蔬菜，但都应辅以煮熟的糠麸粥。首要的是吃最易消化和煮熟的食物，也可吃鱼、虾、贻贝、海胆、蟹、乌蛤汤以及其他许多水生动物。肉类中，猪前蹄、小山羊、小绵羊、幼犬肉皆可煮熟食用。河湖中的鱼类可煮吃。无刺激性的甜酒应稀释后喝。运动对任何人都应既不长也不剧烈。清晨散步应按自己的习惯决定距离长短，运动后不宜疲劳过度。晚餐后不可散步、洗澡、小睡。可吃午餐，但午餐后的睡眠时间不宜长。水分大的水果可与食物一起食用。食鲜鹰嘴豆，如是干的应先在水中浸泡一下。此种病人从一开始就应把运动量减少二分之一。吃过甜的、咸的、脂肪多的油腻食物后要服催吐剂，不使这些食物在胃中长时间停留，直至把它们呕吐出来。之后，让病人在三天内增加食量，不可忽略进午餐。十天后逐渐增大运动量。如果进食后不适，或腹部出现毛病，就进行催吐。如不这样，则须继续进行治疗。

83. 下列症状也可发生。清晨散步后出现寒战，伴随有严重程度与超过平常散步运动量成正比的头沉。头沉和寒战的原因是身体和头部缺水。此时，病人因寒战而发热。不能让事态发展下去，而应在此之前就施行下列摄生法。在最初症状出现时，给病人安慰和按摩，吃一顿较合口的午餐，饮用大量无刺激性的甜酒，之后睡一大觉。晚间稍做运动，洗热水澡，进通常的晚餐。饭后不能散步，应愉快地度过这段时间。次日，减少运动量和散步距离至三分之一，但食量不减，洗个温水澡，在水中自己涂些油。必须在软床上就寝，用五天的时间逐渐恢复运动量。

84. 有些寒战因运动引起，即是说，从脱衣到完成运动这段时间，寒战因身体变冷而出现。牙齿打战，人发困，散步后连续打哈欠，觉醒后眼睑沉重，出现高热、谵妄。因此为使病情不致发展到如此地步，应采取下列摄生法。先停止一切运动，或将运动量减少至二分之一，饮食应为含水分较多或凉性的物质，饮用刺激性小、充分稀释的饮料。五天后，将减少的运动量回增三分之一，饮食不变。五天后，恢复余下运动量的二分之一。再过五天，恢复全部运动量，但为了不至过度，运动持续时间应短些。

85. 当病人表现出这些症状时，说明运动量过大。因此，正常的措施是必须使其迅速恢复。有些人并不出现所有症状，只有其中的一部分症状。但所有这些症状都表明运动过量，治疗原则同上。这些病人应洗热水澡，睡软床，饮料用一至二次，但不能过量，尽情饮酒后不可性交，除了散步外暂停一切运动。

梦 论

1. 能够正确判断睡眠中出现的现象的人将会发现，他们对任何事物都会有重要的影响。因为，当醒着时头脑是他的仆人，而从未成为自己的主人，但却把他的注意力引向许多事情，控制一切，完成各种职能——如听、看、摸、走、全身动作。但头脑从来不是独立的。当机体休息时，头脑在工作。在醒着时，人却管理家务、完成身体其他部位的动作。因为睡觉时的肢体没有感觉，但醒着的大脑担负着所有工作——看、听、走、摸、感觉疼痛等。任何肢体和大脑的功能都是由大脑在睡觉时完成的。因此，通晓如何解释这些活动的人就会知道大部分道理。

2. 有些梦是神圣的。它能够预知城市或个人私事吉凶，并能对处理这类事情做出解释。但是，所有生理现象均由大脑预先反应出来。过度、不适或所有自然事物、没有预料到的变化，均可由牧师做出解释。有时成功，有时失败。无论成功或失败，他们都知道原因何在。他们提出避免灾难的措施，他们也指出如何掌握这些方法，但只命令对上帝祈祷。祷告词是动听的，但当召唤上帝时，想祈祷的人要借助自己的手。

3. 事实的真相是这样的。梦重现一些人白天的活动或白天的想法，它们是自然发生的，就像他们在白天做的或计划的一个自然行动一样——这对此人来说是好的，因为大脑遵守着白天的目的，而且，大脑既没有被不适感，也没有被衰竭或无原因的发作所抑制。但当梦与白天的行为相反，或者发生矛盾时，暗示出机体存有某种紊乱。激烈的冲突意味着严重的损害。这种活动能否防止，我不能确定，但可提供治疗方法。大脑的某种紊乱如系某些已产生的不适感所引起，如较严重，进行催吐对身体有益。在五天内逐渐增加食量，早晨长距离快速散步，当然要逐渐增加运动量。做适当的运动训练，以同逐渐增加的食量相适应。如果紊乱较轻，不必催吐，可减少饮食量至三分之一，用五天以上时间，以缓慢递增的方法恢复食量。坚持长距离散步、练嗓，紊乱则会停止。

4. 如观察到日、月、天空、星辰均清澈明亮，各在其位，表明情况良好。因为它们将以各种方式影响着生物体。但这种状况必须紧密配合施行下列摄生法方能维持。如果现实与梦之间存有差异，则预示机体有病。差异大，则病重，差异小，则病轻。星辰在外空间，太阳在中间，月亮位于宇宙中心。天空中的任何星体均模糊、消失或混乱时，若月亮穿过薄雾或云，其影响较弱。如穿过冰雪或雨，其影响则较强。这些情况意味着机体分泌的黏液已经达到体表。此时对人有益的做法是穿外衣长跑，逐渐增加运动量，自由地排汗，运动后漫步，停进午餐，食量减至三分之一，五天内再逐渐恢复正常量。行蒸气浴似乎对疾病消除更为有利。因为损害在体表部位，通过皮肤排除是权宜之计。所食应为干性的、不混杂的、辛辣的食物。适度运动使身体排汗。但如月亮表现出所有的征兆，则应在食用辛辣、咸、软的食物后催吐。应当快速环跑、走和练嗓，停进午餐以及如前所述的那样减少食量和渐增食量。

诱导法适用于里证，因为损害存在于机体的体腔内。如果太阳出现这些现象，表明疾病虽很重，但不难消除。必须从两个方向施行诱导法。在双轨和环形跑道上跑步、走和进行其他运动，同样，先减少后逐渐增加食量。催吐后，五天内应缓慢增加食量。但如果在晴朗的天空中，天体零乱、发光微弱，干燥占优势，预示疾病即将来临。此时必须减少食量，应用潮湿摄生法：洗澡，增加休息和睡眠时间，直到恢复健康。如果出现红肿和热，说明将有胆汁分泌。如果这种力量占上风，将发生疾病。如果疾病被控制，最终被消灭，表明这是致命组织的疾病。但如果这种力量变弱，被星辰驱散而很快消散，病人除非接受治疗，否则将有出现谵妄的危险。在所有这些病例中，最好是在进行摄生前用藜芦清除病患。下一步最好的措施是采取水性摄生法。除非饮用淡薄的、稀的、无刺激性的和少量的酒外，否则应戒酒。应禁食热性的、辛辣的、干的和咸的食物。着外衣进行大量自然运动和长跑，不进行剧烈运动和按摩。在软床上长时间睡眠，除正常运动后均要休息，晚餐后要散步。洗蒸气浴也很好。蒸气浴后，服催吐剂，三十天内不应饱食，饱餐糖类、水分大和易消化的食物后，一个月内应催吐三次。无论天体何时变动，以何种方式变化，都表明应考虑将引起大脑紊乱。此时，休息十分必要。如做到这点，大脑可能转向顺利方向发展；如做不到，则将向另一方向转化。若一个人的外表给他人以很愉快的印象，两三天后，即可恢复正常。否则，将卧病不起。无论何时，当一个大的天体偏离原来的轨道，清澈明亮地向东运行时，为健康的征兆。因为任何时候，体内的物质都以自然运动形式分泌出来并从西向东扩散。这是正常的过程。事实上，进入腹内的分泌液和流入机体的物质均向四周流出。而无论何时，一个天体晦暗、模糊，向西移动，或进入海洋或堕入地球，或向上移动，都暗示着将发生疾病。向上运动时，预示头部变化；进入海洋时，预示肠道患病；进入地球时，通常表明体内生有肿块。这时最好是减少饮食量至三分之一，催吐后五天内缓慢增加饮食量。再经五天后恢复至正常量。第二次催吐之后，以相同方式逐渐增加饮食量。当一个天体似乎在朝你降落时，如果它是清澈与潮湿的，则预示着健康。因为从太空降落到人体上的东西是真实的，大脑也真实地看到它进入机体。但如果这个天体是暗的、不透明的，这预示着疾病既非由不适感亦非由衰竭引起，而是由虚无的东西进入体内所引起。在这种情况下，在环形跑道上快跑有益，以尽可能使机体不溶解为佳。尽可能地加快呼吸，即可排出外来的物质。跑完后快走。在四天内吃软而少的食物。这样做，无论病人从天上接受了什么物质，都有益于健康。因为进入体内的物质是真实的。无论他看到了什么都不是坏事，因为它说明某种致病的东西进入了体内。这时的治则同前述相同。

如果晴天下小雨，或伴有不猛烈与可怕的暴雨，是好兆头。因为这暗示着呼吸的空气既匀又纯。反之，如果下大雨、暴雨和暴风雨而且雨水很污浊，暗示着将要发生与呼吸有关的疾病。此时应用同样的摄生法，必须严格限食。因此，要在了解天体的情况下采取必要的治疗措施，摄生法亦应据情灵活变化。对上帝祈祷也要随之而变，祈求吉利要向太阳、宙斯（Zeus）、家庭庇护神真斯（Zens）、家庭保护女神阿塞娜（Athena）、海姆斯（Hermes）和阿波罗（Apollo）祈祷，以消灾避难，阻止邪恶要向阿维特斯（Averters）、大地、海洛斯（Heroes）祈祷，以避一切危险。

5. 梦见以下现象皆预示健康。清楚地看见和听到大地上的物体矫健地走动和跑动，快而无恐惧；看见地平线和耕好的土地；果树丰硕，未受污染的河水自然流淌着，没有巨浪和漩涡，泉水潺潺。所有这些说明做梦者身体健康，全身的循环、饮食和分泌都很适宜和正常。但如果所见相反，暗示着机体有损害。如果视力和听觉受损害，标志着疾病在头部。除了按程序施行摄生法外，梦者应在清晨和晚饭后做较长距离的散步。假如疾病是在腿上，应诱导法与催吐法兼用。除了施行摄生法外，应多进行角力。因为粗糙的土地意味着受损部位是肌肉。运动后的散步要长些。梦见树不结果标志着人体精子有毛病。如果树叶飘零，表示机体的伤害来自寒冷和潮湿，如果树叶周围无果实，损害乃因干热而引起。在前一病例中，摄生法必须趋向于使身体温暖、干燥。后一病例要用变冷、滋润方面的摄生法。梦见河水流动不正常时，说明血循环不正常，巨浪表示血液过剩，漩涡表示血液亏损。摄生法应注意增加后者，减少前者。梦见河水不净表示肠道出现紊乱，可通过环跑和散步增加呼吸来排出杂质。梦见泉水和池塘说明膀胱有病，应服用利尿剂使之洁净。海水泛滥代表腹部有病，应使用柔和的轻泻剂彻底清除。梦见地震或房屋摇晃，说明健康的做梦者将有疾病，或者有病的做梦者正处于恢复健康之中。因此，变换健康梦者的摄生法很有好处。可令其先服催吐剂，使之慢慢地吸收营养。因为正是当时的营养物质使机体致病。有病的梦者可因奉行原来的摄生法而受益，因为机体已在目前的状况中发生了变化。梦见大地上洪水泛滥，标志机体业已患病，因为机体中潮湿成分过多。应予催吐，禁食午餐，进行锻炼以及食用干食。然后一点点地逐渐增加饮食。梦见土地变黑或烧焦都不好，这是极其严重的危险征兆，甚至预示着一种致命的疾病。因为它说明机体内干热成分过剩，应停止锻炼以及食用干的、有刺激性的食物和利尿剂。摄生法应包括饮煮沸的大麦水，饮食软而少，大量喝充分稀释的白酒和进行淋浴。空腹不宜洗澡，床要很软，休息要充分，避开冷风和阳光。要向大地神、赫尔梅斯（道路神）和神话英雄祈祷。如果梦见自己在湖里、海里或河里潜水，这不是吉兆。因为这标志着潮湿过多。这时，应用干性摄生法和增加锻炼颇为有益。但对发热病人来说，这种梦是好兆头，因为热量正在通过湿气而排泄出。

6. 梦见与正常人有关的现象，对中等体格的人来说是健康的征兆。梦见穿着白衣服和最漂亮的鞋，也是好兆头。但梦见任何东西的体积太大或太小都不好。如系前者应行泻法，后者则补之。如梦见黑色物体说明患有较严重、危险的疾病，摄生法要偏向更柔和和湿润的方面。梦见新东西说明病情有了转机。

7. 梦中看见死人很洁净，并用白色斗篷覆盖着，是好兆头。此时，如接受了某种东西则表明身体健康，吃进去的也是有益健康的东西。因为从死者身上会获得营养、成长和种子。此外，干净东西进入机体预示着健康。但如果相反，梦见的是裸露的尸体，或尸体不干净，或衣服是黑色的，或从屋里取出或拿进什么东西，则非吉兆。因为这预示着疾病缠身，进入体内的东西是有害的。应进行环跑和散步，催吐后逐渐增加柔软和易消化的饮食，以便消除这些症状。

8. 睡梦中如看见可怕的物体，且其使某人恐惧，说明不习惯的食物过多、分泌过剩、胆汁流出过多和患有严重的疾病。应进行催吐。再用五天时间逐渐增加尽可能易消化的食物，既不多也不辛辣，既不干也不热。除了晚餐后散步外，同时进行最适宜的锻炼。梦者应洗热水澡、休息、避开阳光和寒冷。无论何时，睡梦中梦见在吃或喝通常的食物和饮料，都说明需要营养，而且表明精神处于受压抑状态。如果所食肉类很好，表明营养过剩；如果较差，表明营养一般。因为吃的肉类好，梦中吃的肉也好，这是个好兆头。如系营养过剩，则以节食为妥，宜少食乳酪和蜂蜜。在梦中饮干净水是无害的征兆，但饮别的水则不然。无论何时梦见自己看见了熟悉的东西，都说明大脑有一种愿望。无论何时，梦见自己恐惧地奔跑，均表示血液在浓缩。在这种情况下，使身体变冷、变潮湿有好处。梦见与他人格斗或被人刺中、捆绑，都说明机体中已经出现分泌与循环过程相对立的现象。有益的做法是：服催吐剂，减轻体重，散步，吃易消化的食物，催吐后在四天内渐渐增加食量。梦见漫步和艰难地爬坡意义相同。梦见过河、武装的敌人和妖怪，预示着疾病和梦呓。宜吃少量易消化、柔软的食物和服催吐剂，在五天内缓慢增加饮食量。同时除晚饭后外，可进行大量适宜的运动，禁洗热水澡，休息，避开寒冷和阳光。按我所描述的方式应用上述方法，就可以健康地生活。事实上，在人类有可能发明摄生法时，是我仰赖上帝的保佑，发明了这套摄生法。

后 记

《希波克拉底全集》为公元前3世纪初，在托勒密王朝的委嘱下，由亚历山大利亚的学者编纂而成的古希腊名医希波克拉底及其学派著述的汇集。经历代学者翻译、研究、注释，版本甚多，流传广泛，成为西方古代医学知识之圭臬。

长期以来，我国医史学界期待有一较完整的中译本问世，以供研究古代西方医学之参考，惜因种种原因未能如愿。1986年中国医史文献研究所马堪温研究员倡导并组织编译此部具有重要学术价值的古典医学名著，并选定以 W. H. S. Jones1923 年英译四卷本（London：Wil liam Heinemann，New York：C. P. Put nams Sons 版）和 F. Adams1849 年英译两卷集（NeW York william wood & Company）为蓝本。在马堪温研究员的悉心指导下，由河北中医学院赵洪钧译第一至二十八篇，哈尔滨医科大学武鹏译第二十九至三十二篇。全书由徐维廉初校。鉴于英译本部分内容冗长或重复，故酌情删略。原书注释未译，必要者在中译本中做了注解。

在本书译校中，我们力求忠实于原著的本意与风格。但限于水平及阅历，加之译释古典学术名著的特殊困难，疏漏与不当之处定难避免，尚祈读者指正。本书的出版，得到多方支持。哈尔滨医科大学医史学教研室李晓敏同志提供希氏彩绘图片，张向光协助绘图，安徽科学技术出版社鼎力支持出版学术名著更是功不可泯。在此一并致以诚挚的谢意。

徐维廉

1988年10月1日

于哈尔滨医科大学医史学教研室

以下是《希波克拉底文集》的英文书名和目录。

《HIPPOCRATES》《希波克拉底文集》

Ⅰ

CONTENTS（目录）

Ⅱ

CONTENTS

Ⅲ

CONTENTS

Ⅳ

CONTENTS

以上两个题目，不是希氏原文，没有译。
NATURE OF MAN（自然人性论）
REGIMEN IN HEALTH（健康人摄生论）
BUMOURS（体液论）
APHORISMS（格言医论）
REGIMEN I（摄生论一）
REGIMEN II（摄生论二）
REGIMEN III（摄生论三）
DREAMS（梦论）

HERACLEITUS（赫拉克利特）
ON THE UNIVERSE（宇宙论）
这两个题目也没有译。
拙译目录
誓词
古代医学论
气候水土论
流行病论一
流行病论三
箴言论
营养论
预后论
急性病摄生论
神圣病论
艺术论
呼吸论
法则论
礼仪论
医师论
生齿期论
外科论
头部外伤论

致　谢

本书出版资助由河北中医学院“双一流”建设资金提供。河北中医学院中医诊断学教研室王少贤、方芳协助整理部分内容，特致谢意。对本书给予资助的还有威县友人刘安朝。门人梁小铁、毛延升、王海印、姚宇军、胡小忠、汪海升、赵卫国、谢锦锋、李峰等也给予了力所能及的资助，一并致以衷心感谢！